职业院校**托育服务**
人才培养系列教材

本书为
自编

U0685965

0~3岁婴幼儿
保育与教育

◆第◆2◆版◆

邵小佩◎主编

黄鑫◎副主编

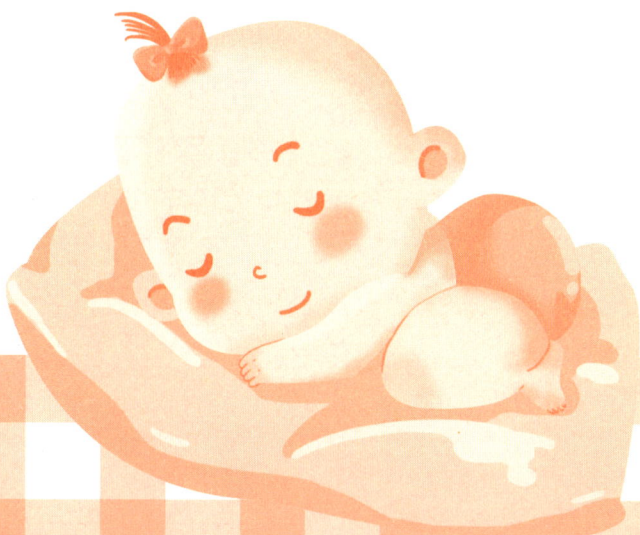

人民邮电出版社

北京

图书在版编目（ＣＩＰ）数据

0～3岁婴幼儿保育与教育 / 邵小佩主编. -- 2版
. -- 北京：人民邮电出版社，2024.11
职业院校托育服务人才培养系列教材
ISBN 978-7-115-64118-2

Ⅰ. ①0… Ⅱ. ①邵… Ⅲ. ①婴幼儿－哺育－职业教
育－教材②婴幼儿－早期教育－职业教育－教材 Ⅳ.
①R174②G61

中国国家版本馆CIP数据核字(2024)第066840号

内 容 提 要

本书紧跟早期教育改革和发展的要求，满足早教机构、职前职后培养学校和托幼园所中保教人员及家长的需求，集中反映了国内外先进的早期教育理念和早期教育成果，系统呈现了 0～3 岁婴幼儿保育与教育应知应会的内容，具有内容丰富、涵盖面广、理念新、可读性强、实践性突出的特点。

同时，本书设置了"知识拓展""活动案例"等栏目，拓展了本书内容，提供了更多学习资料。本书还配有二维码，读者能通过扫描二维码，获取早期教育活动相关的视频等资料，提升理论修养和实际操作能力。

本书适合作为高等院校及职业院校学前教育专业、早期教育专业的教材，也适合早期教育机构教师、家长、早期教育研究人员等阅读参考。

◆ 主 编 邵小佩
  副主编 黄 鑫
  责任编辑 连震月
  责任印制 王 郁 彭志环
◆ 人民邮电出版社出版发行   北京市丰台区成寿寺路 11 号
  邮编 100164   电子邮件 315@ptpress.com.cn
  网址 https://www.ptpress.com.cn
  北京鑫丰华彩印有限公司印刷
◆ 开本：889×1194 1/16
  印张：11.25   2024 年 11 月第 2 版
  字数：278 千字   2024 年 11 月北京第 1 次印刷

定价：59.80 元

读者服务热线：(010)81055256 印装质量热线：(010)81055316
反盗版热线：(010)81055315
广告经营许可证：京东市监广登字 20170147 号

编委会

前言

党的二十大报告指出："坚持以人民为中心发展教育，加快建设高质量教育体系，发展素质教育，促进教育公平。"近年来，随着神经科学、生命科学及教育科学等从实证的角度确立了早期学习和早期经验的重要性，0～3岁婴幼儿保育与教育成为学前教育领域的一个热点，备受学者和教育工作者的关注，早期保育与教育已成为提高人口素质的国策。随着我国教育改革的不断深入，我国政府、学者、家长开始普遍重视0～3岁婴幼儿的保育与教育，整个社会正在形成重视婴幼儿早期保育与教育的风气。在这股浪潮中，托班、早教机构如雨后春笋般涌现。

婴幼儿处于人生发展的初始阶段，我们必须用现代的科学研究方法认识婴幼儿早期生活的特点，认识婴幼儿的行为方式，认识婴幼儿与环境的互动，保护婴幼儿的权利，满足婴幼儿不断发展的内在需要。要解决婴幼儿早期保育与教育科学化的问题，必须普及科学育儿知识，提高婴幼儿保教人员的育儿水平，以提高婴幼儿生命个体的质量。《教师教育课程标准（试行）》中，对幼儿园教师教育课程目标与课程设置明确提出了解0～3岁婴幼儿保育与教育的基本知识和方法的要求。建设0～3岁婴幼儿保育与教育课程已成为新形势下高等院校及职业院校学前教育专业、早期教育专业教学改革的迫切需要。本书正是在此背景下编写的。

"0～3岁婴幼儿保育与教育"是一门交叉学科，它以学前教育学、学前心理学、学前卫生学、学前教育课程与活动指导等学科为基础和理论指导，细致研究0～3岁婴幼儿保育与教育的综合问题。本书直接指向我国0～3岁婴幼儿早期保育与教育事业的实际发展和需要，注重理论与实践结合，具有针对性和实用性。本书在目标上突出培养读者在婴幼儿保教工作中的理论素养和实践能力，内容上突出0～3岁婴幼儿保育与教育知识的全面性、专业性和通俗性，适用范围上突出多学科适用性。本书将静态教材文本与视频资料相结合，使读者能更直接地感知婴幼儿在此阶段的发展，掌握保育与教育的知识，提升保育与教育的能力。本书运用"互联网+"思维，充分利用现代化信息技术手段，设置了很多二维码，读者可通过扫描二维码获取拓展的知识内容和学习资料。

本书建议学时为54学时（36学时讲授+18学时实践训练），各章的参考学时如下表所示。

章	课程内容	学时分配	
		讲授	实践训练
绪论		2	0
第一章	0～3岁婴幼儿保育与教育概述	2	0
第二章	胎儿的保育与教育	4	2
第三章	新生儿的保育与教育	6	2
第四章	乳儿的保育与教育	5	3
第五章	婴儿的保育与教育	5	2
第六章	0～3岁婴幼儿早期教养环境的创设	2	2
第七章	0～3岁婴幼儿教养活动的设计与实施	4	3
第八章	0～3岁婴幼儿家长的亲职教育	3	2
第九章	社区早期教育基地的开办与管理	3	2
学时总计		36	18

本书由邵小佩担任主编，黄鑫担任副主编。本书是集体智慧的结晶，凝聚了编者的智慧与辛劳。本书编写分工如下：绪论、第一章由邵小佩编写；第二章由赵丽丹编写；第三章由王彦君编写；第四章由吴双与冯延梅编写；第五章由王涛编写；第六章由李小琴编写；第七章由邵小佩和张哲编写；第八章、第九章由吴双编写。全书由邵小佩统稿、审稿、改稿和定稿，本版所附视频资料由黄鑫提供。

本书的编写人员在编写过程中借鉴和参阅了大量国内外同行的相关研究成果，在此，谨向这些研究成果的原作者表示衷心的感谢！

由于编者水平有限，书中难免存在疏漏，敬请阅读和使用本书的专家、读者批评指正，以便我们修正与完善。

编者

2024年5月

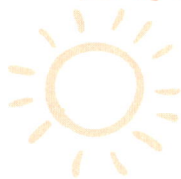

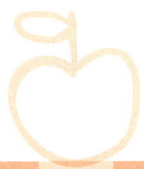

目录

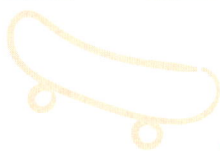

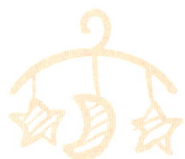

03

第三章　新生儿的保育与教育

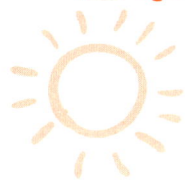

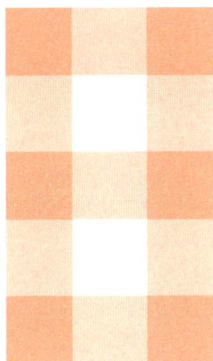

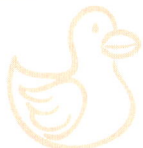

04　第四章　乳儿的保育与教育

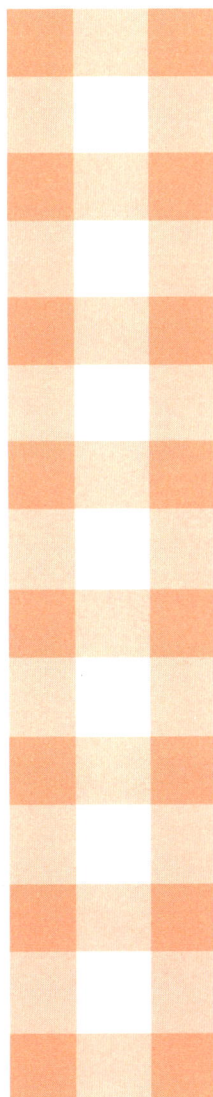

目录

Contents

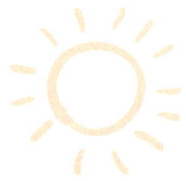

05　第五章　婴儿的保育与教育

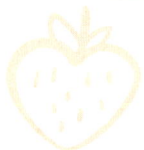

06　第六章　0～3岁婴幼儿早期教养环境的创设

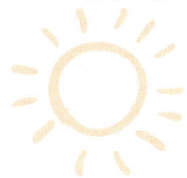
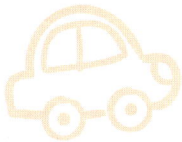
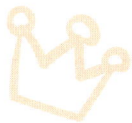

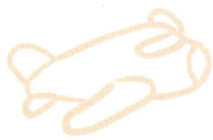

目录

Contents

6

09 第九章 社区早期教育基地的开办与管理

绪论

　　0～3岁是人生的起步阶段，是大脑迅速发育的重要时期，是各种潜能开发的关键时期，也是教育的好时机。意大利著名儿童教育家蒙台梭利认为：3岁决定人的一生。中国也有一句俗话：3岁看大，7岁看老。由此可见，3岁前的早期教育对于孩子一生的发展具有十分重要的意义。

一、教育学家、心理学家对早期教育的认识

　　100多年前，一位年轻的母亲带着两岁半的孩子来到达尔文的家中，她专门来请教达尔文："尊敬的先生，我现在开始对孩子进行教育，是不是太早了一点？"达尔文问这位夫人："您的孩子多大了？"夫人答道："才两岁半。"达尔文惋惜地说："夫人，您已经迟了，整整迟了两年半。"达尔文认为教育应该从孩子一出生便开始。

扫一扫

达尔文在
《一个婴儿的传略》
中的记录

　　著名生理心理学家、高级神经活动学说的创始人巴甫洛夫也说过："如果你在孩子出生的第3天才开始教育，那么你就已经晚了2天。"

　　蒙台梭利在《吸收性心智》一书中明确指出：生命中最重要的时期并非大学念书的阶段，而是人生的最早期。人出生后头3年的发展，在重要性上，超过了人一生中的任何阶段，它是智力形成的最重要时期。人的一生头3年胜过以后发展的各个阶段，胜过3岁以后至死的总和。

　　日本教育家铃木镇一认为，人的一生将会受到婴幼儿时期所形成的性格和心灵特征的影响。难以改变的、根深蒂固的性格在婴幼儿时期就形成了，因为婴幼儿时期，心灵上留下的烙印和留在胶片上的影像一样，是难以磨灭的。

　　著名教育家马卡连柯认为：5岁以前所完成的事，占全教育过程的90％。让孩子在人生早期学习事物，不仅能够使其神经系统的传导体发生机能性的变化，而且会对神经细胞的成长、分化，以及负责精神活动的大脑基质的形成，产生本质性的影响。

　　教育的威力远比普通人想象的强大。如果从孩子生下来的时候起就对他们进行恰如其分的教育，那么，就能把他们培养成智力优秀、才能卓越的孩子。卡尔·威特的父亲运用自己的早期教育理念，把自己先天稍有不足的儿子培养成了天才：8、9岁时已经能够自如地运用德语、法语、意大利语、拉丁语、英语和希腊语六国语言，也通晓化学、动物学、植物学和物理学，而他尤为擅长的是数学；9岁时考入莱比锡大学；10岁进入哥廷根大学；12岁发表了关于螺旋线的论文，受到一些学者的好评；13岁出版了《三角术》一书；14岁时，获取哲学博士学位；16岁获得法学博士学位，并被任命为柏林大学的法学教授；23岁发表《但丁的误解》一书，成为研究但丁的权威。与那些过早失去后劲的神童不同，卡尔·威特一生都在德国的著名大学里授课，在赞扬声中一直讲到1883年3月6日逝世。

第4任联合国儿童基金会执行主任卡罗尔·贝拉米指出：就像农民知道有了好的天气和肥料加上合适的田间管理就会有好的收成一样，要想让未来的社会成为健康、幸福和丰富多彩的乐园，那么最佳的投资时机便是在奠基阶段，对人而言，理想的时机莫过于出生后的头3年。这个时候，孩子与家庭成员及其他成人的接触和交往会影响孩子的大脑发育。虽然任何时候增进孩子的健康和发育的行动都不是徒劳之举，但如果孩子出生后没有一个好的开端，那么他们可能永远也不会充分挖掘或发挥自身的潜能了。

美国哈佛大学教授怀特说，在过去的几千年里，教育工作者的研究主要放在8岁以后的孩子身上。现在，世界终于发现这种做法是错误的了。孩子出生后头3年的教育的重要性，远远超过我们过去所想象的。对于婴儿和学步的孩子，每个生活中简单的动作都是他们日后一切发展的基础，没有什么工作是比哺育3岁前的孩子更重要的了。

中国幼教之父、著名儿童教育家陈鹤琴认为：幼稚期是人生最重要的时期，什么习惯、语言、技能、思想、态度、情绪都要在此时期打基础，若基础打得不稳固，那健全的人格就不容易形成。

中国著名教育家陶行知认为：凡人生所需要的重要习惯、倾向、态度，多半在6岁以前培养成功。

由此可见，教育要从孩子出生时着手，出生后的头3年是人成长的关键期，是各种感觉器官迅速发育的时期，这一阶段的早期教育重点在于使孩子的各种感觉器官接受丰富而有益的刺激，这些经验都会在孩子的大脑里留下深刻的印象，进而为今后的进一步发展奠定良好的基础。

二、早期教育的学科理论研究

0～3岁婴幼儿保育与教育之所以越来越被人们重视，是因为它建立在科学研究基础之上，有其存在的理论基础。

（一）生理学研究的依据

人体由许多器官、系统组成，它们可以完成语言交流、身体运动、空间感知、情感表达等各种机体活动，而这些活动的完成离不开大脑这个人体机能的主要控制器官，人所有的思维活动也是在大脑的控制下得以完成的。人的早期生活之所以对人的一生产生重要影响，是因为人的大脑发育先于身体的发育，这是早期心理发育和早期保育与教育重要的生理基础。生理学研究表明，人的一生中，大脑皮层神经细胞从胎儿5个月时开始增殖分化，直到出生后一年增殖基本结束，之后进入神经细胞体积的增大、树突的增多和发育、神经髓鞘的形成和发育的复杂化阶段。

1. 3岁前脑重迅速增加

儿童的大脑从胚胎时期开始发育，到出生时，其重量已达350克，是成人脑重的25%，而这时，体重只占成人的5%。此后第一年内脑重增长速度最快，6个月时，儿童脑重达700克左右，占成人脑重的50%，而其体重到10岁时才达到成人的50%。到1岁时，儿童脑重达到900克左右，达到成人脑重的60%多。到2岁时，儿童脑重约为出生时的3倍，增加到1050～1150克，约占成人脑重的75%。到3岁时，儿童脑重已接近成人脑重，以后增长速度变慢。人的脑重增长如图0-1所示。

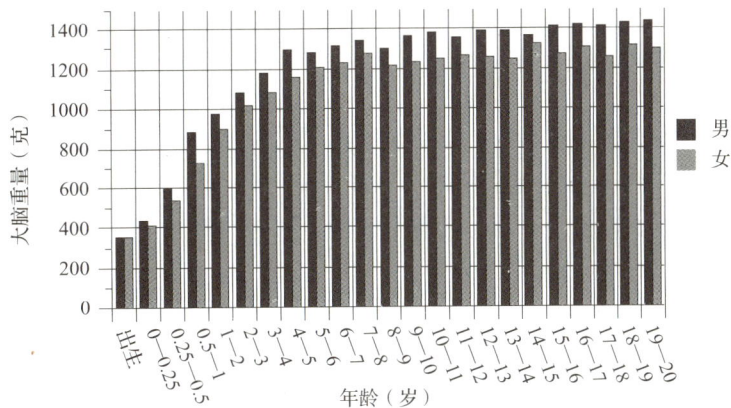

图0-1　人的脑重增长

2. 出生后脑神经元结构不断复杂化、神经纤维不断伸长

根据大脑生理学的研究，儿童大脑重量的增加并不是神经元大量增殖的结果，而主要是神经元结构复杂化和神经纤维伸长的结果。人出生时，神经元结构简单，神经纤维短而少，像树枝稀疏的小树，大部分神经纤维还没有髓鞘化。出生后各类神经元分化，神经纤维生长繁殖，树突发育迅速，突触增多，其所组成的网络越稠密，人体的各种机能则越发达，到2岁时"小树"则"枝繁叶茂"起来。大部分神经纤维髓鞘化在出生后1～2年完成。神经元形态构造如图0-2所示，出生至24个月神经元发育如图0-3所示。

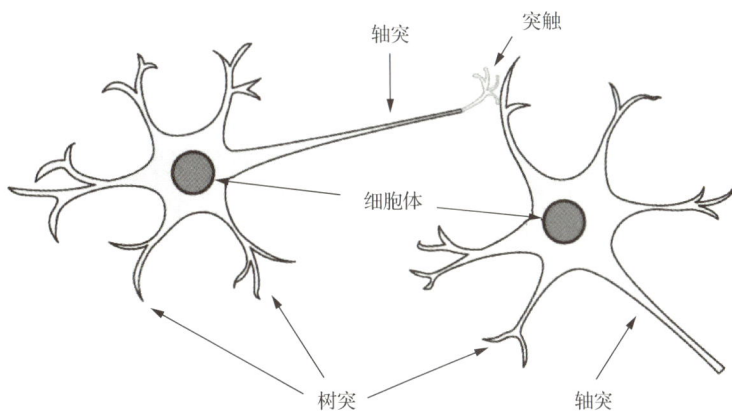

图0-2　神经元形态构造

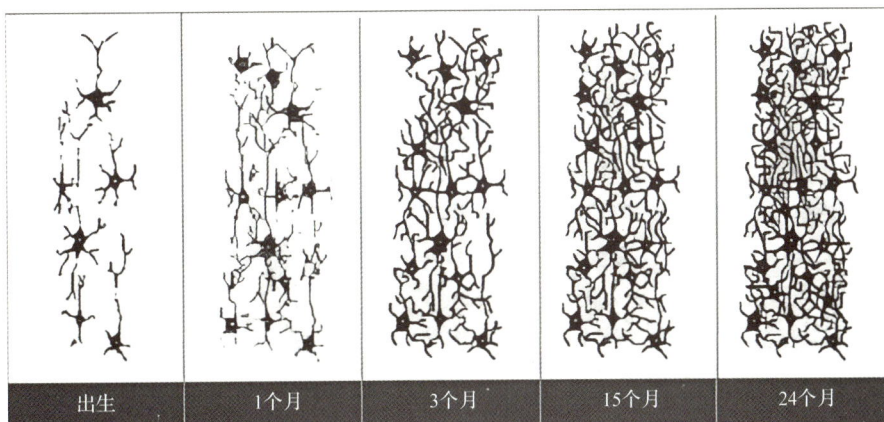

图0-3　出生至24个月神经元发育

（二）心理学研究的依据

1. 儿童早期是智力发展最重要的时期

美国教育心理学家布鲁姆经过20多年对1000多人的追踪研究，在 1964 年出版的《人类特性的稳定与改变》一书中提出了一个令教育界震惊的结论：假设人在17岁时智力为100%，那么0～4岁获得其中的50%，4～8岁获得30%，8～17岁获得其余的20%。可见4岁前是儿童智力发展最为迅速的时期。布鲁姆提出的儿童智力发展如图0-4所示。

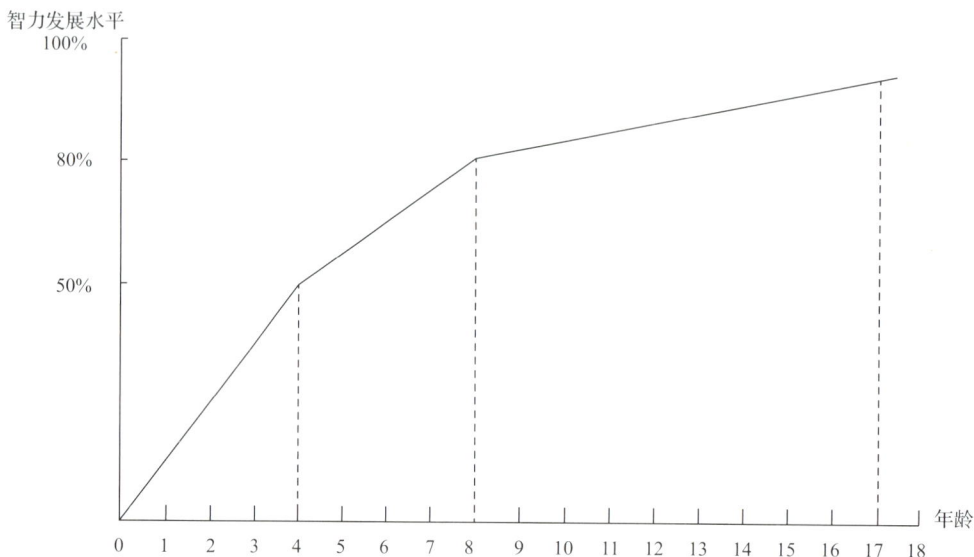

图0-4　布鲁姆提出的儿童智力发展

2. 学习具有关键期（亦称最佳年龄、敏感期等）

奥地利动物习性学家、1973年诺贝尔生理学或医学奖得主劳伦兹在研究小鸭和小鹅的习性时发现，它们通常将出生后第一眼看到的对象当作自己的母亲，并对其产生偏好和追随反应，这种现象叫"母亲印刻（imprinting）"。小鸭认母的印刻现象如图0-5所示。心理学家将"母亲印刻"发生的时期称为动物认母的关键期（critical period）。

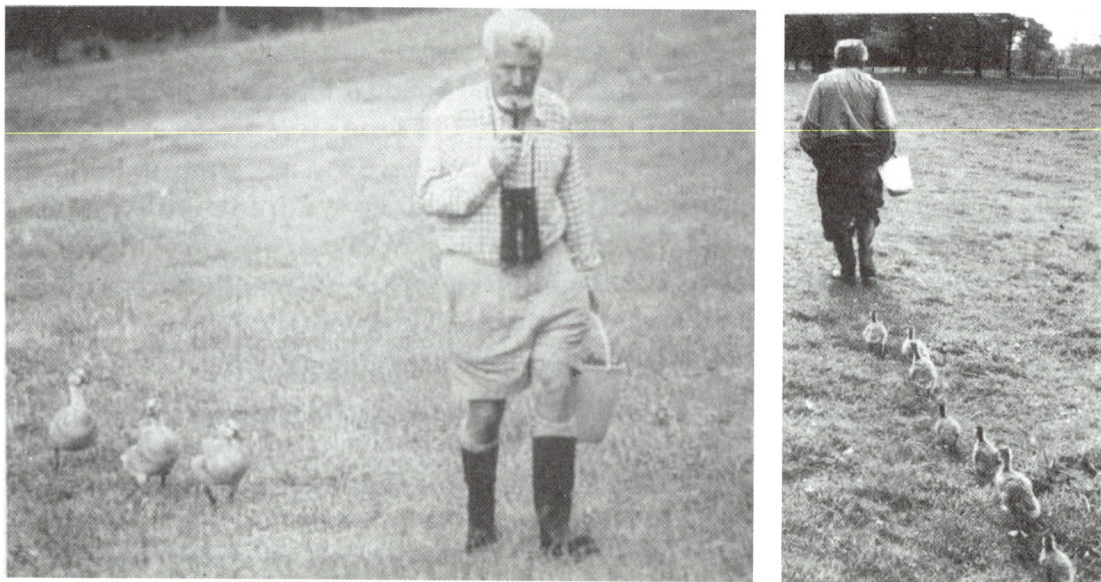

图0-5　小鸭认母的印刻现象

其他心理学家在研究后也发现，在人类发育早期，同样存在获得某些能力或学会某些行为的关键期。在关键期内，个体对某种能力（行为）处在一种积极的准备和接受状态，如果这时能得到适当的刺激，这种能力（行为）就会迅速地发展起来。在蒙台梭利教育中对"敏感期"有相关描述：当敏感力产生时，孩子在内心会有一股无法抑制的动力，驱使孩子对他所感兴趣的特定事物，产生尝试或学习的热情，直到满足需求或敏感力减弱，这股力量才会消失。如果人类错过了发展的敏感期，虽然不会造成不可逆转的遗憾，却会阻碍人的发展，甚至导致行为和能力的障碍。"猪孩""狼孩"就是例证。

典型案例

如果小羊刚出生后的几天不在妈妈身边，以后它就不再合群而总是乱跑。如果小鸟出生后的头几周不在鸟群中生活，它将永远不能唱出动听的"歌"。

我国辽宁省台安县的"猪孩"王显凤从小被继父遗弃在猪圈中吃猪奶长大。她学会了在猪槽中抢食、啃草根树皮、扒土、蹭痒。她一直到8岁才被人发现，将她救出来后，人们发现她不会说话、穿衣、吃饭，跟猪的习性一样，其智商测试结果为39，相当于3岁半的孩子。专业人员运用各种方法对她教育、训练了3年，她才初步学会10以内的加减法，且仍然只有68的低智商。

印度"狼孩"卡玛拉（见图0-6），只有几个月大的时候就被狼叼去哺养，7岁时才被人从狼窝中救出来。由于多年来与狼生活在一起，错过了学习语言、行走等的关键期，她不会走，不会用手拿东西，只会爬。她的习性是白天潜伏、夜间活动、午夜嚎叫，只会用嘴叼吃生肉。人们努力教育她去掉狼性、恢复人性，但收效甚微。简单的站立她学了2年，走路学了6年。17岁临死前只学会说45句常用的话，智力仅相当于4岁的孩子。

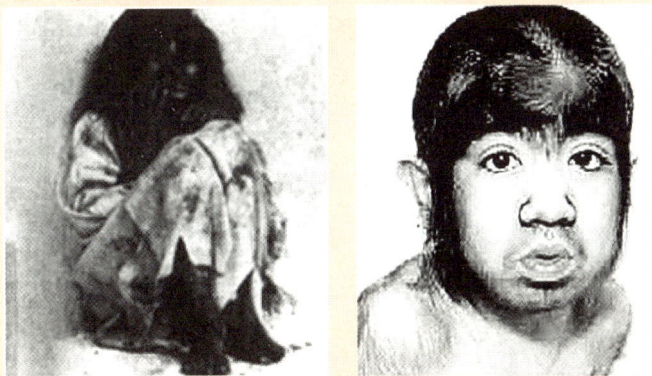

图0-6　印度"狼孩"

3. 才能递减法则

日本著名的早期教育家木村久一在其著作《早期教育与天才》一书中指出：儿童具备潜在的能力，但这种潜在能力是遵循递减法则的。一个生来具备100度潜在能力的儿童，如果从一出生就对他进行理想的教育，那么他潜在的能力就可能达到100度；如果从5岁开始教育，即使是施以最优秀的教育，他的潜能也只能达到80度；而从10岁开始教育，不管教育方法多好，潜能也只能达到60度。也就是说，

扫一扫

0—3岁婴幼儿
发展的敏感期

教育开始得越晚，儿童潜在的能力实现的程度就越低。

国内外的教育理论与实践充分证明了人的潜能遵循递减法则，为避免潜能递减，需要特别重视0～3岁孩子的早期教育，对孩子教育得越早，越能充分开发孩子的智力，取得的效果就越明显。

4. 人生来具有惊人的学习潜能

无数实验研究和教育实践均证明，人从出生之日起就具有主动探索外部世界的潜在能力，而且还具有相当惊人的反应和学习能力。新生儿来到这个世界不久，看见亮光就会把头转向有亮光之处，听到巨响会有哭叫的反应，当乳头接触嘴唇时就张嘴吸吮。这些都是本能反应，是对外界事物的无条件反射。为了生存，新生儿还必须学会适应新的生活环境，于是就在已具有的无条件反射的基础上，开始主动地探索自己生活的小世界，在接触各种事物中，感受到各种刺激，并在不断地重复、强化的过程中建立起新的条件反射。例如，出生8小时的新生儿就具有模仿母亲吐舌头的能力。

5. 3岁前是性格形成的最佳期

蒙台梭利指出，出生不久的新生儿经常从父母那里得到抚爱，往往性情比较温和，易形成依赖性。相反，如果新生儿得不到父母或看护人的亲近，那么他的心理发展大概率会受到摧残，并有可能最终变得智力低下、性情粗暴、行为野蛮。

1980年，英国伦敦精神病学研究所教授卡斯比同伦敦国王学院的精神病学家进行了试验观察。他们的研究对象是当地1000名3岁的孩子，通过面对面观察、谈话的方式测试，将他们分为充满自信者、良好适应者、沉默寡言者、坐立不安者和自我约束者5类。到2003年，当这些孩子长到26岁时，卡斯比等人再次与他们进行了面谈、观察及对他们的朋友和亲戚进行了调查，发现：充满自信者成年后开朗、坚强、果断、领导欲强；良好适应者成年后自信、不容易心烦意乱；沉默寡言者成年后比一般人更倾向于隐藏自己的感情，不愿意影响他人；坐立不安者成年后行为消极，注意力分散，更易对小事情做出过度反应，容易苦恼和愤怒，容易紧张和产生对抗情绪；自我约束者成年后和3岁时一样。由此，他们得出结论，3岁孩子的言行可以预示他们成年后的性格。父母应在孩子3岁前有意对其个性上的优点进行培养、对其个性中的缺陷和弱点进行矫正，这对塑造孩子良好的个性是十分重要的。

知识拓展

恒河猴实验

美国比较心理学家哈洛把新生的恒河猴（94%的基因与人类相同）与母猴及其他同类分开，并将一个用铁丝做的假母猴和一个用柔软绒布做的假母猴与小猴子关在同一个笼子里。铁丝母猴胸前有一个提供奶水的装置，可以24小时喂奶；绒布母猴不能喂奶，但却像哈洛描述的那样，是一个"柔软、温暖的母亲"。几天之后，哈洛发现，小猴子把对生母的依恋转向了绒布母猴，除了饥饿时跑到铁丝母猴那里去喝奶外，其他时间都在绒布母猴身边玩耍。当给它以恐惧刺激时，小猴子会跑到绒布母猴怀中，并紧紧抱住"她"。可见，身体接触时舒服的感觉给小猴子带来了心理慰藉和安全感。

在接下来的实验中，哈洛发现由绒布母猴抚育长大的猴子不能和其他猴子一起玩耍，不能交配，性格极其孤僻，有些甚至出现了孤独症的症状。于是，哈洛又制作了可以摇摆的绒布母猴陪伴小猴子，并每天让小猴子和真正的猴子在一起玩耍1.5小时，这样哺育大的小猴子基本上正常。哈洛的学生、猴类研究专家伦纳德·罗森布拉姆（Leonard Rosenblum）认为"触摸、运动和玩耍"是爱存在的3个变量。

哈洛的发现对当代育儿理论产生了极大影响，如医生开始把新生儿直接放在母亲的肚子上，孤儿院的工作人员在给婴儿喂奶之余，还对婴儿拥抱、抚摸、微笑，与婴儿交流。

三、国内外早期保育与教育的发展

2001年9月，联合国大会召开儿童特别会议，会议形成了3点共识：每个儿童都应该有一个最佳人生开端；每个儿童都应接受良好的基础教育；每个儿童都应有机会充分挖掘自身潜能，成为一名有益于社会的人。第4任联合国儿童基金会执行主任卡罗尔·贝拉米认为，在孩子出生后的前36个月，大脑的信息传递通道迅速发育，它支配孩子一生的思维和行为方式。当孩子学习说话、感知、行走和思考时，他们用以区分好坏、判断公平与否的价值观也正在形成。毫无疑问，这是孩子一生中最容易受外界影响的阶段，也是最需要社会关怀的时期。任何负责任的政府和个人都应把儿童放在优先考虑的位置上。世界上许多国家都提出了从婴儿一出生就对他们进行教育的观点。

（一）美国的早期保育与教育

美国的早期保育与教育包括0～12岁的整体教育计划，6岁以下的教育均属于学前教育，提倡从生命的第一天开始提供教育。

从20世纪60年代开始，美国0～3岁早期保育与教育经历了快速发展时期，一系列发展计划和项目开始实施并取得成效。始于1965年的"启智项目"，由一些志愿者、非营利性组织和学校为孕前、孕期和产后的妇女提供卫生保健服务，并提供婴幼儿及婴幼儿家庭早期教育的相关信息。

1965年，美国联邦政府实施了早期儿童发展项目——开端计划（Head Start Project）。该计划主要关注3～4岁家庭贫困儿童的教育、医疗与身体健康状况，旨在增加弱势群体受教育的机会，以消除贫困。到1995年，开端计划把服务对象延伸到婴儿、蹒跚学步的儿童及怀孕的妇女，旨在提高婴儿出生时的健康水平、促进婴儿的发展、增强家庭在儿童早期教育中的积极作用。开端计划包括儿童发展、家庭发展、社区的建立和工作人员的发展4个部分。具体内容为：促进所有儿童（包括残疾儿童）的身体、社会性、情感、认知和语言的发展；进行家访，尤其是对新生儿家庭的家访；要求父母积极参与决策的过程，且特别注意引导父亲的养育行为；工作人员和父母一起开发个性化家庭发展规划，注重儿童的发展需要、家庭的社会和经济需求；建立全面的社区服务网络，以增加家庭获得社区支持的机会，从而有效地利用社区有限的资源，改善社区的服务系统；要求工作人员必须具有开发和培育的能力，能给儿童与家长提供支持性帮助，使用跨学科的方法开展持续的培训、监督和指导，并重视各种良好关系的建立。进入2000年后，开端计划继续保持着稳定发展的状态。2007年，美国政府改革，提出把开端计划的入学条件从国家贫困线的100％增加至130％，同时把居无定所的儿童及家庭也纳入其服务范围，最大限度地帮助处境不利的儿童入学，真正实现"不让一个孩子落后"。开端计划是美国政府以立法的形式促进教育机会均等的一次果敢的行动，对美国国民素质的提高及社会稳定发挥了不可估量的作用。

针对家长的早教培训机构，以1981年密苏里州教育部创办的名为"父母作为老师（Parents as Teachers，PAT）"的项目最为典型。目前该机构已将其项目推广至全美47个州，培训了8000名"父母辅导者"，这些工作人员的任务是每月对会员家庭进行一小时的家访。美国推行的另一项以家庭为基础的父母教育计划称为"HIPPY计划"，即学龄前儿童的家庭指导计划。该计划得到了当时美国总统的支持。HIPPY计划直接把培训带入家庭，接受培训的母亲每周接受一次访问，每隔一周参加一次与其他父母的聚会。

美国1994年实施开端计划探索，早期教育专业权威机构美国幼儿教育协会（National Association for the Education of Young Children，NAEYC）研制了系统的美国早期教育质量认证标准，包括"早期教育机构质量认证标准"、课程方案"0～8岁儿童发展适宜性实践"和"早期儿童教师专业化认证标准"。美国儿童发展协会制定了"保育中心婴儿和学步儿保育者的能力标准"。美国目前至少有34个州制定了面向0～3岁儿童的学习指南。对应不同的儿童早期发展项目，美国有不同类型的保育机构，不同的项目与机构在政策目标、服务对象与计划等方面各不相同，具体情况如表0-1所示。

表0-1　美国0～3岁儿童早期发展政策目标及项目

服务机构	对象	政策目标	政策方向与计划	实施项目
日间托儿所；家庭	低收入家庭0～3岁儿童	社会福利：减少贫困对儿童的影响 教育：为儿童入学做更好的准备 健康：为低收入家庭的儿童提供健康医疗服务	早期干预	开端计划（1995年起至今）；儿童与家庭资源项目（0～3岁）；全面儿童发展项目（未出生和1岁前婴儿家庭）；"发展适宜性实践"项目
日间托儿所；社区托幼机构	贫困家庭 0～3岁儿童；中产阶级家庭儿童	社会福利：为父母就业的儿童提供照料	儿童保育（关注母亲大量进入职场的儿童）	联邦社区设施法案
社区	主要针对中产阶级家庭儿童，现已延伸至低收入社区家庭儿童	社会福利：协助母亲努力脱离公共援助 教育：为儿童入学做更好的准备	家庭支援，如父母能力和技能发展	国家家庭资源同盟（1981年）；美国家庭支援联盟；家庭资源与支援（1991年）；家庭维护和支援服务（1993年）；"发展适宜性实践"项目

（二）英国的早期保育与教育

英国从1997年启动"确保开端"（Sure Start）项目，是政府五年发展计划中优先发展的政策之一，是一项主要针对低收入家庭，以早期保育与教育为切入点的、综合性社区婴幼儿早期发展和教育的服务计划，旨在为生活在条件不利区域的未来父母及拥有4岁以下孩子的家庭提供更多、更好的服务。例如通过增进亲子依恋，来加强家庭关系的维系；对患产后抑郁的母亲给予关心和支持；减少吸烟孕妇；有计划对母乳喂养、卫生和安全给予指导；加强家庭和社区建设，提高为人父母者做父母的信心及参与工作的能力等。

知识拓展

英国确保开端项目目标

（1）创建地方开端计划，为当地拥有4岁以下的孩子的家庭提供服务。

（2）向所有为儿童服务的人员宣传地方计划中的实践经验。

（3）确保开端计划是政府解决儿童贫困和社会问题的一项基础性工作，成效显著。到2004年有至少500项主要面向拥有大量贫困儿童社区的地方计划，计划帮助他们摸索出改进服务的新工作模式。

（4）对家庭进行支持。

（5）提供教养建议。

（6）提供健康服务。

（7）提供早期教育。

（8）确保开端项目的宗旨和目标实现。

（9）和准父母、父母及儿童一起促进儿童身体、智力和社会性发展，尤其是那些处于不利地位的儿童（儿童中的弱势群体），使他们在家庭中和进入学校后能健康成长，打破处于不利地位的恶性循环。

英国学前教育课程纲要"儿童早期基础阶段"（Early Years Foundation Stage，EYFS）是由英国教育部历时12年、以"给父母最好的选择、给幼儿最好的开端"为宗旨提出的教育方案。2008年此方案正式纳入英国司法体制中。EYFS的目标是：给所有0～5岁的孩子提供连续的发展与学习体系，使他们在生活中获得更多更好的发展机会，让每个孩子都能在将来成为身心健康、拥有安全感、成功和快乐的人。EYFS涵盖了婴幼儿学习的6个领域：个性、社会性和情感；交流、语言和书写；解决问题、推理的能力和数理能力；对周围世界的认识；身体的发展；创造力的发展。

（三）新西兰的早期保育与教育

新西兰从1972年开始注重婴儿成长跟踪。1993年开始，新西兰启动了以前首相名字命名的3岁前婴幼儿教育的国家计划——普伦基特（Plunket）计划。该计划旨在通过提供合适的医疗或支持计划、教育活动等为拥有婴幼儿的家庭提供支持，从而使这些家庭中的婴幼儿得到优质的保育服务。普伦基特计划为家庭提供的服务内容主要包括：家访咨询、帮助家长理解和支持婴幼儿的游戏、分享婴幼儿保育和教育的经验、提供初步的社区健康服务、为有特殊需要的婴幼儿和家长提供支持。

普伦基特计划面向全国所有婴幼儿，由卫生部确立了以下关于婴幼儿和家庭健康的目标：确定毛利人和其他新西兰婴幼儿之间的健康差别；确保婴幼儿得到相应的照顾，提倡母乳喂养；宣传无烟环境对怀孕的好处，减少被动吸烟带来的危害；增加学前牙齿保护服务的注册制度；宣传积极的育儿知识，减少虐待婴幼儿和家庭暴力导致的伤害、残疾和死亡；提供免疫服务，以减少由可预防疾病带来的危害；减少意外伤害带来的伤害、残疾和死亡；减少婴儿期或儿童期可预防或可治愈的听力及视力丢失；减少婴儿猝死综合征（Sudden Infant Death Syndrome，SIDS）的发生，减少可诱发婴儿猝死综合征的因素；帮助父母及早识别婴幼儿疾病；推动早期发育和发育不良的检查；提高母亲、婴幼儿及家庭的心理健康水平。

（四）德国的早期保育与教育

德国政府对0~3岁婴幼儿采取以家庭教育为主的政策，在社区成立了许多"儿童之屋"（Kinder House），"儿童之屋"面向1~12岁的儿童，肩负托儿、幼教等任务。同时，为了实现早期社区教育计划与方案，政府规定，0~3岁婴幼儿的父亲或母亲可以向所属工作单位申请长达3年的教育假，留职停薪，由政府按月发放教育津贴。

（五）瑞典的早期保育与教育

在北欧丹麦、挪威、芬兰和瑞典四国中，公共托幼服务发展最早的是丹麦，瑞典后来居上，建立了完善的公共托幼服务网。在瑞典，孩子出生后，父母中的一方可以休假1年并继续享受全额工资，在家全心照顾和教育孩子。瑞典几十年来一直对早期教育高额投资，1/3的教育经费被投资在早期教育上。

（六）秘鲁、加纳的早期保育与教育

秘鲁1992年建立了包括教育部、卫生部、农业部、国家家庭福利研究所在内的"3岁前的娃娃之家"工程，专门对3岁前的婴幼儿进行早期教育。

加纳是第一个批准《儿童权利公约》的国家，根据世界儿童问题首脑会议通过的行动纲领（1990年），加纳制定了以"儿童不能等待"为题的0~6岁儿童发展的国家行动计划，把0~6岁儿童教育列入了国家行动。他们认为：0~3岁是早期教育的黄金期，也是大脑发育的黄金期，3岁以前大脑发育最快；婴幼儿时期也是心理发展最迅速的时期，年龄越小发展越快；婴幼儿时期还是掌握口语、数字逻辑概念的关键时期，是行为、性格、人格发展的奠定期。

（七）中国的早期保育与教育

中国历来重视早期教育，早在1500多年前《颜氏家训》一书中就有许多关于0~3岁婴幼儿教养的经典论述。20世纪90年代末，随着我国教育改革的不断深入，人民生活水平的改善及终身教育理念的提出，0~3岁婴幼儿早期潜能开发和早期教养研究开始引起关注。武汉、北京、天津、广州、江苏等地先后开展了相关研究，如武汉的0岁方案、北京的"2049计划"、天津的3岁前婴幼儿教养研究、广州的百婴潜能开发计划、江苏的开发儿童潜能研究等。但大都停留在非政府组织层面。

21世纪初，0~3岁婴幼儿早期教养工作开始进入国家决策阶段。2001年国务院批准印发的《中国儿童发展纲要（2001—2010年）》中第一次指出，把逐步建立和完善0~3岁早期教育工作体系的目标作为今后社会发展的一个重要领域。该纲要对2001至2010年的0~3岁婴幼儿教育发展提出了目标和策略措施：发展0~3岁婴幼儿早期教育，建立并完善0~3岁婴幼儿教育管理体制，争取到2010年，婴幼儿家长的科学喂养知识普及率达到85%以上。

2003年3月，国务院办公厅转发教育部、全国妇联等部门《关于幼儿教育改革与发展的指导意见》，将0～3岁婴幼儿教育纳入整个国民教育体系进行统筹规划，将"全面提高0～6岁儿童家长及看护人员的科学育儿能力"纳入我国婴幼儿教育事业发展总目标。

2006年12月颁布了《中共中央国务院关于全面加强人口和计划生育工作统筹解决人口问题的决定》，指出："提高出生人口素质，事关千家万户的幸福，事关国家和民族的未来。……大力普及婴幼儿抚养和家庭教育的科学知识，开展婴幼儿早期教育。"

2010年，由全国妇联、教育部、国家人口计生委等七部门联合印发的《全国家庭教育指导大纲》中明确规定：人口计生部门负责0～3岁儿童早期发展的推进工作，逐步纳入公共服务范畴。开展早期教育是提高人口素质的重要环节和有效措施，是新形势下的一项重要任务和义不容辞的历史责任。

2010年5月，国务院审议并通过的《国家中长期教育改革和发展规划纲要（2010—2020年）》再次明确要求"重视0至3岁婴幼儿教育"，正式将0～3岁婴幼儿早期教育列入了中长期教育改革和发展规划之中，并呼吁要提高0～3岁婴幼儿早期教育从业人员队伍专业化水平，要求0～3岁婴幼儿早期教育从业人员持证上岗。

2011年国务院印发的《中国儿童发展纲要（2011—2020年）》指出，要"积极开展0～3岁儿童科学育儿指导"，通过"积极发展公益性普惠性的儿童综合发展指导机构，以幼儿园和社区为依托，为0～3岁儿童及其家庭提供早期保育和教育指导。加快培养0～3岁儿童早期教育专业化人才"的策略，达到"促进0～3岁儿童早期综合发展"的教育目标。

2013年1月，教育部办公厅下发了《关于开展0～3岁婴幼儿早期教育试点的通知》（以下简称《通知》），决定在上海市、北京市海淀区等14个地区开展0～3岁婴幼儿早期教育试点。《通知》强调了此次0～3岁婴幼儿早期教育试点的公益普惠性，要求将公共教育、卫生和社区资源予以充分整合，从而构建以幼儿园和妇幼保健机构为依托、面向社区、指导家长的婴幼儿早期教育服务体系。发展公益性婴幼儿早期教育服务是此次试点的目标，并要落实政府在早期教育中的规划、投入和监管等方面的责任，重点在婴幼儿早期教育管理体制、管理制度、服务模式和内涵发展等方面进行研究探索。从《通知》中可以看出：0～3岁婴幼儿早期教育正逐步纳入政府教育工作重要内容，发展0～3岁婴幼儿早期教育正逐步列入教育发展总体规划；同时，政府牵头，教育和卫生等部门协调配合、资源有效整合正在付诸实施。

2017年党的十九大报告提出"幼有所育"的民生建设目标，将0～3岁儿童早期托育问题提上议事日程。2017年12月召开的中央经济工作会议明确指出要"解决好婴幼儿照护和儿童早期教育服务问题"。2019年5月国务院办公厅发布《关于促进3岁以下婴幼儿照护服务发展的指导意见》，标志着我国正式进入0～3岁儿童托育服务新的建设时期。之后卫健委等部委密集出台与托育服务相关的规范文件，陆续发布了《托育机构设置标准（试行）》《托育机构管理规范（试行）》《托儿所、幼儿园建筑设计规范》《托育机构登记和备案办法（试行）》《托育机构保育指导大纲（试行）》《托育机构婴幼儿伤害预防指南（试行）》《婴幼儿喂养健康教育核心信息》等相关政策文件，构建了系统的托育机构设置、监管、服务内容、人员培训、服务指导等方面的政策法规体系。《"十四五"公共服务规划》提出，到2025年，全国每千人口拥有3岁以下婴幼儿托位数达到4.5个。2022年《政府工作报告》将"多渠道发展普惠托育服务，减轻家庭生育、养育、教育负担"纳入政府工作的重要内容。2023年10月，国家卫生健康委发布推荐性卫生行业标准《托育机构质量评估标准》，对托育机构的办托条件、托育队伍、保育照护、卫生保健、养育支持、安全保障、机构管理等评估的内容进行了规定。该标准适用于对为3岁以下婴幼儿提供全日托照护服务的机构（含幼儿园的托班）的评估。

　　综上所述，我们可以看到婴幼儿早期保育与教育引起了世界许多国家政府和社会各方面的高度重视，它已经成为提高人类文明水平，促进社会进步的重要内容，是人才培养的奠基工程。

第一章
0～3岁婴幼儿保育与教育概述

思维导图

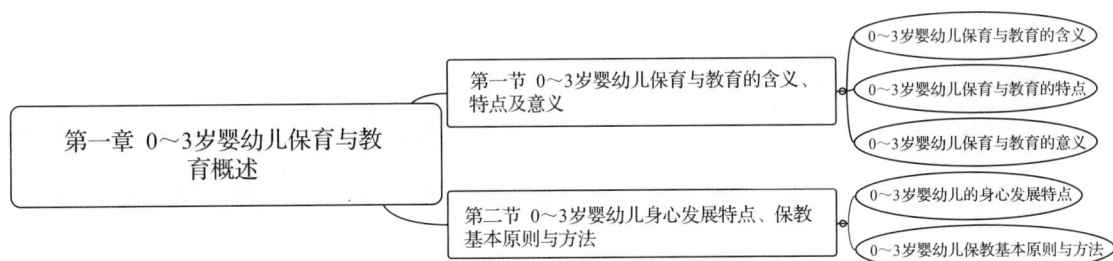

第一章 0～3岁婴幼儿保育与教育概述
— 第一节 0～3岁婴幼儿保育与教育的含义、特点及意义
　　— 0～3岁婴幼儿保育与教育的含义
　　— 0～3岁婴幼儿保育与教育的特点
　　— 0～3岁婴幼儿保育与教育的意义
— 第二节 0～3岁婴幼儿身心发展特点、保教基本原则与方法
　　— 0～3岁婴幼儿的身心发展特点
　　— 0～3岁婴幼儿保教基本原则与方法

引入案例

　　嘟嘟，女，25个月。在亲子活动中，老师引导家长与幼儿进行"小手拍一拍"活动，要求家长在老师的指挥下，跟着音乐主动地去拍自己孩子的手，而且指导要有一定的目的性，要能吸引孩子的注意力。嘟嘟妈妈和嘟嘟跟着音乐做动作，可当嘟嘟妈妈想去拍嘟嘟手的时候，嘟嘟却转过身体，向有玩具的方向走去。嘟嘟妈妈看到其他孩子在做游戏，有点急了，一把拉过嘟嘟，让她到自己的身边坐下来，嘟嘟不愿意，两人就僵持起来。最终嘟嘟妈妈求助老师，老师过去引导嘟嘟进行游戏，嘟嘟最终与老师进行了游戏，而妈妈只是无奈地看着自己的孩子。

　　问题：案例中，嘟嘟是一个有自己活动想法的孩子，她想去玩自己想玩的玩具，对妈妈的指令不是很服从。而妈妈却不顾孩子的需求，硬拉嘟嘟按自己的意愿活动，这是不正确的亲子互动行为。那么，应如何科学地进行0～3岁婴幼儿的早期保育与教育呢？本章将着重围绕0～3岁婴幼儿保育与教育的含义、特点及意义，0～3岁婴幼儿身心发展特点、保教基本原则与方法等内容而展开。

学习目标

1. 知识目标：理解0～3岁婴幼儿保育与教育的含义、特点及意义；掌握0～3岁婴幼儿身心发展特点、保教基本原则与方法。
2. 能力目标：能根据保教基本方法与婴幼儿进行互动并引导婴幼儿发展。
3. 素养目标：对婴幼儿早期保育与教育感兴趣，愿意主动学习与探索实践。

第一节 0～3岁婴幼儿保育与教育的含义、特点及意义

0～3岁这段时间，不仅在一个人的童年，更在一个人的整个生命过程中占有非常特殊的地位。人出生后仅用三年的时间，就完成了人的生命历程中最富有里程碑意义的离开母体、独立行走、初步连接社会三步跨越。一个呱呱坠地的柔弱小生命逐步掌控自己的身体、探索周围的世界，并在与外界日益增多的交流中，与他人建立起亲密的关系。这一切为其成长为完整意义的人及其终生的发展奠定了重要基础。

一、0～3岁婴幼儿保育与教育的含义

（一）0～3岁婴幼儿保育的含义

刚刚出生的婴儿，是一个十分孱弱的个体，知识经验缺乏，且自我照顾和自我保护能力弱，不具备独立生存的能力，必须依赖于成人生存和生活。正是婴幼儿的这种依赖性，决定了成人要为他们提供必需的生活环境与条件，要给予他们精心的照顾与养育，这是婴幼儿得以生存和健康成长的重要保证。有关这方面的工作，通常称为保育工作。

"保"指保护，"育"有生育、养育、培育之意。综合起来，0～3岁婴幼儿保育即指成人（家长或保教人员）为0～3岁婴幼儿提供生存与发展的有利环境和物质条件，给予婴幼儿精心的照顾和养育，以保护和促进婴幼儿身体和机能正常发育和良好发展。保育包括对婴幼儿身体、心理及社会适应能力的保护和培养。如对婴幼儿各个年龄段生理发展情况的关注，营养获得及膳食平衡的了解，科学喂养、日常生活（如睡眠、大小便）的照顾及规律的培养、衣饰的选择、日常卫生保健、疾病的护理、心理发展的关注与调节等。保育由家庭和托幼机构共同完成。

（二）0～3岁婴幼儿教育的含义

0～3岁婴幼儿教育指成人（家长或保教人员）根据0～3岁婴幼儿的生理和心理发展特点而进行的有针对性的指导和培养，以促进婴幼儿多元智能、情感、社会性等方面的良好发展，为其健康人格

的形成打下良好的基础。

0～3岁婴幼儿保育和教育虽然是两个不同的概念，但它们对婴幼儿的发展具有整体性的影响。婴幼儿的身心发展是一个统一的整体，应该保教结合，教养并举。

二、0～3岁婴幼儿保育与教育的特点

0～3岁婴幼儿年龄的特殊性，决定了这个阶段的保育与教育（简称"保教"）有别于其他年龄段。此阶段的保育与教育的特点主要体现在以下方面。

（一）保教对象具有特殊性

0～3岁婴幼儿保育与教育对象为0～3岁婴幼儿及其家长。

0～3岁婴幼儿保育与教育的第一对象是0～3岁的婴幼儿。现代心理学研究证明，个体3岁前获得的经验对其一生的影响非常深远。如果3岁前的环境和教育处置不当，将会对个体成年后的发展造成不利影响。人类的绝大多数"敏感期"或"关键期"都在0～3岁。

家庭是婴幼儿成长的摇篮，我国3岁以下婴幼儿90％以上都在家中被养育，家长是直接的婴幼儿早期保育与教育实施者，家长是否接受教育和培训直接影响婴幼儿的健康发展。因此，0～3岁婴幼儿保育与教育对象还包括婴幼儿的家长，让家长通过保教指导与服务获得教养知识与经验。

（二）保教主体具有广泛性

这里的保教主体指负责具体的保育与教育工作的人。保教人员和广大的家长都是婴幼儿保育与教育活动的主体。

（三）保教内容和方法具有独特性

从内容上看，0～3岁婴幼儿保育与教育包括针对婴幼儿生理（如早期营养与喂养、卫生与保健等）和心理（如语言、动作、认知和社会性等）两方面的系统教养活动，以保育为主、教育为辅。

从方法上看，0～3岁婴幼儿保育与教育必须针对这一年龄段婴幼儿的年龄特征、身心成长规律，关注个体差异，以个别教育为主，因材施教。

（四）事业主体具有多元性

0～3岁婴幼儿保育与教育事业的具体实施和管理工作由多个主体负责，包括教育、卫生、计生、社区、家庭……各有分工，各负其责，具有跨部门、跨行业、跨学科的特点。

三、0～3岁婴幼儿保育与教育的意义

学前教育是现代国民教育体系的重要组成部分，是学校教育和终身教育的奠基阶段。0～3岁婴幼儿保育与教育是学前教育的重要环节，是整个教育的起点和开端。重视婴幼儿的保育与教育，对促进婴幼儿的后续学习和终身发展，以及提高国民整体素质具有十分重要的意义。

（一）对个体的作用

0～3岁婴幼儿保育与教育对个体的主要作用如下。

1. 利用关键期所带来的教育契机，为个体终身发展奠定基础

婴幼儿时期是人许多方面发展的关键期，在这一时期进行科学的保育和教育，可以充分发掘人的潜能，从而对其一生的成长与发展产生不可估量的作用。相反，如果剥夺婴幼儿正常接受保育和教育的权利，在其成长关键期放弃教育，任其发展，他们就会丧失学习的最佳时机，日后想要学习关键期内的某项事物，不仅要付出更多的心力和时间，而且可能难以取得令人满意的成效，有时造成的损失是终身都无法弥补的。

2. 对早期处境不利的儿童提供补偿，使他们实现正常发展

处境不利的儿童主要指处于弱势群体的儿童，如果处境不利的儿童早期不能受到良好的教育，将在人生最初十分关键的几年"输在起跑线上"，从而为其人生的后续阶段发展的不利埋下恶性循环的伏笔。对处境不利的儿童提供教育补偿，会促进他们实现正常发展。英国的确保开端计划、美国的早期开端计划，均是面向处境不利儿童的早期补偿教育计划。

3. 及时干预补偿儿童的先天不足与缺陷

遗传、营养、意外伤害等因素导致一些儿童先天不足，或出现某种生理或心理缺陷。通过对脑损伤病人的研究发现，儿童早期大脑具有良好的修复性。将儿童失语者和成年失语者进行比较，无论在语言恢复的速度还是程度上，前者明显优于后者，甚至通过训练，前者有可能得到完全的恢复。在5岁前，如果大脑左半球语言中枢受到损伤，且面积较大，通过某种训练，大脑右半球与之相对应的区域可能产生替代性功能，使语言中枢转移。如果儿童先天斜视，在3岁前予以科学矫正，通过大脑的修复作用，其视觉的立体感就可以得到恢复；如果错过这个时机，就将形成永久性的立体盲。

大脑的可修复性告诉我们，儿童大脑的发展很大程度上受后天环境的影响和制约，且因为大脑可塑性和儿童发展关键期的存在，所以一般情况下，对儿童身体和神经系统施以刺激，能促进其大脑的发展。对那些身体机能有缺陷的儿童进行康复训练，更容易将问题消除在萌芽状态，产生较好的弥补效果，甚至使问题得以完全改善，从而为儿童的后续发展奠定良好的基础。

4. 提高家庭教育的质量，改善婴幼儿成长的家庭环境

与其他任何时段和任何类型的教育相比，0～3岁婴幼儿的教育与家长的联系是最密切的，因为家长本身就是0～3岁婴幼儿教育的教育对象之一。我国目前仍有一定比例的婴幼儿家长得不到科学的早期教育指导，这些家长认为3岁前的孩子能够吃饱穿暖、不生病就足够了，不懂如何对婴幼儿进行科学教养。家长通过参与0～3岁婴幼儿教育活动，能学到如何在家庭中教育婴幼儿，改善婴幼儿成长的家庭环境，从而提高家庭教育的质量，促进婴幼儿的发展。

（二）对社会的作用

0～3岁婴幼儿保育与教育对社会的作用主要体现在以下几方面。

1. 从源头上提高人口素质，为社会发展奠定人才基础

提高人口素质不仅是实现公民的全面发展、追求生命真正价值的必然要求，也是在为社会发展创造更好的人才基础。0～3岁婴幼儿保育与教育的实施，将提高人口素质的工作提前到生命的最初阶段，这样可以为后续各阶段的教育工作打好基础，为社会发展奠定人才基础，从而提高社会发展的效率。

2. 对早期处境不利的儿童进行教育补偿，有利于促进社会公平

对处境不利的儿童进行教育补偿，是世界各国早期教育发展的重点领域，已经成为改善社会处境不利的家庭和人群代际恶性循环的有力措施，很多发达国家都将其提高到国家发展战略的高度。例如，美国的早期开端计划、英国的游戏小组运动、泰国的社区幼儿教育、日本的天使计划、印度的菩提计划、新西兰的普伦基特计划、菲律宾的"家长作用促进会"项目、加纳的"儿童不能等待"国家行动计划、秘鲁的"3岁前的娃娃之家"工程等。

美国幼儿教育家大卫·维卡特等进行了一项长达20多年的关于早期教育的社会效益的研究。研究表明，良好的早期教育有利于打破不利处境中儿童贫困愚昧的恶性循环，对他们成年以后的个人发展和就业都有积极的意义。早期教育补偿的投入与产出比是1∶7.61，即在学前期每投入1美元，会对儿童以后的发展产生7.61美元的效益。

从实际情况来看，如果政府大力对早期教育事业进行投入，尤其是对早期处境不利的儿童进行教育补偿，能够促进处境不利儿童的身心健康发展，维护社会的公平和稳定。

3. 强化社区的社会服务功能，促进社会的良性发展

近年来，随着我国市场经济的飞速发展，人们的生活节奏越来越快，客观上造成社区内人与人之间的联系越来越少。原本社区应当具备的一些特点，如居民之间共同的意识和利益，以及较为密切的社会交往等，表现得越来越不明显。0～3岁婴幼儿保育与教育的出现，恰好有利于解决这个问题。0～3岁婴幼儿早期教育主要依托社区进行，把不同的家庭集中到社区早期教育中心，并通过围绕早期教育问题共同学习、互相探讨，促进社区成员之间的深入交往和交流，从而强化社区的社会服务功能，促进社会的良性发展。

第二节　0～3岁婴幼儿身心发展特点、保教基本原则与方法

0～3岁婴幼儿身心发展指作为复杂整体的婴幼儿在发展过程中，不断发生变化的过程，特别是指个体的身心特点向积极的方面变化的过程。对婴幼儿身心发展特点的了解、对婴幼儿保育与教育基本原则与方法的把握是对婴幼儿进行科学保育与教育的前提。

一、0～3岁婴幼儿的身心发展特点

0～3岁婴幼儿的身心发展是复杂多样的，从总体上在发展的历程中表现出一些本质性的特点。

（一）发展的连续性与阶段性

婴幼儿身心发展是一个不断由量变到质变的过程。这种从量变到质变的过程使婴幼儿身心发展表现出连续性和阶段性。发展的连续性是指婴幼儿身心发展是一种连续、渐进、持续不断的变化过程，而且这一过程有其自身的逻辑发展顺序。发展的阶段性是指在婴幼儿心理发展的全过程中，表现出一些在质量上不同、一般、典型、本质的特征。如果把婴幼儿身心发展的连续性看作一种矛盾运动过程中数量的积累，那么矛盾运动的质变就决定了婴幼儿身心发展的阶段性。如婴幼儿在掌握语言之前，有一个

较长的语言发生准备阶段：从出生后的2～3个月即开始进行发音练习，从最初发生元音、辅音、连续音阶到模仿发音、咿呀学语等一系列的准备，到1岁左右的时候，"突然"真正出现了对语言的明确模仿。这即婴儿在经历了一年的"量"的准备基础上，到1岁左右出现的语言的"质"的飞跃。

本书从优生优育、优养优教的角度探讨0～3岁婴幼儿的发展，为更好地评估婴幼儿的生长发育，给予适宜的保育与教育，将3岁前婴幼儿分为4个阶段：胎儿期、新生儿期、乳儿期和婴儿期。

（二）发展的定向性与顺序性

婴幼儿身心发展在正常的条件下总是指向一定的方向并遵循一定的先后顺序，而且这种顺序是不可逆的。这就是发展的定向性与顺序性。这是由遗传决定的，不会因为各种外部环境因素的影响，或者学习、训练的作用而发生改变，出现心理发展的超越或逆转。例如，婴幼儿的思维发展，总是从直觉行动思维发展到具体形象思维，而后再发展到抽象逻辑思维。根据皮亚杰的研究，婴幼儿对"生命"这一概念的掌握按照以下顺序发展：一切活动的东西都有生命—唯有行走的东西才有生命—唯有能自己行走的东西才有生命—唯有动物和植物才有生命。这是一个关于心理定向发展中的顺序性的具体实例。

（三）发展的不平衡性

婴幼儿身心各种能力或特质处于相互影响、相互制约的统一发展过程中，但发展的进程是不平衡的。身心发展的不平衡性主要表现在两个方面：一是同一方面的发展在不同发展时期速度不相同，例如，身高、体重在出生后一年发展最快，之后变缓慢，到青春期又高速发展；二是不同方面的发展在发展起止时间、发展速度、到达成熟的时期等方面发展的不平衡性，有些方面在较早阶段就能达到较高水平，而有些方面则要成熟得晚些。如，气质倾向（活泼型、安静型和一般型）上的差异在婴儿出生不久就有所表现；确认自己的性别开始于两三岁；而对于价值观的形成可能要到青年期，甚至晚至成年期。

（四）发展的个别差异性

所有婴幼儿身心发展都遵循大体相同的发展模式，例如发展沿着共同方向、经历共同的基本阶段、总体发展速度上出现两个快速增长期等，但对个人而言，在具体发展速度、最终达到的水平以及发展的优势领域往往千差万别。例如，同样年龄的婴幼儿，在身高方面有明显的高矮之分；有的婴幼儿在音乐方面有特殊才能，有的对艺术形象具有深刻的记忆；在性格方面，有的好动、善于与人交往、言语流畅，有的则喜欢安静、独处，沉默寡言不合群。

（五）分化与互补的协调性

婴幼儿的各种生理和心理能力的发展、成熟，虽然依赖于明确分化的生理机能的作用，但在总体发展水平方面，却又表现出一定的机能互补性，以协调人的各种能力，使其尽可能地适应生活环境。这种协调性，是具有生理缺陷的婴幼儿发展的重要保障，使这些婴幼儿的整体发展不至于因某种生理机能的缺陷，而严重受到阻碍。例如，对于听力有障碍的婴幼儿，可以通过发展其对人讲话时口型变化的精细感知能力，帮助其学会沟通。而听力正常的人的这种潜在能力，往往被更容易实现交流的其他方式所抑制。

二、0～3岁婴幼儿保教基本原则与方法

（一）保教基本原则

1. 关爱婴幼儿，满足需求原则

重视婴幼儿的情感关怀，强调以亲为先，以情为主，关爱婴幼儿，赋予亲情，满足婴幼儿成长的需求。创设良好环境，在宽松的氛围中，让婴幼儿开心、开口、开窍。尊重婴幼儿的意愿，使他们积极主动、健康愉快地发展。

2. 以养为主，教养融合原则

强调婴幼儿的身心健康是发展的基础。在开展保教工作时，应把儿童的健康、安全及养育工作放在首位。坚持保育与教育紧密结合的原则，保中有教，教中重保，自然渗透，教养合一。促进婴幼儿生理与心理的和谐发展。

3. 关注发育，顺应发展原则

强调全面关心、关注、关怀婴幼儿的成长过程。在教养实践中，要把握成熟阶段和发展过程；关注多元智能和发展差异；关注经验获得的机会和发展潜能。学会尊重婴幼儿身心发展规律，顺应儿童的天性，让他们能在丰富、适宜的环境中自然发展，和谐发展，充实发展。

4. 因人而异，开启潜能原则

重视婴幼儿在发育与健康、感知与运动、认知与语言、情感与社会性等方面的发展差异，提倡更多地实施个别化的教育，使保教工作以自然差异为基础。同时，要充分认识到人生许多良好的品质和智慧的获得均在生命的早期，必须密切关注，把握机会。要为婴幼儿提供适宜刺激，诱发多种经验，充分利用日常生活与游戏中的学习情景，开启其潜能，推进其发展。

（二）保教基本方法

1. 游戏法

游戏是婴幼儿喜欢的活动，在婴幼儿生活中占据重要地位。游戏对婴幼儿动作的感知、记忆、语言、注意、思维、想象、创造等能力及自我控制、社会性等的发展起重要促进作用。

游戏法是指教养者有意识地通过婴幼儿喜闻乐见的游乐、玩耍活动，实现保教目的的方法。0～3岁婴幼儿游戏主要有3类：动作游戏、玩物游戏、象征游戏。动作游戏主要指以大肌肉动作为主的身体运动游戏，如踢脚、抛球、追逐游戏等。玩物游戏主要是以小肌肉动作能力的发展和手眼协调能力为主的游戏。象征游戏的重要特征是"以物代物"，即把一物假装当作或代替另一个不在眼前的东西。

实施游戏法时，教养者需为婴幼儿提供丰富多彩的材料以引起他们进行游戏探索的兴趣，尊重婴幼儿自主游戏的权利，善于观察婴幼儿在游戏中的表现，在需要时以平等的身份参与到游戏中，对他们进行启发诱导。

2. 操作练习法

操作练习法指婴幼儿在教养者的指导下，按照一定的规范和要领，反复完成一定动作或活动，以形成一定的技能、技巧或养成行为习惯的方法。操作练习法通常针对婴幼儿坐、爬、走、跑、跳、投掷等动作技能的操作练习和卫生习惯、礼貌习惯等行为习惯的操作练习。

实施操作练习法时，教养者要注意以下几点：一是要有耐心，多为婴幼儿提供练习的机会，保持其操作练习的积极性，而不轻易放弃；二是操作练习强度要适中，不能对婴幼儿的身体造成伤害；三是多采用积极强化手段，如拥抱、微笑、伸出大拇指，或奖励小星星、小红花等巩固婴幼儿操作练习的成果。

3. 榜样示范法

婴幼儿善于模仿，其思维具有具体形象性，加上他们的生活经验非常有限，说教的方法对于婴幼儿很难起作用。只有以具体、生动的形象提供给婴幼儿行动的具体方法，才能引起他们的注意及学习模仿的兴趣。

榜样示范法是指教养者以自己和别人的好思想、好言语、好行为，为婴幼儿树立正确的行为规范和行为准则，形象生动地影响婴幼儿的一种方法。榜样的取材范围十分广泛，可以是婴幼儿身边的（小朋友或成人），也可以是艺术作品中的。

在实施榜样示范法时，首先教养者要做到以身作则。"身教胜于言传"，教养者的一言一行，犹如一本没有文字的教科书，潜移默化地影响婴幼儿。如，要求婴幼儿有礼貌，教养者首先需要待人诚恳，说话文雅。其次，榜样形象必须与婴幼儿有比较多的联系和共鸣点，使婴幼儿感到亲切可信。不要任意夸大和拔高榜样，使婴幼儿产生距离感。最后，要使榜样示范的内容体现在婴幼儿行动上，把榜样精神逐步体现出来。榜样示范不仅仅是讲故事说道理，更重要的是付诸行动。婴幼儿"明白"不等于"做得到"，要有意识地给予婴幼儿行为强化和持续要求，直至婴幼儿养成行为习惯。

4. 提问法

提问法是教养者根据婴幼儿已有的知识或经验，向婴幼儿提出问题，引导婴幼儿经过思考进行回应的一种方法。此方法的显著特点是有问有答，能够激发婴幼儿思考，实现教养者与婴幼儿之间信息的双向交流。运用此方法时，要注意以下几点：应有明确的目的；问题要具体、明确，便于婴幼儿回答；问题应富有启发性，由浅入深；应在婴幼儿理解的限度和知识范围内提问。

思考与实训

一、思考题

1. 解释0～3岁婴幼儿保育与教育的含义。
2. 简述0～3岁婴幼儿保育与教育的特点。
3. 从个人和社会的角度分析0～3岁婴幼儿保育和教育的意义。
4. 简述0～3岁婴幼儿保教的基本方法。

二、实训题

围绕以下问题，到社区与婴幼儿家长进行交谈，了解婴幼儿家庭早期教育现状，并根据家长的回答向其提出相应建议。

1. 您觉得家庭早期教育对孩子的成长发展有多大的影响？
2. 您采用了什么样的方式进行早期教育？
3. 您认为怎样的家庭教育方式对孩子的成长与发展更加有效？
4. 您觉得在早期教育中需要注意什么问题？

第二章
胎儿的保育与教育

思维导图

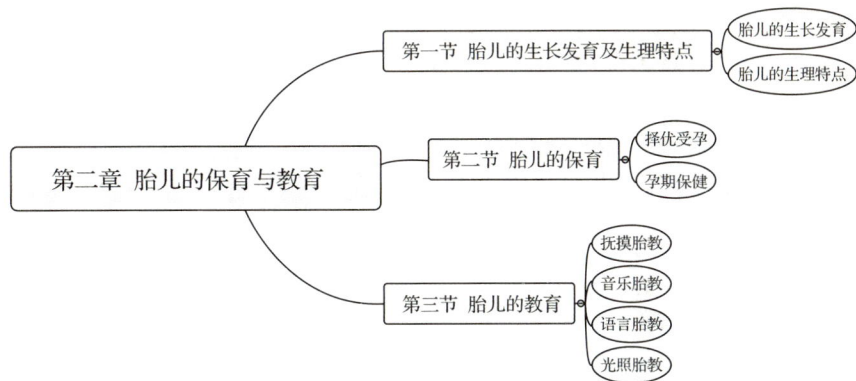

引入案例

　　19世纪以前，人们还不知道胎儿是怎样成长的，人们以为胎儿从一开始就是一个完整的人，在母亲怀孕初期，胎儿已经拥有了全部的人体器官，经历9个月的时间长成一个婴儿，就可以离开母亲的身体了。随着科技文明的发展，人们发现，胎儿并不是从一个完整的人开始长大的，而是从一个受精卵开始，按照一种能够形成人的"密码"一点一点地成长，最后才形成肢体和内脏都完善的人。从精子与卵子相遇到最终形成完整的人，这个过程既伟大又神秘。

　　问题：十月怀胎是个充满幸福与企盼的过程，年轻的爸爸妈妈总是满怀期待和喜悦盼望胎儿顺利出生。然而，对于很多孕妈妈来说，困惑也不少。如：在这段时间里，胎儿经历怎样的发育过程，发生了哪些变化；孕期应该注意哪些问题，才能生育一个健康聪明的宝宝。本章将围绕这些问题展开讨论。

学习目标

1. **知识目标**：了解胎儿生长发育及生理特点；掌握胎儿保育与胎教的基本内容与方法。

2. **能力目标**：能根据胎儿生长发育及生理特点给予孕妈妈孕期指导。

3. **素养目标**：有兴趣了解胎儿的生长发育，主动进行社会调查，参与社会实践，为孕妈妈提供咨询服务。

第一节 胎儿的生长发育及生理特点

胎儿期指自受孕至胎儿出生为止，约40周（266天），通常以4周为一个妊娠月，故有"十月怀胎"之说。在这大约40周的时间内，胎儿是如何发育的，具备怎样的生理特点，本节将为大家进行详细的介绍。

一、胎儿的生长发育

从受精卵到胎儿出生，其间经历3个阶段：胚种期（0～2周）、胚胎期（3～8周）、胎儿期（9～40周）。

（一）胚种期的生长发育

卵子（卵细胞）和精子（精细胞）的结合形成受精卵（或称合子）。胚种期，也叫受精卵期，或胚芽期。此时期以系统化的细胞分裂和受精卵于子宫壁着床为特征。从受精到由细胞团组成的小球（称作胚种）走出输卵管并植入子宫壁依赖母体生存，需要两个星期的时间。在受精后前4天受精卵在输卵管内进行细胞分裂时，第一次细胞分裂大约在受精卵形成36小时内进行，此后细胞按等比级数迅速分裂，等到了第4天，会产生60到70个细胞，这些细胞形成了一个中空的、充满液体的小球，这个小球称为囊胚或胚泡。在受精后的6～8天胚泡进入子宫内膜，这个过程即孕卵植入过程，称为着床，此过程需要4～5天的时间。进入子宫前受精卵的营养靠自己的卵黄供给。进入子宫后，受精卵植入子宫壁，其营养靠母体供给。受精卵发育过程如图2-1所示。

在受精卵形成后13天左右，胚种中的胚胎分化出3个细胞层：内胚层

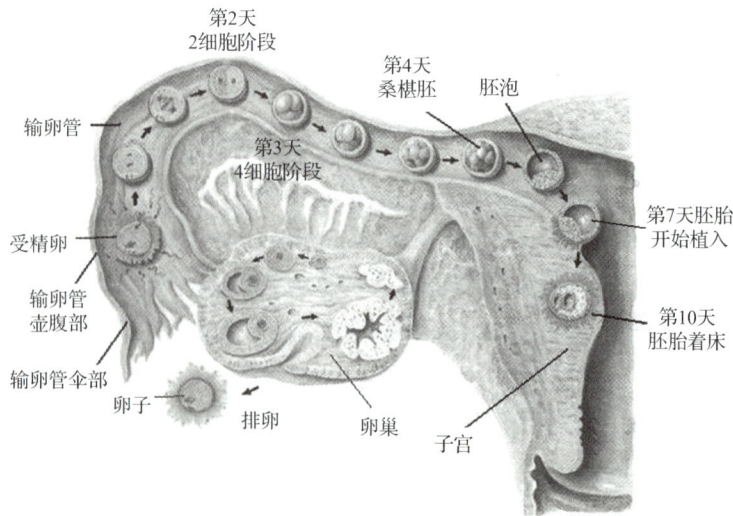

图2-1 受精卵发育过程

（后来发展成为消化系统、肝、腺体和呼吸系统）、中胚层（后来发展成为肌肉、血液和循环系统）和外胚层（后来发展成为表皮、指甲、牙齿、头发、感官和神经系统）。

（二）胚胎期的生长发育

此时期胚胎的主要器官和基本解剖结构开始从内向外、从头到脚的发育，胚胎头、血管和心脏等的发育要早于胳膊、腿、手和脚的发育。

受孕第4周，胚胎的心脏已形成，并开始有了搏动；头颅也在第1个月内形成，并分化出眼睛、鼻子、耳朵、嘴以及四肢的肢芽；消化器官已能进行吸收、消化。

受孕第5周，小胚胎长约0.6厘米，和苹果籽一样大，外观像个小海马。在这个阶段还不能称为胎儿，只能叫胚胎或胎芽。

受孕6周后，胚胎的心脏开始划分心室，并开始进行有规律的跳动及供血。其头部、额面、呼吸、消化及神经等器官开始分化。

受孕第7周，胚胎身体呈倒立状，体节已全部分化，面部器官已可分辨，眼睛未长成但非常明显，鼻孔大开，耳朵略凹陷，四肢幼芽初成。此时还听不到胚胎的心音。

受孕第8周，胚胎约30毫米长，已初具人形，头占整个胎体近一半。胚胎颜面已显现出来，有舌及尚未成熟的牙床，耳朵还在继续成形，上肢芽和下肢芽已经长出，在肢芽末端可看到五根手指、脚趾，手指间和脚趾间有少量的蹼状物，还没有长出手指节和脚趾节，指甲也还没有长出，还不像人手（脚）的样子。胚胎全身覆盖一层薄薄的皮肤，血管清晰可见。大脑和性器官开始发育，神经系统已有初步的反应能力，心脏也由本来接近嘴的部位移入胸腔且形成一瓣膜把心脏分为上下两部分，借助B型超声可以见到心脏搏动。胃开始分泌消化液，肝脏开始制造血细胞，肾脏已开始工作，可排出血中的尿液。在这一周，胚胎开始有运动，部分孕妇可能出现孕吐反应，持续6周或更长时间。

胚胎期是发育的关键阶段，第4～8周的胚胎极易受到辐射、药物、感染等有害因子的影响，导致显著的先天性畸形的发生。各个器官发育的时间不同，因此胚胎致畸的易感期也不同。例如，中枢神经系统的致畸易感期为受精后第15～55天，心脏为受精后第20～40天，眼睛为第24～39天，四肢为第24～46天，外生殖器为第36～56天。几乎所有发育上的缺陷（如兔唇、肢体不全、盲、聋等）都发生在怀孕的前3个月中。最严重的情况还可能导致胚胎无法继续存活而流产。

扫一扫

可能影响胎儿发育的药物与化学物质

（三）胎儿期的生长发育

从怀孕的第9周至胎儿出生称为胎儿期。此时期胎儿各器官继续生长，逐步发育完全，并开始显示其功能。

3个月的胎儿：身长约8厘米，体重约24克；胎头很大，头长占其身长的1/3，大脑开始有了反应；各器官、肌肉和神经系统开始变得相连且有组织，骨架形成，手足显现。

4个月的胎儿：身长约12厘米，体重约110克；躯干的长度正在赶上头部，头部长度只占身体总长的1/4（胎儿出生时依旧保持这个比例）；皮肤薄，呈深红色，光滑透明，可以透过皮肤看到血管，四肢能稍微活动；头皮出现毛发；心脏已基本形成，心脏搏动较之前活跃，母亲已能感到胎儿在踢腿，即可感受到胎动；由外生殖器可辨别胎儿性别。

5个月的胎儿：身长约25厘米，体重约250克；皮肤呈暗红色，皮脂腺和皮下脂肪已发育，全身皮肤表面覆盖一层胎脂；开始能吞咽羊水，肾脏能制造尿液，头发也在迅速地生长；睡和醒已形成一定的模式，胎儿变得更加活跃，踢腿、伸展、蠕动，甚至还打嗝；感觉器官开始按区域迅速发育，神经元之间的相互联系增多；已具备听力，能听见声音，可开始进行胎教了。

6个月的胎儿：身长约30厘米，体重约560克；长出胎毛，皮下脂肪增多，骨骼发育健全且变得结实，眉毛和眼睫毛已出现，眼皮已能分开，可以睁开、闭拢，还可以环视各个方向；会哭，还会捏紧拳头；听力已经形成，可以听到大的声音；有呼吸运动，手脚活动频繁，整个身体在羊水中可变化位置，并表现出躁动不安。

7个月的胎儿：身长约40厘米，体重约1200克；全身皮肤长满胎毛，颜色由暗红色变成深红色，肺和肾继续发育成熟，神经系统进一步完善；眼裂分明，四肢活动好；会哭、有呼吸运动、会吞咽、会吸吮手指（见图2-2）；眼睛既能睁开也能闭上，形成了自己的睡眠周期。

8个月的胎儿：身长约41厘米，体重约2000克；胎儿生长迅速，发育的主要任务是增加体重和身长；此时子宫环境狭窄，胎儿活动减少；神经及消化系统已发育完成，全身的皮下脂肪更加丰富，皱纹减少，出现脚指甲，男性胎儿睾丸下降。这时出生的早产儿，如在暖箱里精心照料，可存活。

9个月的胎儿：身长约46厘米，体重约2800克；皮下脂肪继续增加，皮肤皱纹继续减少，皮肤颜色变成玫瑰色；已有较长的指甲，超过指尖；两个肾已发育完全，肝脏也能处理一些代谢废物；在腹中活动时，手、脚和头部可能会清楚地在母亲的腹部突现（见图2-3）。这时出生的早产儿出生后能啼哭和吸吮，如果能精心照顾，成活率可达90%以上。

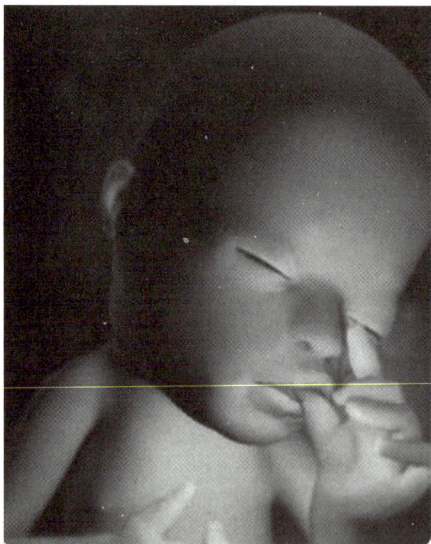

图2-2　胎儿吮吸手指

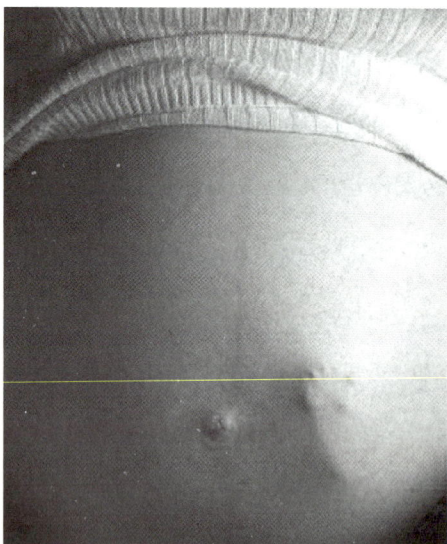

图2-3　胎儿小脚丫在母亲腹部突现

10个月的胎儿：身长约50厘米，体重约3000克；皮肤粉红，头发长度大于2厘米；男性睾丸已降至阴囊内，女性大小阴唇发育良好。此时胎儿已经足月，38周到40周的新生儿都称为足月儿，孕妇随时都可以分娩。大多数胎儿都将在这一月诞生，预产期提前两周或推迟两周都属正常。由于胎儿体表绒毛和胎脂的脱落及其他分泌物的产生，羊水变得有些浑浊，并呈乳白色。第10个月胎儿发育如图2-4、图2-5所示。胎盘的功能从此逐渐退化，直到胎儿娩出即完成使命。

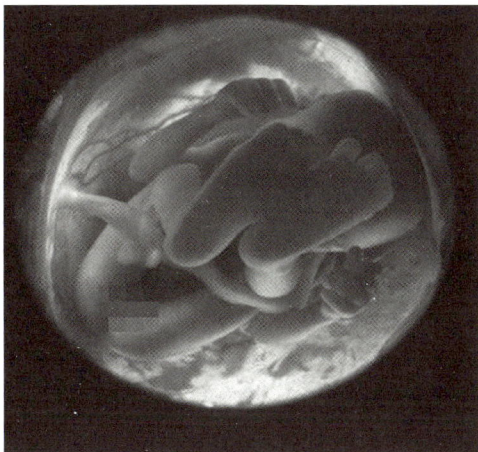

图2-4 第10个月胎儿发育1

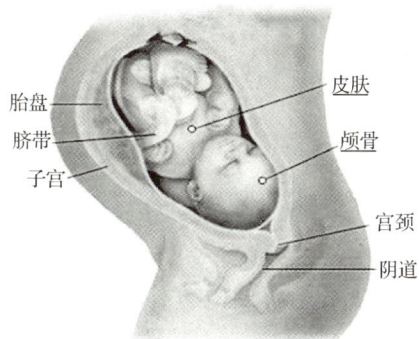

图2-5 第10个月胎儿发育2

二、胎儿的生理特点

（一）循环系统

胎儿的血循环与成人不同，胎儿生长发育所需的营养供给及代谢产物的排出是由脐血管经过胎盘，由母体来完成的。

1. 解剖学特点

胎儿的循环系统有一条脐静脉，其末支为静脉导管，与下腔静脉相通；两条脐动脉；动脉导管生后闭锁；卵圆孔多在生后6个月完全闭锁。

2. 血液循环特点

胎儿体内无纯动脉血，而是动静脉混合血。进入肝、心、头部及上肢的血液含氧量较高且营养较丰富以适应需要。进入肺及身体下半部的血液含氧量低且营养较少。

（二）血液系统

1. 红细胞生成

受精后3周红细胞生成组织主要是卵黄囊；妊娠10周后肝是主要的红细胞生成器官，以后骨髓、脾逐渐有造血功能。妊娠32周以后的早产儿及足月儿的红细胞数均增多，约为6.0×10^{12}/L。胎儿红细胞的生命周期短，约80天，为成人120天红细胞生命周期的2/3，因此需不断生成红细胞。

2. 血红蛋白生成

血红蛋白有原始血红蛋白、胎儿血红蛋白和成人血红蛋白3种。妊娠前期主要为胎儿血红蛋白，妊娠最后4～6周，成人血红蛋白增多，临产时胎儿血红蛋白仅占25%。

3. 白细胞生成

妊娠第12周胎儿的胸腺、脾产生淋巴细胞，这是胎儿体内抗体的主要来源。妊娠足月时，胎儿的白细胞计数可高达（15～20）$\times 10^9$/L，构成防止细菌感染及对抗外来抗原的防线。

（三）呼吸系统

胎儿的呼吸是由母体血液在胎盘进行气体交换完成的。但胎儿在出生前必须完成呼吸系统的发育，如呼吸道（包括气管及肺泡）、肺及呼吸肌的发育，而且在中枢神经系统支配下活动协调才能生存。近年来，在医学超声技术的帮助下，妊娠第11周可观察到胎儿的胸壁运动；妊娠第16周可见胎儿使羊水进出呼吸道的呼吸运动，呼吸运动能使肺泡扩张及生长。胎儿每分钟呼吸运动次数为30～70次，时快时慢，有时也很平稳。但当发生胎儿窘迫时，正常呼吸运动可暂时停止，或出现大喘息样呼吸运动。

（四）消化系统

1. 胃肠道

妊娠第11周胎儿小肠有蠕动；妊娠第16周胃肠功能基本建立，胎儿能吞咽羊水，吸收水分，同时能排出尿液以控制羊水量，尽管胎儿的蛋白分解能力尚未发育成熟，但胃肠已能吸收氨基酸、葡萄糖及其他可溶性营养物质，此时胎儿对脂肪吸收能力较差。

2. 肝

胎儿肝脏功能不够健全，特别是肝脏内缺乏许多酶，如葡萄糖醛酸转移酶、尿苷二磷酸葡萄糖脱氢酶等，以致不能结合因红细胞破坏后产生的大量游离胆红素。胆红素主要经过胎盘由母体肝脏代谢排出体外，仅有小部分在胎儿肝内结合，通过胆道排入小肠氧化成胆绿素排出胆道。胆绿素的降解产物导致胎粪呈黑绿色。

（五）泌尿系统

胎儿肾脏在妊娠第11～14周时有排泄功能；妊娠第14周的胎儿，膀胱内已有尿液，超声检查能依据膀胱容量测出胎儿尿液，从而明确妊娠后半期羊水的重要来源是胎儿尿液，胎儿对抗利尿素无反应，不能浓缩尿液。

（六）生殖系统

男性胎儿睾丸于临产前降至阴囊内。女性胎儿卵巢在妊娠第11～12周开始分化发育，腹中肾管系统发育形成阴道、子宫、输卵管，外阴部缺乏5α–还原酶，外生殖器向女性分化发育。胎儿受胎盘雌激素影响，子宫内膜及阴道上皮增生，宫颈腺体分泌黏液，故女性胎儿可能在出生后出现黏液性白带或雌激素性阴道出血，这都无须特殊处理。

（七）内分泌系统

胎儿甲状腺于妊娠第6周开始发育，是胎儿发育的第一个内分泌腺。在妊娠第12周左右甲状腺即能合成甲状腺素。胎儿肾上腺的发育良好，能产生大量的甾体激素，尤其是产生硫酸脱氢表雄酮，与胎儿肝脏、胎盘、母体共同完成雌三醇的合成与排泄。

第二节　胎儿的保育

胎儿的保育，指从受孕至分娩这段时间，为促进胎儿智力和体质的良好发育所采取的一系列措施，包括择优受孕和孕期保健。

一、择优受孕

受孕的优劣很大程度上决定了胎儿的孕育情况，因此要做到择优受孕，在父母身心状态最佳时选择最佳时机受孕。

（一）孕前准备

1. 心理准备

做好孕前心理准备，即要求夫妇双方在心理状态良好的情况下受孕。凡是双方或一方受到较强的劣性精神刺激，都会影响精子或卵子的质量，即使受孕后也会因情绪的刺激而影响母体的激素分泌，使胎儿不安、躁动，影响其生长发育，甚至流产。因此当心绪不佳、忧郁、苦闷时，或夫妻之间关系紧张、闹矛盾时，都不宜受孕，应该等到双方心情愉快时再受孕。

2. 生理准备

父母身体状况对胎儿有十分重要的影响，父母健康的身体可使胎儿禀赋充足。父母在受孕前，应同去医院检查，确定有无疾病，以保证妊娠的顺利进行。如发现贫血、结核病、心脏病、肾病、高血压、肝病、糖尿病、膀胱炎、子宫肌瘤、妇科炎症等，都应在受孕前治疗。同时应避免接触放射线和铅、苯、汞等化学物质，不吸烟、酗酒及慎用药物。此外，还应该避免近亲结婚，以减少遗传性疾病的可能性。

（二）择时受孕

夫妻双方应尽量选择在适宜的时候受孕，一般来说，男子25～35岁、女子25～30岁。过早受孕会因夫妻双方自身发育未完善、精力未至鼎盛而不利于孕育小孩；过晚则可能因夫妻双方孕育能力减退而不易受孕、增加女性患妊娠并发症与合并症的风险。因此，应选择恰当的怀孕时机，使鲜活的卵子和充满活力的精子结合而怀孕。

二、孕期保健

胎儿保健的重点在于预防，胚胎期和胎儿早期是预防先天性发育不全的关键时期。胎儿中、后期保健主要是加强孕妇营养，合理安排生活，以及配合医生做好胎儿监护等。

（一）预防先天性发育不全

1. 预防病毒性感染

孕妇感染在胚胎期和胎儿各器官形成期产生的影响很大，如孕妇因病毒性感染而患有风疹等，极易引起胎儿患先天性心脏病、聋哑、智力低下等，如果孕妇在妊娠早期感染，胎儿畸形率高达50%。因此，怀孕的女性应尽量避免与患病者接触，尽量不去人多、空气混浊的场所，以免发生感染而导致胎儿畸形。

2. 避免化学物质污染

孕妇接触铅、苯、汞及有机磷等化学毒物可导致胎儿生长发育障碍，发生先天畸形。因此，女性在怀孕后应避免接触被铅、苯、汞及有机磷等化学毒物污染的环境，避免接触农药等有毒化学物质。

3. 避免放射线照射

胎儿对放射线十分敏感，尤其在胎龄16周前，放射线可引起胎儿神经系统、眼部及骨骼系统等畸形，甚至死亡。因此，在怀孕后，孕妇应尽量避免接触各种放射线，以免损伤胎儿，尤其在妊娠早期禁止进行放射线检查。

4. 孕妇慎用药物

不少药物可通过母体进入胎儿体内，胎儿解毒能力低下，易中毒而影响发育，甚至导致胎儿畸形。如孕妇使用链霉素会损害胎儿第8对脑神经而影响听力，怀孕早期大量应用可的松类激素可导致胎儿腭裂、无脑等畸形。因此，如果在孕期患病，一定要在医生指导下慎重用药。特别是在怀孕早期，要向医生讲明已怀孕，避免医生在不了解已经怀孕的情况下开了可能对胎儿有影响的药物。

（二）加强孕妇营养

胎儿的生长发育所需要的营养完全来自母体。因此，加强孕妇营养，对于胎儿的保健来说十分重要。

1. 妊娠早期的营养

在妊娠早期，胎儿处于胚胎细胞的分化增殖和主要器官的形成阶段，如果缺乏某种必要的营养成分，可能引起胚胎早期发育障碍或胎儿畸形。因此，在妊娠早期，孕妇要摄入一定量的肉类、奶类、蛋类、豆类、鱼类和坚果仁等富含优质蛋白质、无机盐与维生素的食物，同时，还需要适当地增加热量的摄入。大部分孕妇会在妊娠早期出现妊娠反应，这时要注意基本营养的摄入和平衡，不吃带有添加剂和刺激性的食品。

2. 妊娠中期的营养

进入妊娠中期，随着胎儿的生长发育，其需要的营养也随之增加，孕妇在餐后会很快出现饥饿感，但注意不能为了消除餐后很快出现的饥饿感而每餐吃较多的食物，一餐吃太多不易消化，会增加孕妇肠胃负担，可以选择少食多餐，即将原来的1日3餐改为1日4餐或者1日5餐。在妊娠中期，胎儿骨骼、肌肉及器官等的发育，极易导致孕妇缺钙或贫血，因此在饮食上应注意多食骨头汤、动物肝脏及海带、青菜等，避免因缺钙或贫血而影响胎儿发育。

3. 妊娠后期的营养

在妊娠后期，胎儿的生长发育加快，除了继续保持妊娠前、中期的营养外，还要注意摄入足量的钙。孕妇妊娠后期钙的需要量是每日1.5克，是未孕妇女的2.5倍。因此，在妊娠后期应多吃含钙丰富的食物，还应注意适当摄入维生素D以促进钙的吸收。同时，孕妇在妊娠后期对铁的需要量也有所增加，应适当增加铁的摄入量，多吃含铁的物质。妊娠晚期可服一些铁制剂，如硫酸亚铁，按说明用量或遵医嘱饭后服用。在服用铁制剂的同时，还要注意补充蛋白质、叶酸、维生素B及维生素C等促进造血功能的物质。

（三）合理安排生活

在整个怀孕期间，孕妇的活动和休息对于胎儿的发育有十分重要的影响，因此，在孕期应注意以下几方面。

1. 有足够的休息时间

在怀孕期间，孕妇应保证有足够的休息时间，每晚至少要有7~8小时的睡眠。在妊娠后期，孕妇在午饭后应卧床休息半小时到1小时。孕妇在睡觉或卧床休息时应避免仰卧或右侧卧位，最好采用左侧卧位，左侧卧位可使右旋的子宫转向正位，并可增加心排血量，改善胎盘血流，增加供给胎儿的氧气和营养。在产前要注意休息好，保持充沛的精力对分娩有利。

2. 适当地活动

孕妇在妊娠的不同阶段，活动量也有所不同。在妊娠前2个月，胎盘对子宫壁的附着还不是很牢固，孕妇应注意活动量不宜过大，以免引起胎盘脱落而导致流产。在妊娠3个月后，孕妇可根据个人条件、习惯和爱好等实际情况，做些力所能及的活动。随着妊娠月份的增加，体育活动的量要逐渐减少，以不感觉劳累为宜，特别是在妊娠最后几周，只能采用散步的方式进行运动，不宜做其他运动量相对较大的体育活动，以免引起早产。孕妇在孕期可适当做日常家务劳动以达到活动的目的。

3. 保持良好的生活习惯

在孕期，夫妻双方都应保持良好的生活习惯。孕妇应尽量避免从事紧张工作或夜班工作。在衣着上，孕妇应穿着舒适、宽大、柔软、式样简单的衣服和平跟鞋。怀孕的1~3个月，宜少看电视，如看电视，应距离电视机远一些。吸烟可能导致胎儿畸形，摄入酒精可能影响胚胎的发育，孕妇应不抽烟、不喝酒。合理安排性生活，正常情况下，在妊娠的1~3个月夫妻双方不宜有性生活，因为这个时期的性生活可能引起流产；在妊娠的最后两个月夫妻双方也不宜有性生活，此时的性生活可能引起胎儿早产。

（四）配合医生做好胎儿监护

胎儿监护是为系统了解胎儿在母体内生长发育情况而采取的监护措施，通过胎儿监护，可及时发现异常，以便及时采取各种保胎措施或终止妊娠。胎儿监护常用的办法有以下几种。

1. 定期做孕期检查

已婚妇女如果在月经周期过了10多天月期还没来，就有可能是发生了妊娠，应及时到医院检查确诊，确定怀孕后，应及时在自己选定的分娩医院建立档案并定期去医院做检查。若想准确了解胎儿生长情况，及时发现胎儿异常，可进行B超检查，以得到准确的诊断。

2. 自数胎动

胎儿在子宫内的活动称为胎动。在妊娠18~20周时，孕妇开始能够感觉到胎动，孕妇要记住首次感觉到胎动的时间，在产前检查时告诉医生。胎动开始时每小时3~5次，越到后期胎动越明显，到怀孕第10个月时，胎动逐渐减少，如果突然出现胎动次数明显增加或减少的情况，应及时到医院检查。

3. 听胎心音

胎心音也是反映胎儿宫内生长情况的重要指标。胎心音呈双音，如钟表的"滴嗒"声，并且有规律，可用胎心听诊器听，也可将耳朵直接贴在孕妇的腹壁上听。一般情况下，在妊娠第5个月能听到胎心音，在孕妇的脐下正中或稍偏左、右的位置胎心音最清楚。正常情况下，胎心音每分钟为120~160次，如果突然出现胎心音过快或过慢的情况，孕妇应及时去医院就诊。

第三节　胎儿的教育

胎儿的教育简称胎教。胎教可以分为广义胎教和狭义胎教。广义胎教是指为了促进胎儿生理上和心理上的健康发育成长，针对孕妇所采取的精神、饮食、环境等方面的保健措施。广义胎教也称为"间接胎教"。狭义胎教是根据胎儿各感觉器官发育成长的实际情况，有针对性、积极主动地给予适当合理的信息刺激，使胎儿建立起条件反射，进而促进其大脑机能、躯体运动机能、感觉机能及神经系统机能的成熟。狭义胎教也可称为"直接胎教"。常用的胎教方法有以下几种。

一、抚摸胎教

抚摸胎儿指准妈妈或准爸爸用手在准妈妈腹壁上轻轻地进行抚摸，给胎儿触觉上的刺激，以促进胎儿感觉神经及大脑的发育。

抚摸胎教可从怀孕第20周开始，在听胎教音乐之前或者每天晚上睡觉之前进行。在抚摸胎儿前，播放轻松愉快的音乐，准妈妈需事先排空小便，仰卧在床上，全身放松，也可将上半身垫高，采取半卧姿势。准妈妈或准爸爸将双手放在腹壁上，捧住胎儿，按从上至下、从左至右的顺序抚摸胎儿，动作要轻柔，反复10次后，用食指或中指轻轻抚压胎儿，然后放松。

胎儿的反应有快有慢，当胎儿用小手或小脚给予回应时，准妈妈可在被踢或被推的部位轻轻地拍两下，一会儿胎儿就会在里面再次回应，这时准妈妈应改变一下拍的位置，改变的位置距离原拍打的位置不要太远，胎儿会很快向改变的位置再做回应（如果胎儿有过强的反应，应立刻停止抚摸）。

抚摸胎儿的时间以5～10分钟为宜，一般早晚各一次，要选择在胎儿精神状态良好时进行，如傍晚胎儿活动频繁时。一般在孕早期以及临近预产期时不宜进行抚摸胎教。

二、音乐胎教

音乐胎教指准妈妈在健康的音乐刺激下心旷神怡、心情舒畅，由此促进分泌酶和乙酰胆碱等物质，并传送给胎盘供血组织，使胎儿心律平稳，同时能刺激胎儿的听觉器官发育，对胎儿的大脑发育进行良好的刺激，以促进胎儿的健康成长。

准妈妈可从受孕第24周开始对胎儿进行音乐胎教，可通过哼唱或用手机播放舒缓、轻柔、明朗、温和、自然、有规律性、节奏和准妈妈心跳相近的音乐。尽量避免听嘈杂或高振动频率的音乐。对胎儿进行音乐胎教，每次应不超过20分钟，每天1～2次。用手机播放时，准妈妈距手机的距离为1.5～2米，音量在65～70分贝。

三、语言胎教

语言胎教是指准妈妈和准爸爸用文明、礼貌、富有感情的语言与胎儿对话，使胎儿接受语言刺激。语言胎教不仅可以促进胎儿语言能力的良好发展，而且能够加强母子之间的交流，使胎儿的心情更加愉悦，促进其健康成长和发育。

语言胎教可从受孕第5个月开始，无论早晨或晚上，只要有时间就可以进行。可给胎儿讲故事，读诗歌、散文，或讲述日常生活中的事情。每次时间不宜过长，2～3分钟即可，语言要浅显易懂，声音要尽量柔和一些。声学研究表明，胎儿在子宫内宜听中、低频的声音，而男性的说话声音正是以中、低频为主的，因此胎儿十分喜欢爸爸的声音。

四、光照胎教

光照胎教是用手电筒紧贴腹壁，让光照射胎头部位对胎儿进行视觉的刺激，以促进胎儿视觉系统和大脑视觉神经中枢发育。

怀孕24周后，孕妇可每天用手电筒（使用4节1号电池的手电筒）紧贴腹壁照射胎头部位，每次持续3～5分钟。结束时，可以反复关闭、开启手电筒数次。光照时可以配合对话，综合的刺激对胎儿更有益。

光照胎教必须在有胎动的时候进行，不要在胎儿睡觉时进行，这样会影响胎儿正常的生理周期。由于胎儿的视力较弱，比较害怕强光刺激，因此光照不能太强烈。

思考与实训

一、思考题
1. 胎儿脑细胞是如何发育的？
2. 胎儿的各种器官如何形成各种功能？
3. 胎儿保育、教育分别包括哪些内容？
4. 孕妇在怀孕7～12周和13～36周的饮食要求各是什么？
5. 胎儿的生长发育及生理特点是什么？

二、实训题
1. 采访一位孕妈妈，了解其在怀孕期间，是怎样安排生活的。分析她的生活安排是否合理。
2. 访问一位孕妈妈，询问其是否知道如何进行孕期保健。

第三章
新生儿的保育与教育

思维导图

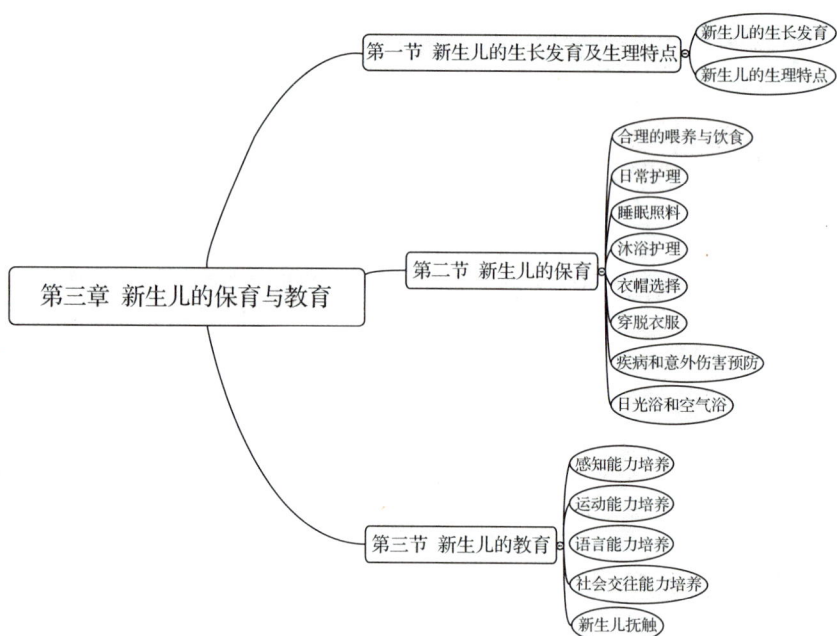

第三章 新生儿的保育与教育
- 第一节 新生儿的生长发育及生理特点
  - 新生儿的生长发育
  - 新生儿的生理特点
- 第二节 新生儿的保育
  - 合理的喂养与饮食
  - 日常护理
  - 睡眠照料
  - 沐浴护理
  - 衣帽选择
  - 穿脱衣服
  - 疾病和意外伤害预防
  - 日光浴和空气浴
- 第三节 新生儿的教育
  - 感知能力培养
  - 运动能力培养
  - 语言能力培养
  - 社会交往能力培养
  - 新生儿抚触

引入案例

　　刚脱离母体，来到人世间的新生儿，茸茸的胎毛、黑亮的眼睛、粉嫩的皮肤、紧握的小拳头……他们通过以吃睡为主的模式逐渐由寄居过渡到独立生活。一昼夜间新生儿睡眠时间在20～22小时，间接性清醒时间只有约3小时，往往是吃着奶便睡着了……

　　问题：新生儿的这种生活模式正常吗？这种生活模式会影响他们对周围环境的感知与认识吗？新手妈妈们有什么需要注意的呢？带着这些问题，让我们进入本章的学习。

学习目标

1. 知识目标：了解新生儿的生长发育及生理特点；掌握新生儿保育的内容与要求、新生儿教育的内容与要求、新生儿抚触的手法及注意事项。

2. 能力目标：能根据新生儿保育与教育的内容与要求对新生儿家长进行指导。

3. 素养目标：愿意到社区进行调查，主动了解社区新生儿家长的需求，并大胆尝试为新生儿家长提供咨询服务。

第一节　新生儿的生长发育及生理特点

从娩出脐带结扎开始到出生后28天的婴儿叫新生儿。诞生至出生28天这段时间，称为新生儿期。这段时期虽然不算长，但却是婴幼儿生长发育的一个重要阶段。

一、新生儿的生长发育

（一）身体的生长发育

新生儿的体型具有头大、身长、四肢短的特点，头长占身长的1/4，皮肤红润，表面覆盖一层胎脂，头发分条清楚。下面我们从新生儿的身长、体重、头围、胸围、骨骼等方面来了解新生儿身体的生长发育情况。

1. 身长

新生儿诞生时的平均身长，男孩为50.4厘米，女孩为49.8厘米。出生后的第一个月身长可增长4～5厘米，这是婴幼儿身长增长最快的阶段。

2. 体重

新生儿诞生时平均体重，男孩为3.3千克，女孩为3.2千克。出生后几天，体重相较刚出生会略有减轻，第二周开始恢复，之后体重会迅速增长。正常足月儿出生后的第一个月体重能增加1～1.5千克。

3. 头围

自眉弓上方经枕后结节绕头一周的长度为头围。新生儿诞生时平均头围，男孩为34.3厘米，女孩为33.9厘米。头围过大或过小都要到医院做进一步检查，以排除异常情况（如脑积水、小头畸形等）。正常足月儿出生后的第一个月头围能增加2.3厘米，此时头围可达36～37厘米。

4. 胸围

平乳头线绕胸一周的长度为胸围。新生儿出生时平均胸围，男孩为32.7厘米，女孩约为32.6厘米，比头围小1～2厘米。胸围在出生第一年增加迅速，平均可增加12厘米。新生儿的胸部呈圆筒状，前后径与横径相差无几，随着年龄的增长，横径增长较快，前后径增长较慢，逐渐形成成人的胸部形态。一岁时，胸围和头围接近，两岁后，胸围超过头围。

5. 骨骼

新生儿的骨骼非常柔软，构造与成人不同，其骨骼中无机盐含量较少，水分含量较多，血管丰富，因此，骨骼弹性比成人好，但硬度比成人低。这个阶段骨骼的特点是不易折断但极易弯曲变形，由于骨骼较软，支撑力量较弱，因此，是很难支撑身体甚至头部的重量的。

（二）本能性反射

新生儿生来具有一定数量的无条件反射——本能行为，它们帮助新生儿适应新的生存条件。在无条件反射的基础上新生儿逐渐建立起各种条件反射。新生儿的无条件反射主要有以下几种。

1. 觅食和吮吸反射

新生儿躺在妈妈怀里，小脑袋会向妈妈的胸部转过去，如果妈妈轻轻地抚触新生儿小脸的左侧，特别是嘴角时，新生儿会本能地将脑袋转向左方，张开小嘴准备吮吸。妈妈把奶嘴或乳头放进新生儿嘴里，新生儿马上就会用力吮吸。这些都是新生儿天生的能力，获取食物是人的本能需求。在出生仅半小时的醒着的新生儿身上可观察到这种反射。

2. 防御反射

新生儿出生最初几天，皮肤对强烈刺激（如扎）会产生保护性收缩；物体突然出现在面前眼睑会闭合；光的亮度猛增，瞳孔便会收缩等。这些反应均为防御反射，以避开刺激物，或者限制其影响。

3. 定向反射

观察表明，在出生后1～3天，强光源已能使新生儿转头。晴天时，产院婴儿室里的大多数新生儿，都像向日葵一样面向阳光，出生头几天的新生儿已能追踪缓慢移动的光源，这就是定向反射。

4. 抓握反射

触摸新生儿的手心，他就会弯曲手指并抓紧触碰到手心的物体。这种抓握十分牢固，如果紧握一根小棒，新生儿可以把他自己的身体悬挂起来。一般在3～4个月之内这种反射会消失，被自主性的抓握所取代。

5. 惊跳反射

突然的噪声刺激，或者被猛地放到床上，新生儿立即把双臂伸直，张开手指，弓起背，头向后仰，双腿挺直，这种反射称为惊跳反射。这种反射一般在3～5个月内消失。

6. 巴宾斯基反射

触摸新生儿的脚底，他的脚趾会呈扇形展开，脚会向内侧弯曲。半岁以后，这种反射逐渐消失。因为这种反射由法国神经科医生巴宾斯基发现，故得此名。

7. 行走反射

托住新生儿的腋下，使其直立，让他的脚接触平面，他就会做迈步的动作，看上去很像动作协调地行走。这种反射在8周左右消失。

8. 游泳反射

当把新生儿以俯卧姿势放在水里时，他的四肢即做类似游泳的动作。在水中，他肺部的管道会自动关闭，张嘴、睁眼睛，用手和脚来游动。在水下分娩的新生儿，可在水中游来游去不会呛水。

新生儿的反射动作可作为评估其身体健康状况的参考，如果新生儿出现相对应的反射问题，极有可能是因为神经病变。如没有出现惊跳反射或者不明显，要注意新生儿的听力问题。如果新生儿某些反射动作出现的频率低或反应过于频繁、剧烈，或该消失时未消失，都属于异常状况，可能与新生儿脑部及中枢神经的病变或某些疾病有关，必要时，应让新生儿接受小儿神经科医生的评估与诊治。

二、新生儿的生理特点

（一）神经系统

新生儿头相对较大，其重量占体重的1/10（成人仅占1/50）。脑沟和脑回未完全形成，而脑干及脊髓的发育较完善，所以新生儿有不自主和不协调的动作。新生儿大脑皮层兴奋度低，易疲劳，每天睡眠时间需要18～20小时，觉醒时间一昼夜仅2～3小时，除吃奶、大小便外，都处于睡眠状态。新生儿通常会一次性睡上2～4小时，然后饥肠辘辘地醒来。刚开始的时候，他会不分昼夜地吃奶，不分昼夜地睡觉，逐渐地晚上会比白天睡的时间稍长。随着月龄的增长，新生儿活动时间会逐渐增加，睡眠时间则相对减少。

案例分析　　　　　　　　　爱睡觉的淘淘

　　　　淘淘已经出生13天，妈妈发现淘淘每天大部分时间都是昏昏欲睡的状态，吃奶的过程中都会睡着，妈妈担心淘淘会不会在胎儿期营养不足，发育得不好，想近期带淘淘去妇幼保健院做一下全面的检查。

　　　　请同学们分小组讨论，淘淘出现这种现象是否正常，为什么？

（二）感觉系统

1. 视觉

刚出生的新生儿，他眼前的一切都是模糊的，刚刚睁开眼睛，会对光线有反应，但视野范围只有45°左右，视力只有成人的1/30。这个阶段，新生儿能分辨出简单的形状和对比明显的图案，但要提防闪光灯和阳光，新生儿的虹膜对强烈的光线非常敏感。出生后不久，当运动的物体（如人脸或红球）在新生儿眼前20厘米左右处移动时，即能引起新生儿眼球和（或）头部的转动，其目光追随物体时，眼球有共轭运动。

2. 听觉

出生后不久的新生儿，对不同频率的声音有不同的反应，而且对声音有定向能力。听觉在出生后数天内随外耳道液体被吸收而增强。新生儿对突发的、大的声响会产生惊跳反射。

3. 味觉

新生儿的味觉是所有感觉中最发达的，在出生一周左右就能分出甜、苦等不同味道，而且特别喜欢甜味。

4. 嗅觉

新生儿嗅觉较弱，但遇到强烈刺激的气味，也会产生反应，刚出生的新生儿就能区别自己母亲与其他乳母奶的气味。

5. 触觉

新生儿触觉最敏感的部位是嘴唇及嘴唇的周围，一旦嘴唇接触到东西就会去吸吮。对哭闹的新生儿，如果握住他的双手，或将他抱起，即可使他平静。

6. 皮肤感觉

新生儿的皮肤感觉非常敏感，奶和洗澡水的温度太高或太低时新生儿都会用哭泣表示反感。

（三）循环系统

新生儿的心率较快，一般为120～140次/分钟，熟睡时可减至70次/分钟，哭闹时可达180次/分钟。新生儿的血压，收缩压为6.1～10.7kPa（46～80 mmHg）。少数新生儿出生后1～2天在心脏前区可听到心脏杂音，这与动脉导管未关闭有关。

（四）呼吸系统

新生儿出生后立即开始呼吸，由于呼吸中枢发育不成熟，肋间肌较弱，呈腹膈式呼吸，呼吸浅快，节律不匀，每分钟呼吸40～60次，脉搏每分钟在120次左右。早产儿呼吸中枢及呼吸肌发育更不完善，常出现呼吸暂停或吮奶后有暂时性青紫。

新生儿鼻腔发育尚未成熟，几乎无下鼻道。鼻黏膜富于血管及淋巴管，故轻微炎症便可使原本狭窄的鼻腔更狭窄，从而引起呼吸困难、拒哺及烦躁现象。

（五）消化系统

新生儿的胃呈水平位，贲门括约肌较弱，而幽门括约肌较强，胃底发育较差，胃容量小（初生时30～35毫升，2周时60～70毫升，1个月时为90～105毫升），因此，容易溢乳或呕吐。新生儿胃解脂酶含量较低，但母乳含有解脂酶；其胃酸酸度较低，与酪蛋白宜在低酸度中消化相适应，因此，新生儿对乳类特别是人乳消化良好。新生儿肠道的蠕动较快，下部尤甚，出生时咽下的空气2小时内就能在回肠见到，3～4小时到达直肠。其肠道比成人长，肠道长度与身长之比约为1：6（成人为1：4）；肠系膜也较长，肠壁肌层薄，易出现蠕动功能紊乱而引起呕吐、腹胀，甚至引发肠扭转、肠套叠。

大多数新生儿在出生后12小时开始排出黏稠、黑色或墨绿色的胎便，胎便系胎儿肠黏液腺的分泌物、脱落的上皮细胞、胆汁、吞入的羊水或产道的血液等的混合物，无臭味。胎便出生后2～3天内排完，以后转为黄色粪便，如出生后24小时仍不见胎便排出，应检查有无消化道畸形。新生儿肝脏葡萄糖醛酰转移酶活性较低，是引起新生儿生理性黄疸的原因。

（六）泌尿系统

新生儿多于出生后数小时至24小时内开始排尿，如出生后24～28小时不排尿，应仔细寻找原因。出生后头数日，因液体摄入量少，每日排尿仅4～5次；1周以后，进水量增多，而膀胱容量小，每日排尿可达20次。如果新生儿2天仍未排尿，就需要查找原因，应检查其有无尿道畸形。

新生儿肾小管短而发育不良，回吸收及分泌功能有限，排出同等量的溶质，新生儿所需水分比成人多2～3倍。

（七）皮肤、黏膜的屏障功能

刚出生的新生儿皮肤上覆盖有一层灰白色的胎脂，它由皮脂腺的分泌物和脱落的表皮组成，对皮肤有保护作用，出生后数小时会逐渐被吸收，因此不必强行擦洗，但头皮、耳后、腋下及腹股沟等皱褶处的血迹和胎脂宜轻轻擦去。新生儿皮肤角质层薄嫩，血管丰富，易擦伤导致皮肤感染，严重者易扩散为败血症。因此，新生儿皮肤清洁护理十分重要。

（八）体温调节中枢功能

新生儿的体温调节中枢功能不够完善，出生后的环境温度低于宫内温度，其体温可因热量的丧失而下降。一般1小时内可下降2～3℃，然后逐渐回升并波动在36～37.2℃。由于新生儿神经中枢发育未成熟，体温调节功能差，因此，体温不稳定，易受外界环境影响。外界温度过高可致新生儿脱水热，反之，则可引起新生儿硬肿症或肺炎。

（九）免疫系统

新生儿特异性免疫功能未成熟，虽然新生儿可通过胎盘和母乳从母体获得一些抗体，对麻疹、白喉等传染病有免疫力，但其他免疫球蛋白不能通过胎盘获得，细胞免疫功能尚未完善，故新生儿易感染。因此，预防新生儿感染极为重要。

第二节 新生儿的保育

新生儿从母体初降人间，需经历从寄生到独立、从恒温到冷热多变、从无菌到有菌、从刺激很少到各种刺激巨大的环境变化。由于新生儿身体各器官系统的功能尚不成熟，因此新生儿对外界环境适应性差，抵抗感染能力弱，极易患各种疾病。此时期是生命最脆弱的时期，需精心照料才能让新生儿健康成长。

一、合理的喂养与饮食

（一）母乳喂养

母乳营养价值高，不仅含有适合新生儿消化吸收的各种营养物质，且比例合适。母乳含有免疫球蛋白（初乳中尤多）和乳铁蛋白，新生儿通过母乳能获得免疫因子，增强自身的抗感染能力，减少疾病的发生。母乳中含有医学上称为DHA和AA的两种脂肪酸，这两种脂肪酸能够有效地促进新生儿大脑发育，提高其智商。母乳中含有乙型乳糖，对大肠菌有间接抑制作用，因此，母乳喂养的新生儿很少发生腹泻及呼吸道感染等儿科常见感染性疾病。母乳是新生儿的最佳食物。

正常分娩的健康母亲于产后0.5～1小时内可尝试喂哺自己正常的足月儿。新生儿期只要母亲感到奶胀或小儿饥饿哭吵即可哺乳，一般每日喂哺10～12次。两侧乳房轮流喂哺，先从一侧开始，一侧乳房排空后，再喂另一侧，每次哺乳应尽量让新生儿吸奶到满足为止，时间以15～20分钟为宜。喂哺完毕，将新生儿抱直，头部靠在母亲肩上，轻拍其背部促使胃内空气排出，然后让其保持右侧卧位，以防呕吐。

母乳中维生素D含量较低，可适当补充富含维生素D的制剂，即可满足新生儿的需要。尤其是在寒冷的北方冬春季和南方梅雨季节，这种补充对防止维生素D缺乏尤为重要。此外，母乳喂养应坚持到婴儿满6个月，力求以母乳为婴儿提供足够能量。

知识拓展

如何判断婴儿是否吃饱

判断婴儿是否吃饱有以下几种方法：哺乳时母亲是否有下乳感，哺乳前母亲乳房胀满，哺乳后乳房较柔软；哺乳时婴儿是否有连续的"咕噜咕噜"的咽奶声，哺乳后婴儿是否表情愉悦，感到满足，能安静入睡或自己放开乳头玩耍。正常情况下新生儿每日需哺乳10～12次，排尿6次以上，大便2～4次且呈金黄色、糊状，就可判断为母乳充足。新生儿体重的增长，每周应大于150克，满月后每周体重增加应大于600克。

判断母乳不够充足的指标：母亲感觉乳房空；婴儿吃奶时间长，用力吸吮却听不到连续吞咽声；婴儿常常会放弃乳头啼哭不止；哺乳后不久婴儿就哭闹不止，睡不踏实，来回转头寻找乳头；婴儿大小便次数减少，量少；婴儿体重增长缓慢或停滞。

（二）人工喂养

母亲出于各种原因不能喂哺婴儿，其出生后就完全用其他食品代替母乳喂养称人工喂养。人工喂养的食品一类是动物乳及乳制品，另一类是以黄豆为主要原料的代乳品，各种代乳品不含免疫物质，因此人工喂养儿患病率高于母乳喂养儿。

知识拓展

如何选购配方奶

选择和母乳成分相近的奶粉，对宝宝的生长发育更有利。母乳中的核苷酸含量为72毫克每升，是宝宝抵抗力的重要来源。选购配方奶时，应注意其营养成分是否齐全、含量是否合理。营养成分表中一般要标明热量、蛋白质、脂肪、碳水化合物等基本营养成分，维生素类如维生素A、维生素D、维生素C、部分B族维生素，微量元素如钙、铁、锌、磷，以及添加的其他营养物质。查看一下油的成分，如果奶粉含有棕榈油成分，容易引起宝宝钙质不吸收、上火、大便干硬甚至无法大便。应尽量选择植物油配方的奶粉。

（1）要看清楚奶粉包装上的产品说明及标识是否齐全。按国家标准规定，外包装上必须标有厂名、厂址或产地、生产日期、保质期、执行标准、商标、净含量、配料表、营养成分表、食用方法及适用对象等项目。

（2）要注意奶粉生产日期和保质期限，以判断该产品是否在安全食用期内；同时还要注意营养成分表中标明的营养成分是否齐全，含量是否合理。

（3）宜选择生产规模较大、产品质量和服务质量较好的知名企业的产品。规模较大的生产企业技术力量雄厚，生产设备先进，产品配方设计较为科学、合理，产品质量也有所保证。

（4）要观察奶粉的冲调性。质量好的奶粉冲调性好，冲后无结块，液体呈乳白色，奶香味浓；质量差的奶粉则不易被冲开，也无奶香味。淀粉含量较高的奶粉冲调后呈糨糊状。

（5）要根据宝宝的年龄段选择合适的配方奶。如0～6个月的宝宝可选用第1阶段的婴儿配方奶；6～12个月的宝宝可选用第2阶段的婴儿配方奶；12～36个月的宝宝可选用第3阶段的婴幼儿配方奶。目前市场上还有针对学龄前儿童的奶粉等产品。

（6）若宝宝对动物蛋白有过敏反应，那么应选择全植物蛋白的婴幼儿配方奶。

在人工喂养时，应为婴儿选择合适的奶瓶、奶嘴。奶瓶、奶嘴的清洗和消毒至关重要，应每日进行一次集中煮沸消毒。奶的温度应适宜，不能过冷或过热，一般可将冲调好的奶液滴在手腕内侧或手臂上，以感觉不烫、不是很热为宜。

知识拓展

给宝宝冲奶粉的正确方法

（1）清洗消毒奶瓶。

在冲调奶粉之前，要清洗消毒奶瓶。将奶瓶和奶嘴都分别清洗干净并消毒。

清洗：在清洗奶瓶上的残留物质时，用奶瓶清洁剂或奶瓶刷才能将其清理干净。对于新手爸妈来说，取用适量的清洁剂，在奶瓶刷或海绵上揉搓出泡沫，然后让泡沫布满奶瓶和奶嘴。

消毒：洗完后，将奶瓶消毒，可以将奶瓶、奶嘴放在开水中煮沸5分钟，也可以将清洗好的奶瓶放在消毒锅内消毒。

（2）准备温水冲调。

冲奶粉的水温保持在40℃在右为佳，温度太高或者太低都不太适合。用水温过高的水冲泡奶粉会损坏奶粉中的营养物质（维生素），导致蛋白质变性失活，使宝宝无法吸收。当然，不同品牌奶粉冲调的水温需求不同，可以根据奶粉罐上的说明来冲调。冲奶用的温水可以是开水冷却而成的，也可以是开水和凉开水混合而成的；也可以借助恒温冲奶器来保持水温，等到要冲奶粉时，不用等待就能快速方便地冲调奶粉。

（3）取用奶粉倒入奶瓶。

将准备好的温水倒入奶瓶后，用奶粉罐自带的奶粉勺舀出适量奶粉倒入奶瓶。每个品牌的奶粉勺大小不一样，所有的说明都是按照奶粉罐自带的勺子大小标明的，所以请用奶粉罐自带的勺子，这样能防止奶粉冲得太淡或者太浓。冲泡奶粉时按照奶粉罐上标明的比例来冲，新手爸妈不可以随意增减奶粉量。每种奶粉的营养成分不同，随意增加或减少奶粉量，都会对宝宝的成长造成影响：太浓会造成消化负担，太淡会营养缺乏。

（4）晃动奶瓶使奶粉充分溶解。

在温水中倒入适量奶粉后，拧紧奶瓶盖，双手握住奶瓶，动作轻柔地揉搓奶瓶，让奶粉充分溶于水。轻轻晃动奶瓶能让奶粉充分溶解，同时要避免混入空气以免产生大量气泡。不可避免的气泡产生后，要将奶静置一会儿再给宝宝饮用，以避免宝宝腹胀。

（三）混合喂养

混合喂养指母乳分泌不足或出于其他原因不能完全母乳喂养的情况下，需要以其他乳类、配方奶或其他代乳品来补充喂养婴儿。混合喂养虽然不如母乳喂养好，但要比完全人工喂养好得多，婴儿能每天吃到2~3次母乳对其健康有很多好处。补充喂养的量应根据婴儿的食欲情况来定，原则是以婴儿吃饱为宜。

二、日常护理

（一）注意保暖

新生儿皮下脂肪单薄、汗腺发育不全，保暖能力、排汗和散热能力都较弱，再加上大脑体温调节中枢发育不完善，体温不稳定，容易受到环境温度的影响而变化。新生儿保暖一是注意室温，室温应在20~24℃；二是根据天气变化准备好适宜的衣服、被褥，避免因保暖过度引起汗疱疹、脱水热等；三是用热水袋进行保暖时，一定注意热水袋中的水温度不可太高，而且热水袋不可与新生儿的身体直接接触，以免烫伤，应用布将热水袋包好，放在距新生儿脚20~30厘米处，经常更换热水袋中的水，以保持一定的温度。

（二）脐部护理

新生儿的脐带一般在出生后3~10天脱落，由于即将脱落的脐带是一种坏死组织，如果不进行脐部护理，新生儿很容易细菌感染，轻者可造成新生儿脐炎，重者可引起败血症甚至死亡。

1. 脐带脱落前的护理细节

第一，在护理脐带部位时一定要洗手，避免手上的细菌感染新生儿脐部。第二，在新生儿洗澡时，在脐带脱落前，不要让脐带沾水。如果让新生儿游泳，一定要在脐部贴上防水贴。第三，脐带及其周围皮肤要保持干燥清洁，特别注意尿布不要盖到脐部，以避免尿液或粪便污染脐部创面。第四，千万不要用紫药水擦拭脐部，因为紫药水的干燥效果仅限于表面，而聚乙烯醇醚络碘溶液的干燥效果是让脐带能实现从里到外的干燥。第五，每天用聚乙烯醇醚络碘溶液擦拭2遍脐带，早晚各1次。在擦拭的时候，一手提起未脱落的脐带，一手用聚乙烯醇醚络碘溶液充分擦拭脐带连接的地方。这时候要注意，如果蘸取聚乙烯醇醚络碘溶液的棉签脏了，就要及时换掉，不要用脏的棉签反复擦拭脐带，这样会导致感染和发炎。

2. 脐带脱落后的护理细节

第一，每天彻底清洁肚脐。第二，保持肚脐干爽。第三，不要让尿布或衣服摩擦脐带残端。第四，如果新生儿的脐带2周后仍未脱落，要仔细观察脐带的情况，只要没有感染迹象，如没有红肿或化脓，没有大量液体从脐窝中渗出，就不用担心。另外，可以用酒精给新生儿擦拭脐窝，使脐带残端保持干燥，加速脐带残端脱落和肚脐愈合。

（三）囟门护理

囟门相当于新生儿脑颅的"窗户"，若长时间不清洗，会堆积污垢，很容易引起头皮感染，严重时可导致病原体穿透没有骨结构的囟门从而引发脑膜炎、脑炎等疾病。

清洗囟门时手指应平置在囟门处轻轻揉洗，不应强力按压或挠抓。如果囟门处有污垢不易洗掉，可先用麻油或其他植物油浸润2～3小时，待这些污垢变软后再用无菌棉球按照头发的生长方向擦拭。囟门清洗可在新生儿洗澡时进行，可用新生儿专用洗发液，不可用强碱性肥皂，以免刺激头皮诱发湿疹。

三、睡眠照料

新生儿的睡眠时间是成人的2倍多，每天有18～22小时处在熟睡之中。新生儿离开母体时，其中枢神经系统发育不成熟，容易兴奋，又容易疲劳，因此睡眠对其中枢神经系统的发育和成熟是很重要的。新生儿睡眠不足，会烦躁不安，吃奶不畅，体重不增，抵抗力降低，由于本身免疫功能差，就会经常生病。

（一）做好睡前的准备工作

环境安静，光线稍暗；室内保持空气流通、新鲜；室温适宜（冬天：18～22℃；夏天26～27℃）；小床软硬适中，使用木板床利于脊柱发育；根据季节，被子厚薄适中。

（二）睡觉前

关上窗，脱去新生儿外衣。保证新生儿睡前情绪正常，不过度兴奋。

（三）睡觉时

新生儿熟睡后，打开窗户，拉上窗帘，保持室内通风，光线稍暗。夜间照料新生儿时，要选择暗的夜光灯，灯光应是蓝色的，而不是黄色的；或者用手电筒，用完了要赶紧关上。注意观察睡眠中的新生儿，出汗要及时擦干，避免吹风后着凉。对于仰卧的新生儿，特别留意衣物等不能盖住新生儿的口鼻或勒住颈部；对于俯卧的新生儿，其口鼻不能埋在枕头里阻碍呼吸。还要注意不要让新生儿由于吐奶而堵塞鼻子等。

四、沐浴护理

（一）沐浴准备

1. 物品准备

将沐浴所需物品备齐，包括：用于更换的包被、衣服、尿布，以及小毛巾、大毛巾、大浴巾、澡盆、中性婴儿沐浴露、75％浓度的酒精、护臀膏、抚触油等。

2. 家长准备

家长的指甲应剪短，以免刮伤宝宝娇嫩的皮肤；为宝宝洗澡前，洗净双手并取下手表、戒指等饰品。

3. 环境准备

选择安全、避风、温暖的地方，室温宜在26~28℃。水温以38~42℃为宜。

4. 时间选择

洗澡时间应安排在喂奶前1~2小时，以免引起吐奶。

（二）沐浴步骤

脱下宝宝衣服后，用大毛巾包裹其身体，按照以下步骤清洗。

1. 洗脸

家长用一只手的手肘和腰侧夹住宝宝的臀部，用手掌和手臂托住宝宝的头和背，另一只手用小毛巾蘸清水擦拭其脸部，无须用肥皂或沐浴露。

洗面：用小毛巾蘸水后轻轻擦拭。

洗眼：由内眼角向外眼角擦。

洗额：由眉心向两侧轻轻擦拭。

洗耳：用小毛巾裹住食指轻轻擦拭耳郭及耳背。

2. 洗头

用一只手的大拇指、中指分别压住宝宝的耳朵，防止水流入耳内。另一手涂抹沐浴露，然后在宝宝的头上轻轻揉洗，用清水洗净后擦干。注意不要用指甲接触宝宝的头皮。若头皮上有污垢，可在洗澡前将抚触油涂抹在宝宝头上，这样可使头垢软化，易于去除。

3. 洗身体

解开包裹宝宝的大毛巾，先用手蘸水，轻拍宝宝前胸，让宝宝适应水温。然后将宝宝缓缓放入澡盆内，一手横过宝宝的背部，抓稳宝宝远端手臂，另一手由前胸洗到上肢、腹部、下肢。将宝宝翻转过来，一手横过宝宝前胸，抓稳宝宝远端手臂，让宝宝俯靠在家长手上，另一只手清洗宝宝的背部，再洗臀部、下肢。注意腋下、腹股沟等褶皱处应撑开皮肤，清洗干净。

4. 洗生殖器及肛门区

将宝宝恢复到洗前胸的姿势。用沐浴露清洗宝宝的生殖器及肛门区，如有粪便附着，需以小毛巾擦去。女宝宝应多注意阴部的清洗，把小阴唇的褶皱处撑开，由前向后清洗。男宝宝则应将尿道口、包皮褶皱部位和阴囊洗净。

5. 擦干身体

洗好后，将宝宝抱出澡盆，置于大浴巾上，抹干全身，要特别注意擦干耳后、关节及皮肤褶皱处的水。擦干后可以轻轻擦上护臀膏。

6. 穿上衣服，垫上尿布，包上包被

注意洗澡的整个过程动作要轻柔、快，既不要损伤宝宝的皮肤，也不要让宝宝受凉，同时还可轻声跟宝宝讲话，让宝宝有安全感。

（三）沐浴注意事项

（1）给宝宝洗澡前，要先清洁自己的双手，指甲缝中不要残留脏东西，防止细菌传播。

（2）给新生儿洗澡不必过勤，因为新生儿分泌的汗液不多，夏天可以每天洗一次，冬天隔天洗一次。

（3）为早产儿及皮肤有破损的新生儿洗澡时，用温度适宜的清水擦洗即可，以免增加皮肤的碱性。

（4）给宝宝洗澡时，宝宝身体接触水的时间不宜超过5分钟，洗后用吸水性好的柔软毛巾轻轻吸干水分，再给宝宝抹上婴儿专用的润肤油，最后穿上干净衣物。

（5）洗澡的时候要记住用手托住宝宝的头，以免伤害其颈椎。

（6）不要在喂奶后洗澡，否则容易发生吐奶。

（7）千万不要给宝宝淋浴，因为淋浴时水温不好控制，可能烫到宝宝。

（8）给宝宝洗澡用的毛巾一定要是柔软的棉质毛巾，宝宝娇嫩的肌肤禁受不住粗糙的布料。

（9）如果宝宝皮肤上有红疹、糜烂、过敏等不良症状，不要随意使用护肤品，请先带宝宝去皮肤科就诊，在医生的建议下正确用药。

五、衣帽选择

（一）内衣的选择

给宝宝选择内衣时，需注意以下几点。

1. 材质安全

要选用具有吸汗和排汗性能的全棉织品，粗糙的缝边易刺激宝宝皮肤，尤其是腋下、手腕等处。可将衣物接触自己的脸颊感受其是否扎人。

2. 款式适宜

宝宝头大而脖子较短，为穿脱方便，适宜选择传统无襟、无领、系带子的服装，既安全又可以严密包裹宝宝身体。要注意宝宝的衣裤上不宜钉纽扣，以免损伤他们的皮肤或纽扣被误吞。衣服的袖子、裤腿应宽大，保证四肢有足够的活动余地，并且便于穿脱、换洗。宝宝的胸腹部不要约束得过紧，否则会影响胸廓的运动或造成胸廓畸形。

3. 颜色不宜花哨

宝宝内衣颜色不要过于明艳和花哨，宜选择白色，这样才有可能把各种有色染料带给宝宝的伤害降到最低，并有利于发现一些异常情况，比如不正常颜色的粪便或婴儿自己抓破皮肤留下的血迹等。

（二）帽子的选择

有研究发现，气温在15℃左右时人体约1/3的热量从头部散发；气温在4℃左右时，人体约1/2的热量从头部散发；而气温在零下10℃左右时，人体有3/4的热量从头部"跑掉"。宝宝头部的体积几乎占了身体体积的一半，跟大人相比，头部散热所占的比例更大。所以在寒冷的环境下，要注意给宝宝戴帽子。反之，如果天气较热，或是冬天室内暖气较足，则不必给宝宝戴帽子，否则容易捂汗。

在给宝宝确定帽子尺寸的时候，要确保帽子刚好适合宝宝的头，不要太紧了。

六、穿脱衣服

给宝宝换衣服时，应一边说话一边穿脱衣服，多多给予宝宝安全感。

（一）脱衣服

室温以24～26℃为宜，湿度以40％～60％为宜，避免风吹进房间让宝宝着凉。准备好干净的换洗衣物。选择安全的换衣服台桌，将宝宝衣服铺平，解开扣子或带子。抱起宝宝放在干净衣服旁，解开宝宝身上全部扣子或带子。左手从衣服里握住宝宝左膝，右手将宝宝的腿从裤管中脱出；用相同的方法脱出另一条腿。一手托起宝宝的颈部，另一手抱起宝宝身体，将其放置到干净衣服上。

（二）穿衣服

将宝宝平放于干净衣服上，由外向内撑开袖口，一手握住宝宝的左手轻轻送入袖中交于另一只手中。将袖子轻轻上拉以露出宝宝小手。用同样的方法给宝宝穿上右袖，然后将上身的衣服稍稍合起，分别将左右两腿放入裤管内。从上至下扣好或系好衣服的扣子或带子。整理好宝宝衣服，把其放回小床上。

七、疾病和意外伤害预防

（一）新生儿黄疸

新生儿黄疸指新生儿由于胆红素代谢异常引起血中胆红素水平升高，而出现以皮肤、黏膜及巩膜黄疸为特征的病症，有生理性和病理性之分。生理性黄疸是指单纯因胆红素代谢特点引起的暂时性黄疸，在出生后2～3天出现，4～6天达到高峰，7～10天消退，早产儿持续时间较长，除有轻微食欲不振外，无其他临床症状。若出生后24小时即出现黄疸，每日血清胆红素升高超过5毫克/分升或每小时升高超过0.5毫克/分升，持续时间长，足月儿超过2周，早产儿超过4周仍不退，甚至继续加深加重或消退后重复出现，或出生后一周至数周内才开始出现黄疸，均为病理性黄疸，须迅速就医。

（二）新生儿窒息

新生儿窒息的常见原因为捂被窒息和呕吐窒息。因此，建议寒冷的季节新生儿独自睡觉，不要与大人同被睡，以免引起捂被窒息。喝完奶后不能立即将新生儿平躺放置在床上，以免因为吐奶奶液呛入气管而引起窒息。

（三）新生儿鹅口疮

鹅口疮又名雪口病，是由白色念珠菌感染所引起的。其临床表现为口腔黏膜出现乳白色、微凸起斑膜，周围无炎症反应，形似奶块，无痛，擦去斑膜后，可见下方不出血的红色创面，斑膜面积大小不等，多发于颊、舌、软腭及口唇部的黏膜上，白色的斑膜不易用棉棒或湿纱布擦掉。

新生儿感染白色念珠菌的途径有母体（如产道、乳头或者手），以及未洗净消毒的奶瓶、奶嘴。新生儿抵抗力弱或长期使用抗生素等也易感染白色念珠菌。因此，妈妈一定要注意清洁哺乳卫生，如喂奶之前洗手、保持乳头清洁、勤换内衣等，并要注意喂奶后给新生儿喝一点温水，冲去口腔的奶汁。

（四）新生儿肺炎

新生儿肺炎是新生儿时期常见的一种严重呼吸道疾病。由于新生儿呼吸器官和功能不成熟，新生儿肺炎如不及时治疗，就很容易引起呼吸衰竭、心力衰竭、败血症乃至死亡。

新生儿肺炎与较大儿童的肺炎在表现上不完全一样：主要症状是口周发紫、口吐泡沫、呼吸困难、精神萎靡、少哭或不哭、拒乳；有时就是"感冒"症状，如鼻塞、呛奶，但是仔细观察，就会发现新生儿的呼吸很快（大于45次/分钟，正常情况下是40～44次/分钟），甚至可能伴有三凹征（即吸气时胸骨上窝、肋间隙和锁骨上窝凹陷）等呼吸困难的表现。

如何有效预防新生儿肺炎？

（1）应治疗孕妇的感染性疾病；临产时严密消毒，避免接生时污染。

（2）尽可能在新生儿第一次呼吸前吸净其口鼻腔的分泌物。

（3）新生儿出院回家后应尽量谢客，尤其是患有呼吸道感染者，要避免进入新生儿房内。

（4）产妇如患有呼吸道感染，必须戴口罩接近新生儿。

（5）每天将新生儿的房间通风1～2次，以保持室内空气新鲜。

（6）避免新生儿受凉。冬天洗澡时室温应升到26～28℃，以大人肘部试水温，以38～40℃为宜，洗完后用预先准备好的干燥大毛巾将新生儿包起来，轻轻擦干。

（五）新生儿脐炎

脐带是胎儿在母体内获取营养和排泄废物的通道。胎儿出生后，医务人员会将脐带结扎、切断。断脐后，脐带残端逐渐干枯变细、变黑。一般在新生儿出生后1～2周脐带才会脱落。

脐炎就是在断脐时或断脐后，消毒处理不严、护理不当，由细菌污染引起的脐部炎症。其局部表现为脐带根部发红，或脱落后伤口不愈合，脐窝湿润、流水，这是脐带发炎的早期表现。之后脐周围皮肤出现红肿，脐窝有浆液脓性分泌物，带臭味，脐周皮肤红肿加重，或形成局部脓肿，出现败血症，病情危重者会引起腹膜炎，并有全身中毒症状。患脐炎的新生儿会出现发热，不吃奶，精神不好，烦躁不安等情况。慢性脐炎的表现为形成脐部肉芽肿，为一小樱红色肿物突出，常常流黏性分泌物，经久不愈。

新生儿脐带护理参见前面"二、日常护理"的"（二）脐部护理"。

（六）新生儿发热

当新生儿的体温超过37.5℃，就意味着发热。发热不是一种疾病，而是一种症状，是身体对病毒或者细菌感染的一种正常反应。发热分为生理性发热和病理性发热。

新生儿发热并出现以下症状必须及时到医院就诊：发热超过38.5℃；持续发热超过72小时；惊厥和痉挛发作；喘息或呼吸有问题；耳痛，或严重咽痛、吞咽困难；伴随呕吐或腹泻；不停地哭闹、易怒、烦躁不安；尿频、尿痛或排尿时有烧灼感；皮肤出现粉红色斑点或皮疹；退热后复发；难以唤醒或意识模糊。

对发热新生儿应进行以下护理。

（1）新生儿衣服要轻薄透气，以免多余的衣服阻碍热量散发。

（2）保证室内温度、湿度适宜，空气清新，经常开窗，保持空气流通。

（3）新生儿的体温超过39.4℃，可以不间断地用温水擦洗身体降温，直到新生儿的体温降至38.5℃以下。

（4）每隔10分钟测量一次体温。

（5）如果新生儿发烧有发抖的情况，且体温在38.5℃以上，建议口服布洛芬混悬液或对乙酰氨基酚颗粒进行治疗，可以有效缓解新生儿发抖的症状。

（6）用干毛巾擦干全身，毛巾和皮肤之间的摩擦有助于促进血液循环，能带走更多的热量。

（7）物理降温的方法：用25%~50%浓度的酒精擦浴。用酒精擦洗新生儿皮肤时，可刺激高热新生儿的皮肤血管扩张，增强皮肤的散热能力，且酒精具有挥发性，还能吸收并带走大量的热量，使体温下降、症状缓解。擦浴用的酒精浓度不可过高，大面积地使用高浓度的酒精擦洗新生儿会刺激皮肤，吸收表皮大量的水分。可用纱布或柔软的小毛巾蘸取稀释的酒精，拧至半干轻轻擦拭新生儿的颈部、腋下、肘部、腹股沟和手脚心等。

八、日光浴和空气浴

阳光中的红外线，照射人体后，能使血管扩张，增强新陈代谢，使全身感到温暖；阳光中的紫外线，照射到人体皮肤上，可使皮肤中的脱氢胆固醇转变为维生素D，而维生素D能帮助人体吸收食物中的钙和磷，以预防佝偻病。尤其冬天出生的新生儿及人工喂养、双胎或多胎的新生儿更应多进行日光浴。进行日光浴时，时间应由短到长，刚开始每日3~5分钟，以后可逐步延长至1~2小时。冬季天气晴朗的时候可露出新生儿头部、臀部、手等处的皮肤。春、秋两季要注意防风沙。夏季注意不能让新生儿皮肤直接在日光下暴晒，这样会损伤皮肤，可以在树荫下使新生儿间接地接受日晒，也可以在有阳光的房间或阳台上晒太阳，但不能隔着玻璃晒太阳，因为紫外线不能穿透普通玻璃。

空气浴可以让新生儿呼吸到新鲜空气，新鲜空气含氧量高，能促进新生儿新陈代谢。同时，室外空气温度比室内低，新生儿到户外受到冷空气刺激，可使皮肤和呼吸道黏膜不断受到锻炼，从而增强对外界环境的适应能力和对疾病的抵抗能力。在不同的季节，空气浴有不同的要求。春秋季，当外面的气温在18℃以上，风又不大时可打开窗户或门。夏季可打开门窗，让空气流通，但要避免对流风直接吹到新生儿。冬季，阳光好的温暖时刻，可以隔一小时打开一次窗户换换空气。室外空气浴同样适合新生儿。夏天出生的新生儿，在出生后7～10天可到户外进行空气浴，冬季出生的新生儿在满月后，可以到户外进行空气浴。进行室外空气浴应根据不同季节决定外出时间，夏季可选择早晚到户外去，冬季可选择中午外界气温较高的时候到户外去，出去的时候衣服不要穿得太多，包裹不要太严。刚开始要选择室内外温差较小的好天气外出，每日1～2次，每次3～5分钟。将近一个月的新生儿，除了寒冷的天气以外，只要没有风雨，就可以到户外进行锻炼。每天可以户外活动两次，每次5分钟左右，以后根据新生儿的耐受情况逐渐延长时间。当室外温度在10℃以下或风很大时，就不要到外面去了，以免新生儿受凉感冒。

第三节 新生儿的教育

新生儿感觉灵敏，具有非凡的模仿和辨别力，对新奇的事物特别感兴趣，尤其喜欢有生命的东西，有自己的喜怒哀乐，大脑已具备了接受外界良好刺激的条件。早期教育从新生儿开始，可使其大脑获得足够的刺激，让大脑在功能和结构上更趋完善，促使潜在能力得到较好发挥。

一、感知能力培养

新生儿自出生，其视觉、听觉、嗅觉、味觉和触觉已开始运作，对光线、噪声、触碰有反应。

（一）视觉训练

视觉是新生儿对这个世界最为直接的认知窗口，新生儿刚出生时，对光线就会有反应，但眼睛发育并不完全，视觉结构、视神经尚未成熟，视力只有成人的1/30。新生儿能追着眼前的物体看，但视野范围只有45°左右，而且只能追视水平方向和眼前20～25厘米的人或物。新生儿偏爱注视较复杂的形状和曲线，以及鲜明的对比色。活跃的视觉活动有利于新生儿的记忆力和智力发育，下面介绍几种新生儿视觉训练法。

1. 对视法

新生儿喜欢看妈妈的脸。当妈妈注视他时，他会专注地看着妈妈的脸，眼睛变得明亮，显得异常兴奋，有时甚至会手舞足蹈。个别新生儿和妈妈对视时，甚至会暂停吸吮，全神贯注凝视妈妈，这是人类真挚的情感交流，也是基本的视觉能力训练。

平时妈妈可以和新生儿玩躲猫猫的游戏，训练时妈妈可用一条薄纱布盖住新生儿的眼睛（注意时间不能太长），然后把脸躲到一旁，一边跟新生儿说"妈妈在哪儿"，一边迅速将薄纱布从新生儿的眼睛上拿开，再把脸凑近新生儿的脸说："妈妈在这儿呢。"

2. 迷你手电筒法

大多数新生儿不仅喜欢看爸爸妈妈的脸，也喜欢看亮光，可在房内挂光亮适度、柔和的乳白色灯或彩灯，光线不要直射新生儿的脸，可以一会开灯，一会关灯，以锻炼新生儿瞳孔扩大与缩小的能力。2周后可用红布包住手电筒，将亮光对准新生儿眼上方15～20厘米处，向左右或前后方向慢慢移动数次，进行视觉训练。训练时视角仅限于正前方45°范围，注视时间仅可为几秒钟。待新生儿满月后，视角可扩大到正前方90°范围，注视时间可适当延长。

3. 静态玩具注视法

当新生儿睡醒时，他会睁开眼睛到处看，这时可以让他看挂图，可以是模拟妈妈脸的黑白挂图，也可以是条纹、波纹等图形。将黑纸与白纸各一张放在出生后10天左右的新生儿面前，眼与纸的距离为15～20厘米。让新生儿先看黑纸，然后再看白纸，各注视半分钟。再将黑纸、白纸同时摆出，让新生儿同时注视两种不同颜色的纸，训练视线在两张纸之间来回移动。由于新生儿对新奇的东西注视时间比较长，对熟悉的东西注视时间短，因此每隔3～4天就要换一幅图。新生儿醒后，可以抱着他看室内墙壁上的大幅彩色画。婴儿床边可以挂些玩具，床上方可悬挂彩球。

4. 动态玩具追视法

新生儿喜欢左顾右盼，极少注意正前方的东西。这时爸爸妈妈可以拿些玩具在新生儿眼前慢慢移动，新生儿的眼睛与玩具的距离以20厘米为宜。可将彩球悬挂在新生儿胸上方，距离其眼部20～25厘米处，逗引新生儿注视。一周后，将彩球在新生儿眼前从左到右移动，再从右到左移动，训练其视线随物移动。两周后将球放在新生儿眼前上下移动，并继续向左右移动。满月时，将球放在新生儿眼前绕圈360°，训练视线随球的转动。训练追视的时间不能过长，控制在每次1～2分钟，每天2～3次为宜，否则会引起新生儿的视觉疲劳。

（二）听觉训练

新生儿不仅具有听力，还具有声音的定向能力，能够分辨出发出声音的地方。新生儿喜欢柔和、缓慢的声音，表现为安静、微笑；对于尖锐的声音则表现为烦躁、不安。新生儿对有节奏的声音更为敏感，可能与胎儿期天天听到母亲有节律的心跳有关，它给予新生儿一种安全感。因此，在新生儿期进行听觉训练是切实可行的。

训练新生儿听力时，可在新生儿头部两侧摇铃，节奏时快时慢，音量时大时小。先不要让新生儿看到摇铃，观察其对铃声有无反应；再训练新生儿根据铃声用眼睛寻找声源，每天进行2～3次。这种训练可检验新生儿听力，提高视力。

还可在日常的生活中，让新生儿听到各种不同的声音以锻炼他的听力。如帮助新生儿逐渐区分不同的声响，让新生儿生活在有声响的环境，家人的日常活动会发出各种声音，如走路声、开门声、流水声、炒菜声、说话声等。让新生儿听有节奏的音乐，时间不宜过长，也不宜选择过于吵闹的音乐。应和新生儿多说话，亲热和温馨的话语，能让新生儿感觉到情感的交流。

知识拓展

通过欣赏音乐训练宝宝听觉能力

人的左脑负责逻辑、语言功能，而右脑负责感受音乐、图像。在宝宝学会说话之前，优美健康的音乐能促进宝宝右脑的发育。选择音乐的标准有三点：优美、轻柔、明快。中外古典音乐、现代轻音乐和描写儿童生活的音乐，都是训练宝宝听觉能力的好音乐。应每天在固定时间，播放一首乐曲，一次5～10分钟为宜。播放时先将音量调到最小，然后逐渐增大音量，直到比正常说话的音量稍大即可。

（三）触觉训练

新生儿刚出生时身体某些部位的触觉功能已发育得很好，像前额、眼、口周、手掌、足底等部位的触觉已经相当灵敏，如触及新生儿口唇及舌尖时即可引起吸吮动作。新生儿触觉训练有以下几种方法。

（1）每次换尿布或哺乳的时候，可以轻轻抚摸新生儿的皮肤，新生儿会觉得很愉快，这也是最简单的触觉训练。新生儿喜欢柔软而不是粗糙的感觉，不喜欢被粗鲁地摸抱。

（2）新生儿睡醒后，轻轻抚摸其全身皮肤。还要经常用温暖的手抚摸新生儿的脸颊、手心、背、胸腹部及脚底，这会使其感受到安全和温暖，每天2～3次，每次5～10分钟即可。抚触新生儿时不仅要注意手法，还要控制好时间，不要超过30分钟；当新生儿不配合时，马上停止，让其休息。

（3）新生儿吃奶的时候妈妈可以给其一根手指让他练习抓握。新生儿醒着时，可以给他一些诸如卡片、软布或轻巧的玩具等，让其抓握。这样可以让新生儿感受不同物体的质感，还可以锻炼其手部肌肉和手的灵巧性。

二、运动能力培养

新生儿的运动能力始于胎儿时期。胎儿在妈妈肚子里的运动是在向爸爸妈妈和医生传递生命信息，常用胎动计数的方法来分析胎儿在妈妈体内的生存状态。新生儿出生以后，已有一定的活动能力，如会将手放到口边甚至伸进口内吸吮；四肢会做屈伸运动，如转头、手上举、伸腿等动作。这主要受到生物钟的支配。过去人们习惯把新生儿，甚至两三个月大的婴儿包在襁褓中，其胳膊和腿被裹得紧紧的，认为这样新生儿将来才不会长成罗圈腿，而且睡得才会踏实。这样做虽然新生儿会很安静，但却会极大地限制新生儿运动能力的正常发育。因此，一直把新生儿放在襁褓中的做法是不可取的。应该让新生儿有足够的活动空间，使他的呼吸功能得到提升，情绪更加活跃，运动能力更快发展。新生儿运动能力培养可从以下几方面进行。

（一）抬头训练

新生儿只有抬起头，视野才开阔，智力才可以得到更好的发展。不过，新生儿没有自己抬头的能力，需要爸爸妈妈的帮助。当新生儿吃完奶后，妈妈可以让他把头靠在自己肩上，然后轻轻移开手，让其自己竖直片刻，每天可做四五次，这种训练在新生儿空腹时也可以做。也可以让新生儿自然俯卧在妈妈的腹部，将其头扶至正中，妈妈两手放在他头两侧，逗引他抬头片刻。还可以让新生儿空腹趴在床上，用小铃铛、拨浪鼓或呼唤新生儿乳名引他抬头。

平时，可以在室内墙上挂一些彩画或色彩鲜艳的玩具，当新生儿醒来时，爸爸妈妈把他竖着抱起，让他看看墙上的画及玩具，以锻炼新生儿头颈部的肌肉，这对抬头的训练也有积极作用。

当新生儿做完锻炼后，应轻轻抚摸新生儿背部，既能放松肌肉，也是爱的奖励。如果新生儿练得累了，就应让他仰卧在床上休息片刻。

（二）转动头部训练

让新生儿仰卧在床上，用新生儿感兴趣的色彩鲜艳、会发出声响的玩具，在其头部左右侧，距离其眼睛30厘米远的地方逗引，使新生儿头部侧转注意玩具；慢慢移动玩具，让新生儿的头随玩具转动，朝左朝右各转动90°。

（三）手指抓握能力训练

父母将自己洗净的食指塞进新生儿手掌里，使其抓握，然后抽出来再塞进去，反复数次，以训练新生儿的抓握能力；也可以换用圆形光滑的小木棍让新生儿抓握。

（四）伸展身体和收缩脚掌训练

新生儿的小胳膊和小腿都处于自然弯曲状态，似乎还保持着在妈妈体内的样子。妈妈或爸爸可以利用日常护理的机会，训练新生儿做伸展运动。在为新生儿洗澡或换尿布的时候，妈妈或爸爸可以帮助他伸展一下身体。帮新生儿伸展身体时，只需将其关节稍微弯曲，新生儿就会反射性地伸展关节。除了关节外，轻触新生儿的膝盖内侧、躯干、手等，他也会反射性地伸展身体。由于新生儿四肢十分娇嫩，所以不能用力拉他的手、脚，以免弄巧成拙。

父母还可以用手指或其他物体触碰新生儿脚心，使其自动收缩脚掌，反复进行4～6次，以活动新生儿腿部、脚部的肌肉。

（五）爬行与迈步训练

新生儿有爬行的先天条件反射，适当进行爬行运动训练，对新生儿的发育和成长具有积极作用。可以在新生儿洗完澡或睡醒的时候做爬行训练。先为新生儿做皮肤抚摸，他会感觉到很舒服，会主动要求运动。只要用手掌轻轻抵住新生儿的足底，他就会试图向前爬，尽管开始时爬不了几厘米。爬行训练的时间控制在每次1～2分钟，每天1～2次较为适宜。注意不要在新生儿吃饱或饥饿的时候做爬行训练。经过爬行训练，新生儿颈部及背部的肌肉可以得到很好的锻炼，四肢也会越来越有力量，体质会随之增强。

新生儿有向前迈步的先天条件反射，如果新生儿健康，情绪又很好，就可以进行迈步训练。做迈步训练时，爸爸或妈妈托住新生儿的腋下，并用两个拇指控制好他的头，然后让他光脚接触桌面等平整的物体，这时新生儿就会做出相应而协调的迈步动作。尽管新生儿的脚还不能平平地踩在物体上，更不能迈出真正意义上的一步，但这种迈步训练对新生儿的发育和成长无疑是有益的。迈步训练每天可进行3～4次，每次3分钟较为适宜。如果新生儿不配合，千万不要勉强，以免弄伤他。

（六）游泳活动

新生儿脐带脱落后，恢复得很好时，可在出生2或3周进行游泳活动。在新生儿洗澡时，将其放在较大的浴盆里，一手托住其腹部，另一手托住其下颌，让新生儿平趴在水中，露出头部，四肢自由活动。

三、语言能力培养

新生儿清醒后为了放松会啼哭，在感到饥饿、痛苦、不舒服时会发出哭声。新生儿除啼哭外还会发出细小的喉声。新生儿语言训练可从以下几个方面进行。

（一）与宝宝讲话

当新生儿哭时，妈妈要用温和亲切的语调哄他，如"哎呀，宝宝怎么了？别哭了，妈妈在这儿呢"，并观察新生儿的反应；在喂奶时，轻轻呼唤他的乳名，反复对他说："宝贝饿了，妈妈给你喂奶来了！"无论为新生儿做什么事，都要用柔和亲切的声音、富于变化的语调与新生儿讲些"悄悄话"。

（二）逗笑

从出生第一天起，父母要经常逗新生儿笑。新生儿在大人逗乐时露出的微笑，与自己在睡觉时脸部肌肉收缩产生的笑不同。大人逗乐是一种外界刺激，新生儿以笑来回应，是新生儿学习的第一个条件反射。

（三）用回声引导发音

在新生儿啼哭后，父母发出与新生儿哭声相同的声音，这时新生儿会试着再发声，几次回声对答，让新生儿喜欢上这种游戏似的叫声，渐渐地他就学会了叫而不是哭。这时父母可以把口张大一点，用"a"来代替哭声诱导新生儿对答，渐渐地新生儿发出第一个元音。如果新生儿无意中发出另一个元音，无论是"o"或"i"，都应以肯定、赞扬的语气，用回声对新生儿发音进行巩固强化，并且记录下来。

四、社会交往能力培养

好多家长总以为，新生儿还小，不需要和其他人多交流、多沟通。可是，人际交往其实是早期教育的一部分。新生儿和家长一样，也需要和他人进行良好的交往。每个人都不是一出生就会与他人相处的，社交经验需要一点点地积累。只有与环境相互作用，才能让新生儿取得好的发展。新生儿社会交往能力培养可通过以下几种方法进行。

（一）多关注新生儿

出生后，通常新生儿最先认识的是妈妈，他会盯着妈妈的脸看，对周围的世界充满好奇，但最让他感兴趣的是妈妈的说话声。因此妈妈要多跟新生儿说话，妈妈温柔的语调能让他感到安全和幸福。

（二）识别不同哭声，满足新生儿的需要

新生儿哭时，如果能得到妈妈及时的关注，会让他们觉得自己很重要。妈妈或其他监护人要主动识别、满足新生儿的需要。有时新生儿的需要已经满足了，但他们还是不停地哭，这可能是因为过度兴奋，或吃得太饱精力旺盛。

（三）建立合理的作息时间

新生儿出生后，看养者的主要任务就是设法帮助他们适应周围的生活环境，用极大的耐心调整他们的生物钟，帮助他们逐步建立有规律的作息时间。

（四）建立亲子之间的交流

妈妈要多与新生儿交流。通常，新生儿学会的第一件事就是将妈妈的面容与满足自己生理和安全需要联系在一起。妈妈应通过适当刺激新生儿感官的方式，如微笑、爱抚等，来帮助和鼓励新生儿学习。最初几周，妈妈可以运用物品逗弄新生儿，如使用会发出声音或音乐的玩具、毛绒玩具或不会摔破的镜子等逗乐新生儿。妈妈的情绪以及周围环境，都会影响新生儿的社会交往能力。

扫一扫

如何辨别新生儿的哭声

案例分析　　　　　　　　细心的妈妈

妞妞出生时体质弱，妈妈对妞妞的照顾非常细心，妞妞用过的所有物品妈妈都要进行消毒处理，妞妞睡觉的时候家人的活动也特别小心，说话都很小声，家里的温度控制在25℃左右，家里人也不敢随意带妞妞外出。可是妞妞的体质还是很弱，经常感冒。

请你评价一下妞妞妈妈的做法，并提出建议。

五、新生儿抚触

新生儿抚触能刺激新生儿感觉器官的发育，促进新生儿的生理成长和神经系统反应，并增加新生儿对外在环境的认知，同时还能加深亲子之间的感情。研究结果显示，经过触摸后的新生儿，体重平均增加10%左右，患先天性贫血的概率降低，感官和神经发展更好。通常，越早进行新生儿抚触越好。

（一）抚触方法

新生儿抚触的顺序：头部—胸部—腹部—四肢—背、臀部。

1. 头部

（1）用两手拇指指腹从新生儿眉间向两侧滑动。

（2）两手拇指从新生儿下颌中央向外侧、上方滑动；让新生儿嘴唇呈微笑状。

（3）一只手托头，用另一只手的指腹从新生儿前额发际向上、后滑动，至后下发际，并停止于两耳后乳突处，轻轻按压。

2. 胸部

两手分别从新生儿胸部的外下方（两侧肋下缘）向对侧上方交叉推进，至两侧肩部，在胸部画一个大的"X"，注意避开新生儿的乳头。

3. 腹部

食、中指从新生儿的右下腹至上腹向左下腹移动，沿顺时针方向画半圆，注意避开新生儿的脐部。

4. 四肢

两手交替抓住新生儿的一侧手臂从腋窝至手腕轻轻抚摸，然后在抚摸的过程中从近端向远端分段挤捏。抚摸对侧手臂及双腿的做法相同。用拇指指腹从新生儿手掌或脚跟向手指或脚趾方向推进，并抚触每根手指或脚趾。

5. 背、臀部

以脊柱为中线，双手分别放在脊柱两侧，从背部上端开始逐步向下轻揉至臀部。

（1）新生儿呈俯卧位，家长两手手掌分别于新生儿脊柱两侧由中央向两侧滑动。

（2）以新生儿脊柱为中线，家长双手食指与中指并拢由上至下滑动4次。

（二）抚触的注意事项

1. 抚触前

做抚触前，要将双手指甲修平整，并将首饰摘掉。先洗手，搓手至微烫，放在自己脸颊上，能感觉到手掌热气渗透至脸颊即可，挤一两滴婴儿专用按摩油润滑自己的双手后进行抚触。先轻轻抚触，随后逐渐增大力量，以便新生儿适应。注意：不要将按摩油直接倒在新生儿身上和弄到新生儿眼睛里。手干后立即再挤一两滴按摩油润滑双手后继续进行抚触。

2. 抚触时

可播放一些柔和的音乐，新生儿可全身裸露，只穿尿布。天气较冷时，也可只暴露所需抚触部分逐步进行，操作时注意保暖，一般一天3次，每次15分钟。抚触时注意跟宝宝进行眼神、语言的交流；抚触力度除了腹部下压0.5厘米外，其余均因人而异，以适宜新生儿为宜。注意：新生儿在疲倦或不耐烦时，应立即停止抚触，待新生儿休息好或安静后再继续进行，不要在新生儿太饿或太饱的状态下进行抚触。

思考与实训

一、思考题

1. 新生儿有哪些本能性反射？如何看待这些本能性反射的作用？
2. 为什么说母乳的营养价值高？
3. 新生儿有哪些生理特点，为什么新生儿体温调节能力差？
4. 新生儿感知觉的特点有哪些，如何对他们进行感知觉训练？

二、实训题

（一）调研新生儿的生长情况

全班同学分组，分别到妇幼保健院、儿童医院、人民医院进行调研，了解、观察新生儿的发育过程，并记录。

（二）市场调研

1. 实地考察奶瓶、奶嘴的种类：学生分组到商店实地考察，了解其种类并以表格的形式列出。

2．了解市场上配方奶粉的种类及成分，选出一至两种较好的配方奶粉品牌并说出此种奶粉的优点。

（三）观摩、学习给婴幼儿做抚触操

组织学生到妇幼保健院、婴幼儿游泳中心等机构观摩婴幼儿抚触操。学生讨论给婴幼儿做抚触操的具体步骤及注意事项，并分组练习给仿真娃娃做抚触操。

第四章
乳儿的保育与教育

思维导图

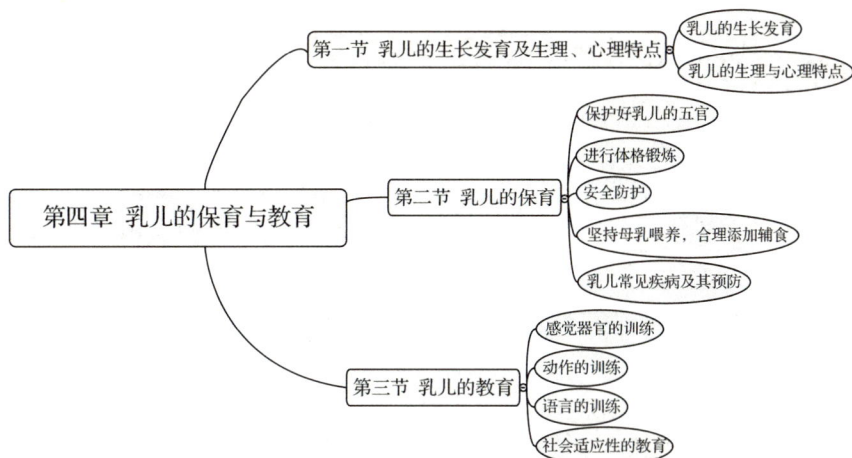

引入案例

　　年轻的家长手忙脚乱地陪孩子渡过了新生儿期。随着孩子一天天成长，家长常常感到有些不知所措，不了解乳儿期孩子的正常生长发育的规律，也苦于找不到科学保健和教育的方法。月月现在11个月了，月月妈妈既高兴又无奈。高兴的是她开始能和爸爸妈妈进行简单的交流了。她会因开心而笑，也会因为看到大人的怒色而放声大哭，能听懂妈妈的一些要求，也会模仿妈妈发出一些声音，还能用一些手势来表达自己的意思。无奈的是，自从月月学会爬行，并逐渐学会站立后，她的活动能力和感知能力也在增强，她对身边的任何东西都有极大的兴趣，好奇心非常强。有时候，她对电话里的声音感到好奇，常常拉扯电话线；有时候，她对墙上的电源插孔感兴趣，常用手指去捅，妈妈越阻拦，她就越要去试试。月月妈妈感叹："小宝贝变得调皮不听话了。我该怎么教育她呢？"

　　问题：乳儿的生长发育和生理特点是什么？如何根据乳儿的特点进行科学的保育和教育呢？

学习目标

1. 知识目标：认识乳儿的生长发育和生理、心理特点；掌握乳儿保育的策略与乳儿教育的方法及策略。

2. 能力目标：能根据乳儿生长发育与生理特点，对家长进行保育和教育的方法与策略指导。

3. 素养目标：愿意到社区进行调查，主动了解社区乳儿家长的需求，并大胆尝试为乳儿家长提供咨询服务。

第一节 乳儿的生长发育及生理、心理特点

孩子出生后29天至1周岁，因其以乳汁为主要食物，故此时期称为乳儿期。此时期是孩子生长发育的高峰期。乳儿期有着突出的3个变化：吃奶—断奶—吃普通食物；躺卧状态—直立行走；完全不会说话—能掌握一些简单的词。正确认识乳儿的生长发育和心理特点，根据乳儿生长发育和心理特点，创造促进其生长发育的有利条件，实施科学的保育和教育，可以使乳儿发展的潜力得到最大限度的发挥。

一、乳儿的生长发育

乳儿期是人生中生长发育的第一个高峰期，乳儿的身高和体重成倍增长，大脑也快速发育，开始出乳牙，能坐，会爬并开始学步。

（一）身体的生长发育

1. 身长

1岁以内的孩子身长增长很快，前3个月每月可增长3.0~3.5厘米，以后增长速度逐渐减慢，乳儿期平均每月身长增长2~3厘米；前半年身长大约可增长16厘米，后半年身长增长8~9厘米。1岁时的身长约为出生时的1.5倍，此时的身长为75厘米左右，但因先天差异和后天养育环境不同，每个孩子也有一定的区别。

2. 体重

1岁以内的孩子体重增长很快，但体重增长不平衡，前6个月体重增长多，后6个月体重增长比前6个月少一些。在正常养护条件下，出生后1年中，前3个月，孩子每月平均增重可达700~800克，以后逐渐减慢，后半年每月平均增重400~450克，全年平均每月增重500~600克。因此，孩子出生后4~5个月时，体重可达出生时的2倍，1岁时可达出生时的3倍或稍多。孩子到12个月时体重为10千克至10.5千克。为了准确掌握孩子体重增长是否正常，可以参考以下公式进行测量和计算。

（1）适用范围：1~6个月的孩子

体重（千克）＝月龄（月）×0.6（千克／月）＋出生时体重（千克）

（2）适用范围：7～12个月的孩子

$$体重（千克）=月龄（月）\times 0.5（千克／月）+出生时体重（千克）$$

例如，孩子出生时体重为3.4千克，8个月的孩子体重应为：$8\times0.5+3.4=7.4$（千克）。即8月龄的孩子体重在7.4千克左右为正常，误差不超过10％均为正常。

3. 头围

孩子出生1～3个月头围增长最快，一般可增加5～6厘米，即前3个月的头围平均每月增长约2厘米，以后增长速度逐渐变慢。1岁时，男孩的头围约46.0厘米，女孩约45.5厘米。头围的大小和脑的发育密切相关，头围过小则说明脑发育不良，头围如果增长过快则有可能出现脑积水。

4. 胸围

胸围在出生后第一年增长最快。出生6个月后胸围与头围大致相等，1岁时胸围可比头围大，之后，头围和胸围的差距逐渐增加。

5. 脊柱

1岁以前，是孩子脊柱发展最迅速的时期。新生儿的脊柱非常柔软，几乎完全是直的。孩子出生后3个月能长时间抬头，颈部的脊柱向前凸出，形成第1个弯曲。6个月时孩子会坐起，胸部脊柱向后凸出，形成第2个弯曲。到1岁孩子会行走时，腰部脊柱向前凸出，形成第3个弯曲。第4个弯曲为骶曲。脊柱的4个生理性弯曲如图4-1所示。脊柱在发育中形成的弯曲，有助于保持身体的平衡。婴儿的脊柱有弹性，在仰卧位时脊柱则会变直；到6～7岁以后脊柱弹性逐渐减小，脊柱的弯曲会逐渐固定。

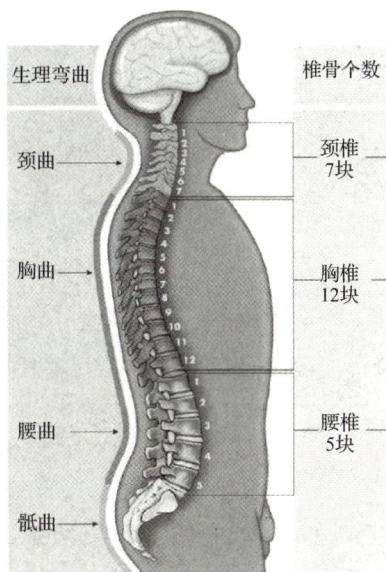

图4-1 脊柱的4个生理性弯曲

6. 牙齿

人的一生有20颗乳牙和32颗恒牙。乳牙萌出时间的个体差异较大，大部分从6个月开始长牙，12个月以后出牙称为出牙延迟。正常情况下，在1周岁时有6～8颗乳牙，全副乳牙在2～2.5岁出齐。

最早长出的是下方的下切乳牙，之后是上切乳牙，然后是乳侧切牙，再之后是第一乳磨牙和乳尖牙，最后是第二乳磨牙。乳牙生长顺序及名称如图4-2所示。

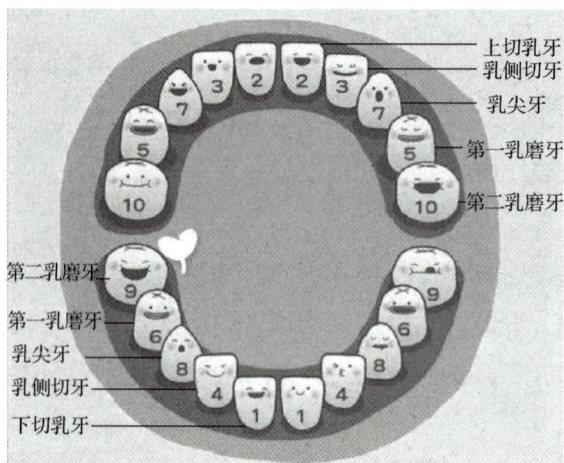

图4-2　乳牙生长顺序及名称

可用此公式推算6个月到2岁的婴幼儿正常情况下应出牙的数目：出牙数=月龄–4（或6）。

知识拓展

乳儿出牙时的常见状况

状况1：流口水。

出牙时，乳儿口腔分泌的唾液会增多，但其吞咽能力不完善，所以，一部分唾液就会溢出，形成流口水现象。出牙前2个月左右，大多数乳儿就会流口水，或把小手伸到口腔内抓挠。

状况2：啃咬。

出牙期间，乳儿会感到牙龈很痒，常喜欢找一些较硬的物品来咬。咬自己的手，咬妈妈的乳头，可以说，只要看见什么东西，就拿来放到嘴里啃咬一下，以减轻牙床下长牙的压力。

状况3：疼痛、拒绝进食。

疼痛和不舒服，是出牙过程中不可避免的。疼痛是因为牙床发炎，而发炎是柔软的牙床纤维对付逼近的牙齿的办法，尤其是长第一颗牙及臼齿时最不舒服。长牙的乳儿吸奶时因吸吮而感到牙床疼痛，于是就拒绝进食。

状况4：烦躁、易怒。

出牙时的不适感常使得乳儿吃不好、睡不香、脾气火暴、爱哭闹，有一部分乳儿在出牙时会出现低热现象。齿尖越逼近牙床顶端，发炎的情形越严重，不断的疼痛使乳儿变得易怒和烦躁。乳儿不只在白天长牙，晚上也一样在长，乳儿常会因牙床不舒服而夜里睡不踏实甚至烦躁。这种情形多发生在长第一颗牙及臼齿时。

状况5：牙床出血、咳嗽。

有时候，长牙会造成牙床出血，形成一个淤青色的肉瘤。一般冷敷可以减轻疼痛并加速内出血吸收。出牙过程中口腔会分泌较多的唾液，过多的唾液会使乳儿出现反胃或咳嗽的现象。

（二）动作的发展

乳儿期的运动机能有了较好的发展，乳儿的动作包括躯体大动作和手指精细动作。乳儿动作发育是神经系统发育的一个重要标志，与心理、智力密切相关。动作发育规律主要是自上而下（如抬头—坐—站—走），由近及远（如抬肩—伸手—用手取物），由不协调到协调，由正面动作到反面动作（如先能握物，后能随意放下）。

1. 大动作的发展

随着大脑皮层下纹状体的成熟和肌肉的发育，孩子可以逐渐进行抬头、挺胸、坐、爬、立、走等活动。

出生后第1个月末，乳儿的头能运动，处于俯卧位时能短暂抬头。2个月时，乳儿可以抬头，处于俯卧位时可抬头45°，保持片刻。3个月时，乳儿能在俯卧位抬头45°～90°，可用肘支撑上身抬起胸部，竖头较稳，可自如地转头。4个月时，乳儿开始翻身，从仰卧位到侧卧位，扶着乳儿的躯干，乳儿能坐起。5个月时，乳儿能背靠物坐片刻，在帮助下能从仰卧位翻身到俯卧位。6个月时，乳儿能独立坐着，自己能由仰卧位翻身转为俯卧位。7个月的乳儿能坐得很稳，能连续翻滚。8个月的乳儿可用双上肢向前爬（见图4-3）。乳儿9个月时能扶大人的手或扶物站立。10个月时，乳儿开始扶物迈步。11个月时，乳儿可独自站立片刻。12个月时，乳儿能牵大人的手走路，有的能独立走几步。一般来讲，在10～15个月期间，孩子学会独立行走都属于正常范围，但如果孩子到了一岁半仍然不能独立行走，就需要看医生做专门的检查了。

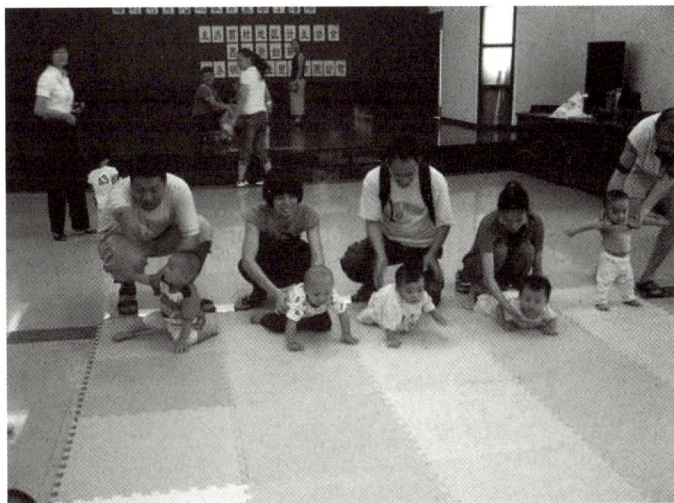

图4-3 乳儿向前爬

2. 精细动作的发展

1个月时，乳儿的双手经常呈握拳状，偶尔稍有松开；2个月时，双手握拳，时常松开；3个月时，双手松开时间长，拇指一般不呈内收状，可以握住较大的球状物；4个月时，见物会伸手抓，会把玩具放入口中；5个月时，会用两手抓物，会用手摸、敲、打东西；6个月时，会把玩具互相换手；7～8个月时，会玩拍手游戏，能抛掷、滚动玩具，拇指和其他四指能分开对捏；9～10个月时，会用拇指和食指对捏，取小件物品，如用拇指和食指捏小豆子的动作非常熟练，会把一件玩具放进另一件东西中，会在许多玩具中找到想要的东西；10～12个月时，会用手盖上或打开盖子，会用手翻书（见图4-4）。

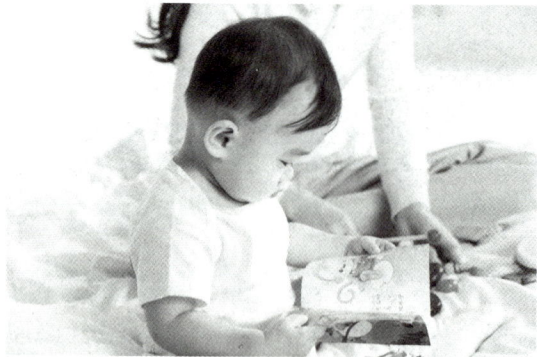

图4-4　乳儿翻书

知识拓展

如何全面评价乳儿的生长发育

评价乳儿的生长发育可以概括为"三好"，即"生活好，看上去好，智力发育好"。"生活好"指吃奶、喂饭时食欲好，睡觉深沉不爱醒，睡醒后精神好，玩得开心，比较活泼，很少生病。"看上去好"为从外表上看，头发黑亮，皮肤细腻富有弹性，小脸红扑扑的；出生后前6个月体重每月至少增长500克，之后6个月每月增长至少300克。"智力好"指乳儿眼神灵活，抬头、翻身、坐、爬、站以及行走等发育良好，能懂得大人语言，会表示各种需要。

二、乳儿的生理与心理特点

乳儿的心理随着生理的发展而逐步产生和发展。

（一）感知觉的发展

新生儿就已具备各种感觉，但这些感觉基本上是为无条件反射服务的。随着神经系统，特别是大脑机能的发展，在日益多样的、丰富的环境刺激影响下，新生儿的各种感觉迅速发展起来。

1. 视觉

出生后1个月乳儿的目光可随发光的物体移动；2个月能协调地将视线固定在物体上，并能注视眼前约25厘米处物体的运动；3个月可以比较长地注视较近的成人的面孔，可以分辨自己熟悉的人，如看见母亲后可以表示出喜欢的神情；4个月对颜色有分化反应，特别是红色的物体最能引起乳儿兴奋；5个月时对自己熟悉的事物有了视觉分辨能力，如进食前看到奶瓶或看到妈妈的乳房能表示高兴；6个月起，可注意远距离的物体，如车辆、行人、太阳、月亮等；8～9个月时开始出现视深度感觉，能看到小物体；12个月时能区别各种图形，对展示的图片有兴趣。

研究表明，乳儿具有视觉偏好，他们对具有明确轮廓、复杂化和具有曲度感的事物感兴趣。如他们凝视人脸图片的时间几乎是其他任何图片的两倍。在两三个月时，乳儿便具有对一个物体位于多远、多深的空间知觉，有力支持这个结论的是视崖实验。

视崖实验

1961年，美国心理学家沃克（Walk）和吉布森（Gibson）曾进行了一项旨在研究孩子深度视觉的实验——"视觉悬崖"（简称"视崖"）实验，该实验后来被称为发展心理学的经典实验之一。研究者制作了平坦的棋盘式的图案，用不同的图案构造以造成"视觉悬崖"的错觉，并在图案的上方覆盖玻璃板（见图4-5）。将2～3个月大的孩子腹部向下放在"视觉悬崖"的一边，发现孩子的心跳速度会减慢，这说明他们体验到了物体深度。当把6个月大的孩子放在玻璃板上，让其母亲在另一边招呼孩子时，发现孩子会毫不犹豫地爬过没有深度错觉的一边，但却不愿意爬过看起来具有深度错觉的一边。这似乎说明孩子已经具备了深度知觉，但这种深度知觉是与生俱来的，还是在出生后几个月里学来的，目前还没有定论。

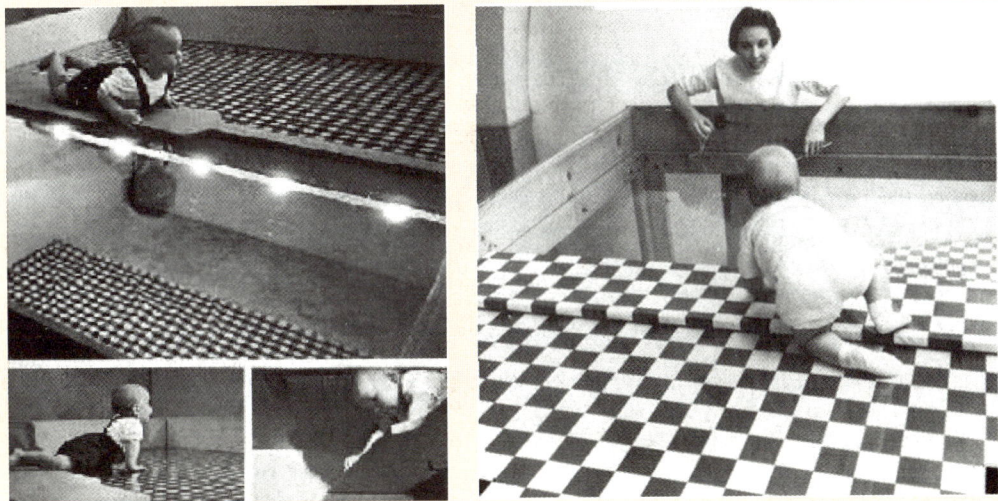

图4-5 视崖实验

2. 听觉

新生儿出生后只需几十分钟，就能听到声音。新生儿能辨别不同方位发出的声音，并且向声源方向转头。出生后三四个月，乳儿就能听音乐，并且对乐音（如催眠曲）表示愉快的情绪，而对于强烈的声音则表示不快。从第4个月起，乳儿能辨别成人发出的声音，如听见妈妈说话的声音就高兴起来；6个月时能区分爸爸妈妈的声音，叫其名字已有回应；9个月时，逐渐可以根据不同的声音来调节、控制自己的行动，学会听声音，并对不同声音做出不同的反应，而不再是立即寻找声音的来源；12个月时可以控制对声音的反应，这说明其听觉和视觉之间开始逐渐建立起协调关系。感知觉发展和儿童的语言发展直接相关，听力障碍如果不能在语言发育的关键期内或之前得到确诊和干预，则可因聋致哑。

3. 嗅觉和味觉

嗅觉和味觉也出现得较早。大约在出生后第1个月，孩子就可因香味引起食物性的条件反射，闻到乳汁的香味就会寻找乳头；出生后第2个月就能比较明确而精细地区别酸、甜、苦等不同味道，能对不同味道的物体产生不同反应。吃惯了母乳的乳儿，在开始换喝配方奶的时候，往往会拒绝。

4. 皮肤觉

孩子的皮肤觉很早就开始出现。在触觉方面，从很小的时候起，孩子就能对跟身体接触的襁褓或被褥引起的任何不舒服产生强烈的反应，特别敏感的是嘴唇、手掌、脚掌、前额、眼帘等处。例如，在物体接触嘴唇的时候，就立刻抓握物体等。在温度方面，他们的感觉也比较敏锐，如在洗澡的时候，如果水太冷或太热会大哭起来。喝配方奶的孩子，如果太冷或太热，他会加以拒绝。在痛觉方面，孩子如遇到痛刺激，能立刻产生全身的或局部的反应。有心理学家提出乳儿的"皮肤饥饿"理论，认为乳儿的皮肤具有"饥饿感"，只要成人轻轻抚摸或将他抱起来，他就会感到安全和解除"饥饿感"。这就是为什么通常当乳儿哭的时候，把他抱起来，哭声即止。

（二）语言的发展

乳儿期是语言发生期，又称为前语言期，包括发音和学语阶段。0～12个月的孩子经历的语言发展过程大致可以分为以下3个阶段。

1. 简单音节阶段（0～3个月）

在此发展阶段，孩子通过听、看、"说"、哭闹等与外界、成人沟通。

（1）孩子听觉较敏锐，对语音比较敏感，具有一定的辨音水平。

刚一出生，孩子就开始了对语言的内在吸收性学习。孩子首先学会区别语言和自然界中、生活中的其他声音，并获得辨别不同话语声音的感知能力。孩子喜欢听人类的语言，满月时，听到妈妈的说话声能停止哭泣；2～3个月的孩子听到成人说话的声音会转头寻找。

（2）与成人面对面进行"交谈"时，孩子产生交际倾向，会做出相应的动作反应。

这一阶段的孩子喜欢面对面的语言交际，偏爱母亲和高频率的声音，如果有人对他说话，他会用微笑、动动嘴巴、转头、吵闹、尖叫，或者其他开心的或痛苦的神情给予反应，身体也会有相应的活动。

（3）能发出一些简单的音节，多为单音节。

0～3个月的孩子发声以哭为主，可以发出a、o、e等音，会从喉咙里发出细小的喉音，偶尔发出ei、ou等声音。3个月时孩子能发出拖长的单元音，或连续两个音，如"啊咕""啊呜"等。此时孩子发声更加自如，乐意与人对答。以下为两个月的孩子的发音。

a	ai	e
ei	hai	ou
ai-i	hai-i	u-e

2. 连续语音阶段（4～8个月）

在此阶段，孩子能发出一连串近似词的音节，出现"语音玩弄"现象和"小儿语"现象，能辨别语气、语调和音色变化。

（1）经常发出连续的音节，出现"语音玩弄"现象。

4个月的孩子会盯着成人说话的嘴；发声能持续15～20分钟，能发出一连串类似音节的声音；当出现无意识的发音时，如"mamama"，会不停地叫着玩，这就是"语音玩弄"现象。

（2）在与成人交往中学习交际规则的雏形。

孩子到7～8个月后，对一些特定的语音能做出相对固定的反应，如听到自己的名字能回头或以笑来回应，听到"再见"会摆手，听到"欢迎"会拍手等。这是孩子的语言条件反射，它使孩子有了与成人沟通、交往和学习语言的可能性，同时也是对交际规则的学习。

（3）能辨别语调、语气和音色的变化。

8个月左右的孩子会看或指向物品所在的地方；能一口气发出几个语音，能说"ma-ma""da-da"，但通常无所指；孩子能从各种声音中分辨出熟悉的、有意义的声音，如妈妈的说话声。

（4）懂得简单的词、手势和命令，理解具有情境性。

7～8个月的孩子处于前语言理解阶段，能对成人的一些语言做出相应的反应，听到一定的"音"开始能与具体的事物联系起来，如听到"妈妈"时会看母亲，听到"爸爸"时会看父亲。如果大人边念儿歌边做相应的动作，孩子能记住，也会学着做相应的动作。婴儿还会有意识地模仿语音，并以此为乐；听到大人说"不"会停止活动；会用点头或伸手表示"要"，用摇头或皱眉表示"不要"；开始能表达自己，而不是单纯模仿；手势语发展很快。

3. 语言模仿阶段（9～12个月）

此阶段的孩子开始模仿别人的发音，语言中枢开始发育，会发出第一个有特定指代意义的单词。

（1）不同的连续音节明显增加

孩子能听懂大部分简单的口语，能用较清晰的发音来表达自己的意思和感情；能叫"爸爸""妈妈"。

（2）开始真正理解成人的语言

12个月左右的孩子知道大人在谈论自己，会表现出害羞，这是孩子理解大人谈话的表现。

（3）开口说话，说出第一个有意义的单词

12个月左右的孩子能够有意识地称呼爸爸、妈妈，还能说出两三个词；能理解大人的话并用手势回答，如问"你几岁啦"，会竖起手指表示；爱听熟悉的话，会照着听到的一些话去做，如"坐好"等。

（三）注意与记忆的发展

乳儿期以无意注意为主，随着年龄增长逐渐出现有意注意。3个月的乳儿可把意识指向新异的刺激物，开始产生"注意"。5～6个月的乳儿能够比较稳定地注视某一物体，但时间较短。

随着条件反射的建立和发展，记忆能力初步发展起来，这时的记忆纯粹是无意识记忆。就记忆的表现来说，首先出现的是再认，一般来说，五六个月的乳儿可以再认妈妈，但此时再认的保持时间很短，只能再认相隔几天的事物。再认的范围随着时间的推移逐步扩大，最初再认自己的妈妈、亲人，以后是周围的事物。

（四）思维的萌发

新生儿刚出生只有先天的无条件反射。乳儿期是思维产生的准备时期，会出现思维萌芽的一些表现，如知觉的概括能力的萌芽，大约到1岁，孩子逐步认识到知觉常性和客体永久性。6个月的乳儿追视一个滚动的物体，虽然物体滚得越远看起来就越小，但他还是能认识到其是同一物体。一般认为，在孩子8～12个月时，由于动作（特别是手的动作和行走的动作）的发展和语言能力的发展，孩子开始认识到客体永久性。例如，在这以前，你和孩子"躲猫猫"的时候，你一躲开，他看不见了，也就不找了，以为世界上不存在"你"这个人了。可是在孩子1周岁左右时，你再和孩子玩"躲猫猫"游戏时，你叫他一声，然后再躲起来，孩子就会用眼睛到处找。客体永久性，实质上就是表象的最初形态。

（五）情绪的发生和发展

新生儿时期，由于开始适应新的环境，产生的消极情绪较多。2个月以后，乳儿积极情绪逐渐增多，当吃饱而又温暖的时候，可以看到他比较活泼而微笑的表情，当抚育者亲近他或满足他的某种需求时，他开始对人微笑。4～5个月时，乳儿能够笑出声来，同成人进行情绪交流。6个月时，乳儿能够认识人，情绪反应也会因人而异，对母亲的情绪发展为依恋，对母亲十分亲热，对生人表现出"认生"。6～12个月，是"认生"发生的高峰期。

（六）气质差异

乳儿说不上具有稳定的个性，但出生不久，乳儿就表现出行为的个别差异，对同样的刺激会产生不同的反应，有的好动些，有的活跃些，有的安静些，有的急躁些，这些个别差异，也就是先天带来的气质差异。有人研究了出生后几个月乳儿的行为表现，将其归纳为3种不同气质类型（A.Thomas，1970）。

1. 容易护理型

这些孩子的行为倾向于有规律性，容易适应环境。他们情绪愉悦，一般会对新的刺激报以积极的反应，容易感到舒适，有安全感。他们似乎少有行为问题。

2. 慢慢活跃起来型

这些孩子是不积极的，对新的经验适应比较缓慢，他们很少表现出强烈的情绪，无论积极还是消极的情绪。他们对新环境适应较慢，开始时有点"害羞"和冷淡，但他们一旦活跃起来，就会适应得很好。

3. 困难型

这些孩子的吃、睡和一般活动都不规律。他们是情绪型的，对新经验往往有强烈的反应。他们难以形成安全感。

以上各种气质类型，只有在乳儿期表现得最充分。随着孩子的长大，各种因素都会影响他们，那时表现出的气质特征就比较复杂了。虽然孩子出生时就带有自己的气质特征，但个性的差异很大部分决定于孩子的经验，尤其是同其他人相互作用的经验。

知识拓展

能力发展表现

表4-1为0～12个月乳儿的能力发展表现。

表4-1 0～12个月乳儿的能力发展表现

月龄	正常表现 （多数乳儿能做到）	突出表现 （半数乳儿能做到）	超常表现 （少数乳儿能做到）
1	会抬头 对声音有反应 能凝视大人的面孔	眼睛可跟随物体 会"呜啊"地发声 能看出黑白图案	能微笑 能大笑 可将头抬起45°

续表

月龄	正常表现 （多数乳儿能做到）	突出表现 （半数乳儿能做到）	超常表现 （少数乳儿能做到）
2	能发出简单音节 眼睛可跟随物体 能把头抬起一小会儿	能微笑和大笑 可将头抬起45° 动作变得协调	可用双腿支撑体重 可抬起头和肩
3	能大笑 可稳稳地抬头 能识别妈妈的面孔和气味	会发出尖叫声 可辨别妈妈的声音 可抬起头和肩	可转向发声方向 可将两手交叉 可做翻滚动作
4	可用双腿支撑体重 对他讲话时能给出回应	能抓得住玩具 能伸手去拿物品 可做翻滚动作	能模仿语言 也许长了第一颗牙齿 也许能吃固体食物
5	可辨认醒目的颜色 可做翻滚动作 可以玩自己的小手	可转向发声方向 能知道自己的名字	能短暂独立地坐立 能往嘴里放东西 见陌生人就不安
6	可转向发声方向 能模仿发声 可向两侧翻滚	会抓取物体放入口中 能无须支撑短暂地坐立 可吃固体食物	开始爬行 会咿咿呀呀地讲话 会将物品拉向自己
7	能无须支撑坐立 能伸手抓取物品 能模仿说话，会发出一些音节	能将音节连接起来好似一个词 开始爬行或向前扑	能扶着东西站立 能挥手说再见 能用手拍击物体
8	会叫爸爸或妈妈（可能区分不清） 开始爬行 可以用手递东西	可以扶着东西站立 爬行动作相当标准	可将自己拉起到站立姿势 可利用拇指与食指捏抓将物体夹起 可用杯子喝水
9	能将音节连接起来成为单词 可以扶着东西站立	可用拇指夹起物体 可扶物站起并慢慢移动 能用手拍击物体	会有意识地叫爸爸或妈妈
10	能挥手说再见 可扶物站起并慢慢移动 爬行动作相当标准	能用手势表示"要" 能理解"不"	可自行站立几秒 可将物品放入容器
11	会3个以上称呼 可自行站立几秒	能理解简单指令 可将物品放入容器 能模仿他人的动作	会弯腰
12	能模仿他人动作 能咿呀发声，像在说话 能用手势表明需要	会学动物叫声 能走两三步 对简单指令有反应	会用蜡笔胡乱地写 可以走得很稳 可说多个词

第二节　乳儿的保育

乳儿的健康成长，离不开抚育者的精心呵护。作为抚育者，掌握一些健康保健知识，对于科学地育儿非常重要。

一、保护好乳儿的五官

乳儿的各种感官正在发育，必须从出生就开始加以保护，使它们免受伤害。

（一）不使感官过分疲劳

乳儿感官的使用要有一定的"度"，否则容易产生疲劳，久而久之，感官的作用就会减弱或感官失灵。如视觉，乳儿出生时的视觉发育尚不完善，眼球较小，屈光系统调节能力弱，不论是看远距离还是看近距离物体，都不能时间过长，并要不断变换位置和方向。若乳儿躺在床上，总是接受来自一个方向的视觉刺激（玩具、光线等），时间长了容易引起斜视、降低视力。再如嗅觉，如果乳儿长期在某一特定气味下生活，空气不清新，嗅觉会因为受到过分刺激而失灵。

（二）避免噪声刺激

通常，大于90分贝的声音称为噪声。现在乳儿生活的环境（特别是城市）各种噪声很多，若长期受到噪声的刺激，就可能发生缓慢性的听觉损害。因此，抚育者应有意识地保护乳儿的听觉器官，尽量让乳儿避开噪声刺激，免受伤害，更不能对着乳儿的耳朵大声喊叫。

（三）注意五官的卫生

乳儿尚没有自我保护的意识，因此，五官的卫生需要抚育者来保护。不用手或不干净的手帕去揉乳儿的眼睛，不用锋利的东西挖乳儿的耳朵。乳儿应有自己的碗、杯、勺子；每次吃完食物后，给乳儿喂些白开水漱口。当乳儿鼻腔有分泌物时，不用指甲去挖其鼻孔，而应用消毒棒朝着鼻翼方向清除鼻内分泌物，禁止朝鼻中隔方向清除，以防损伤毛细血管导致出血。保持乳儿的皮肤清洁，勤换内衣，勤洗澡。夏季尽量避免乳儿生痱子，尽量避免乳儿皮肤受损或患湿疹。

二、进行体格锻炼

乳儿需适当进行体格锻炼以增强体质，可接受空气浴、日光浴、水浴的"三浴"锻炼。"三浴"锻炼可以促进乳儿生长发育，使乳儿性格活泼、食欲增加，睡眠安静持久，体格健壮。

（一）空气浴

空气中的氧和负氧离子，对于大脑、呼吸系统、循环系统、消化系统等功能均有良好作用，可促进乳儿发育成长。冷空气刺激还可以增强乳儿呼吸道抗寒抗病能力和对外界环境的应变力。进行空气浴时，可以在气温不低于20℃时，给乳儿脱光让其暴露在空气之中，开始时每日1次，每次2～3分钟，以后逐步增加到15～20分钟。9～12个月的乳儿每日可进行2次空气浴。空气浴一般适宜在饭后1小时后进行，夏天可在室外进行。

（二）日光浴

用日光浴的方法锻炼身体，相较于在其他自然条件下进行身体锻炼有更好的作用。经过空气浴的乳儿可进行日光浴，这对预防佝偻病有很大作用。日光浴是利用天然的太阳光，根据需要照射身体的一部分或全部，来调节人体的机能，促进身心健康的方法。日光有肉眼看不见的红外线、紫外线，以及可见光线。紫外线能将皮肤中的7-脱氢胆固醇变成维生素D3，可改善钙、磷代谢，防治佝偻病和骨软化症等。但需要注意，不能在气温太低的时候对乳儿进行日光浴，且照射的时间要遵循循序渐进的原则，最开始进行日光浴时，每次照射10分钟即可。

（三）水浴

水浴对肌肉、血管和神经有舒缓作用，并能促进物质代谢。乳儿夏天应坚持每天盆浴，冬天应隔天盆浴或擦浴。水浴锻炼，主要包括温水浴，凉水洗手、洗脸，温水擦澡，淋浴，冲浴，游泳等，水温应从35℃开始，随着时间的推移，水温可降至26～28℃。训练乳儿游泳，也是施行水浴的方法之一。游泳是孩子的本能，胎儿在体内就生活在羊水里，所以游泳的动作是在母体内就会的。可以说，乳儿具有学游泳的天赋。因此，抚育者可经常带乳儿去游泳，这对乳儿身体的发育具有重要的作用。

"三浴"锻炼可以结合起来，可以同时进行两项，也可以同时进行三项，如遇乳儿患病，以及大风、炎热等恶劣天气，则应暂时停止"三浴"锻炼。

三、安全防护

乳儿自我保护意识薄弱，加之其对周围事物的探究心理，什么东西都想摸一摸、尝一尝，在这种情况下，保护乳儿的安全就显得尤为重要。

（一）防止乳儿烫伤

给乳儿喂奶、喂水前要先试一下温度，将奶或水滴于手背上，以不烫为宜。辅食加热后要稍放一会儿，待温凉后喂哺。乳儿盥洗用水也不能太热。此外，要让乳儿远离水瓶、炉子、锅、取暖器等物品，对可走动的乳儿，可以让其建立起烫的意识；将稍烫的水杯或热水瓶塞逐渐靠近乳儿的皮肤，使其感觉烫的不适，并强调"烫"这个词，以后再说"烫"时，乳儿就有了感性认识，自动远离相关物品。

（二）防止碰伤、摔伤

7～8个月以后的乳儿，由于学会了爬和站立，其活动的范围在扩大，抚育者要时刻注意他的动向，防止碰伤、摔伤。即使乳儿睡觉时，也不可将其一个人放在没有围栏的床上，以免他翻身滚落到地上。在乳儿活动的范围内不可有硬物和尖锐的角，如桌角、床角、柜门的把手等，可用软棉布将其包住，或让其远离乳儿活动区域，防患于未然。

（三）防止异物入口鼻

由于乳儿有用嘴尝物体的习惯，故在乳儿的视线范围内和可触及的地方都不能有"危险品"，如纽扣、硬币、回形针等容易被乳儿吞下的东西，笔、勺子等棍状物也不宜给乳儿玩，以免乳儿放在嘴中玩耍时入口太深或误伤眼睛。抚育者在使用剪刀、针、螺丝刀等锐器后要及时收好。

（四）防止药物的毒副作用

乳儿患病时，要遵照医生所嘱，慎用药物，如庆大霉素、新霉素、链霉素、卡那霉素等药物，若大剂量使用，可能会导致神经性耳聋。抚育者在给乳儿用药时，一定要了解药物的性能及毒副作用，掌握好用量，并密切观察，避免滥用药物造成伤害。

四、坚持母乳喂养，合理添加辅食

母乳是乳儿最好的营养食品，母乳不足可用其他代乳品。随着乳儿月龄的增长和食物需要量的增多，无论是母乳还是代乳品，都无法完全满足乳儿生长发育的需要。因此，要逐步为乳儿补充辅食，以满足其生长发育的需求，保证乳儿的营养，也为日后断奶做好心理上、生理上的准备。过早或过迟补充辅食都会影响乳儿的发育，因此为乳儿添加辅食需要遵守一些原则。

（一）辅食添加的时间

对辅食添加的时间一直以来有不同的说法，每个孩子的生长发育情况不一样，因此添加辅食的时间也不能一概而论。过去的观点认为孩子满4个月就应该添加辅食，因4个月大的孩子已能分泌一定量的淀粉酶，可以消化吸收淀粉。世界卫生组织通过的新的婴儿喂养报告，提倡在出生后前6个月纯母乳喂养，6个月以后在母乳喂养的基础上添加辅食，母乳喂养最好坚持到1岁以上。以奶类为主，其他食物为辅，这是把1岁内为孩子添加的食物叫作辅食的原因。

目前我国卫健委也提出建议，在孩子进入第6个月后再添加辅食。但是具体到每个孩子，该从什么时候开始添加辅食，应视孩子的健康及生长状况而定，而非完全由月龄来决定。

知识拓展

为宝宝添加辅食的标准

1. 宝宝体重是否足够

宝宝体重需要达到出生时的2倍才可添加辅食，至少达到6千克。如果宝宝体重达到了这样的增长标准，就可以考虑给宝宝做辅食添加的准备了。

2. 宝宝是否具有想吃东西的行为

如别人在宝宝旁边吃饭时他会感兴趣，他可能还会来抓勺子、抢筷子。如果宝宝将手或玩具往嘴里塞，说明他对吃饭有了兴趣。这时可以开始学习如何给宝宝做辅食了。

3. 宝宝是否有吃不饱的表现

比如宝宝原来能一觉睡到天亮，现在却经常半夜哭闹，或者睡眠时间越来越短。每天母乳喂养次数增加到8～10次或喂配方奶粉1000毫升，但宝宝仍处于饥饿状态，没一会儿就哭，没一会儿就想吃。当宝宝在6个月前后出现生长加速期时，是开始添加辅食的好时机。

4. 伸舌反射是否消退

很多父母都发现刚给宝宝喂辅食时，他常常把刚喂进嘴里的东西用舌头推出来，由此认为宝宝不爱吃。其实宝宝这种伸舌头的表现是一种本能的自我保护，称为"伸舌反射"，说明喂辅食还不到时候。伸舌反射一般到4个月前后才会消失。

5. 宝宝尝试吃东西的行为

如果当爸爸妈妈舀起食物放进宝宝嘴里时，他会尝试着舔进嘴里并咽下，表现出很高兴的样子，说明他对吃东西有兴趣，这时可以放心给宝宝喂食了；如果宝宝将食物吐出，把头转开或推开爸爸妈妈的手，说明宝宝不想吃，此时一定不能勉强，隔几天再试试。

（二）添加辅食的原则

给乳儿添加辅食时，既要根据乳儿的营养需要和消化能力逐月添加，也要根据辅食的供应情况、家庭生活习惯、乳儿食欲等不断地调整辅食内容。

1. 辅食添加顺序

辅食往往从谷类，尤以大米、面糊或汤开始，如可以从添加不容易引起过敏的婴儿米粉开始。以后逐步添加菜泥、果泥、奶及奶制品、蛋黄、肝泥及肉泥等。

2. 逐步适应，循序渐进

添加辅食时每次只能增加一种新食物，试吃3～4日，无不良反应后再增加另一种。要循序渐进，不宜同时增加两种食物，否则引起消化不良或出现过敏症状时，往往会分辨不出是哪种食物造成的。添加辅食的过程中遇乳儿患病，可以暂时停止，待乳儿痊愈后再继续添加。

添加某一食品时，要从少到多，从稀到稠，从软到硬，从淡到浓。按流质—半流质—软质—固体食物的顺序进行添加。开始总是先给少量的，当乳儿肯吃、消化正常时，再逐渐加量。

3. 因人而异

添加辅食时要考虑乳儿的个体差异。要根据乳儿的月龄、体质、活动情况以及季节等灵活掌握。消化能力强、进食量大的乳儿可以适当增加喂食量。对于辅食添加的品种，可以根据个体对营养的需求，有所偏重：如为了增加能量，可添加淀粉类如米糊、粥、面类等；为了增加蛋白质，可选富含蛋白质的奶类、豆制品、鱼肉和猪肉等；为了补充铁质，可选肝泥或动物血等。

4. 选用小汤匙喂食

择大小合适、质地较软的勺子喂食，可训练乳儿吞咽和咀嚼能力。若将泥糊状食物放入奶瓶让乳儿吸吮，会过度喂养导致肥胖。开始时，只小勺前面舀少许食物，轻轻地平伸小勺，放在乳儿的舌尖部位，然后撤出小勺。要避免小勺进入口腔过深或用勺压乳儿的舌头，这会引起乳儿的反感。

5. 食物清淡，不要喂得过饱

食物不要加任何调味剂（如盐、味精、鸡精、酱油、香油、糖等）。乳儿在1岁以内，营养摄入的主要来源仍是奶类。如果辅食喂得过多，乳儿可能会自动减少奶的摄入。

知识拓展

推荐辅食制作方法

在开始添加辅食时，宝宝还没有长出牙齿，只能给宝宝喂流质食物，之后逐渐添加半流质食物，最后发展到固体食物。

1. 青菜水

适宜4个月以上的宝宝。

材料：青菜100克、水100克。

做法：将青菜洗净，切成丝；把水烧沸，放入青菜；煮5～6分钟后离火，再焖10分钟，倒出汤汁即可。

2. 南瓜糊

适宜4个月以上的宝宝。

材料：南瓜一块、水适量。

做法：将南瓜去皮并切成小块，蒸熟后用勺压成泥，加少量水调匀即可。

3. 小米汤

适宜4个月以上的宝宝。

材料：小米一小把、水适量。

做法：将小米淘洗干净，放入锅中，加水煮开之后转小火，慢慢熬煮30分钟，关火。吃的时候要注意，要放温了之后，用过滤网把米过滤掉，只留汤，这才是要给宝宝喝的。

4. 蛋黄羹

适宜4~8个月的宝宝。

材料：蛋黄一个、水适量。

做法：水开之后，转小火，然后把蛋黄轻轻倒入水中，用筷子不停地搅拌，做成细腻的蛋黄羹。蛋黄羹放温之后，可以给宝宝食用。但初次喂食蛋黄时，一定要注意观察，看宝宝有没有异常，如果没有异常可以继续喂食。

5. 苹果泥

适宜5个月以上的宝宝。

材料：苹果一个。

做法：把苹果皮削掉，苹果核去除，然后把苹果压成泥状，用小勺喂给宝宝吃。

6. 胡萝卜泥

适宜5个月以上的宝宝。

材料：胡萝卜一根、水适量。

做法：将胡萝卜洗净，去皮煮熟，切成薄片，取出少量，碾碎加水，搅拌成糊状即可。

用同样的方法可制作土豆泥等根茎类食物的泥。

7. 煮鱼肉

适宜7个月以上对鱼不过敏的宝宝。

材料：鱼肉50克、开水100克。

做法：把鱼骨去掉之后，放入食品料理机中绞碎，再检查有没有细小的刺，然后把鱼肉放入锅内，加入100克开水，直至将鱼肉煮软。

8. 青菜鸡丝粥

适宜6个月以上的宝宝。

材料：青菜一把、鸡肉一块、大米适量、水适量。

做法：青菜剁碎，备用；将鸡肉切成细丝，备用；大米加水熬成粥，粥煮滚之后按照顺时针搅拌，这样容易起浆，粥的味道会更好；之后放入青菜碎和鸡丝继续熬煮，直至煮熟。

9. 玉米粥

适宜6个月以上的宝宝。

材料：新鲜甜玉米少许、大米适量、水适量。

做法：大米加水熬成粥，把玉米用料理机打碎成浆，加入大米粥中，继续熬煮一会儿。

10. 西红柿鸡蛋面

适宜8个月以上对麦麸不过敏的宝宝。

材料：西红柿一个、面粉少许、鸡蛋一枚、水适量。

做法：鸡蛋取出蛋黄，不要蛋白，放入面粉中，西红柿打成浆放入面粉中；将面粉揉成团，可以适量加水，也可不加，因为西红柿的汁水可以用于和面；用面条机压出细面条或者手工擀面（先把面团擀成薄饼状，越薄越好，多擀几次之后，撒上面粉将面饼卷起切成面条，越细越好）；用水煮面，不要加任何作料，面煮得越烂越好，煮烂之后即可出锅。

11. 鲜肉丸

适宜8个月以上的宝宝。

材料：猪肉100克、淀粉适量、鸡蛋1个、开水适量。

做法：猪肉用料理机绞碎或者用刀剁成肉泥；取蛋黄，不要蛋白，把蛋黄加入猪肉泥中；把少量淀粉也加入猪肉泥中，搅拌均匀；在锅中放入开水，然后用小勺子将肉泥挖成球状丢进沸水中煮熟即可。

吃的时候，要把肉丸用筷子捣碎，与烂面条或者米粥一起食用更好。

12. 猪骨头炖胡萝卜两吃

适宜8个月以上的宝宝。

材料：胡萝卜一小块、猪骨头一块、水适量。

做法：猪骨头焯水沥干，然后在锅内加水没过胡萝卜和猪骨头开始炖；炖烂之后，把嫩软的胡萝卜用勺子挖给宝宝吃即可；用容器过滤汤汁，汤汁可以再熬粥给宝宝喝。

注意骨头不要太多，否则容易腻，最好选一块干净的猪骨头，尽量没有肉的那种。汤汁一定要过滤好，否则容易呛到宝宝，家里一定要备好网眼细密的滤网。

13. 白萝卜炖梨肉

适宜6个月以上的宝宝。

材料：白萝卜一块、去皮去核的梨一个、水适量。

做法：将白萝卜跟梨用料理机打成碎末，然后加水炖15分钟，炖软烂之后即可出锅。可给宝宝喝汤、吃果肉。

14. 坚果饼

适宜8个月以上对麦麸不过敏的宝宝。

材料：坚果一把，婴儿配方奶粉、鸡蛋、面粉、水各适量。

做法：用料理机把坚果打成粉末状，没有料理机可以先煮熟然后用勺子将其压成泥；所有材料拌在一起，加入水，搅成糊状；将糊倒入平底锅中，烙成饼状即可，也可以直接用碟子盛装，上锅蒸30分钟。

15. 山药粥

适宜6个月以上的宝宝。

材料：山药一块、大米少许、水适量。

做法：山药洗净，用料理机搅碎或者煮熟了之后再用勺子压烂，然后放入锅中加水和米同煮，熬煮30分钟左右即可出锅。

16. 蒸地瓜

适宜6个月以上的宝宝。

材料：地瓜一块。

做法：地瓜蒸熟，用勺挖给宝宝吃即可（若是觉得太硬，可以加水调成地瓜糊）。

此方法也可以南瓜、冬瓜或者土豆为材料。

17. 西红柿炒猪肝

适合9个月以上的宝宝。

材料：西红柿一个、猪肝少许、油少许。

做法：将猪肝洗净，切开，在切面用刀轻刮，刮出肝泥；起油锅，西红柿炒成糊状，加入肝泥炒熟，肝泥一定要熟透。

18. 蘑菇炖豆腐

适合10个月以上对豆制品不过敏的宝宝。

材料：嫩豆腐一块、蘑菇几片、油少许、水适量。

做法：起油锅，下蘑菇并翻炒几下，然后倒入适量水；开锅后放入切成块的豆腐，炖煮15分钟即可。

用鸡汤炖也可以。

19. 胡萝卜牛肉粥

适宜9个月以上的宝宝。

材料：胡萝卜一块、牛肉一小块、大米适量、水适量。

做法：大米加水熬成粥，熬半小时左右；将胡萝卜用料理机搅碎或者用刀剁碎；牛肉用料理机搅碎或者用刀剁碎；在粥中加入牛肉碎和胡萝卜碎继续炖煮片刻即可。

20. 虾肉小馄饨

适宜10个月以上对虾不过敏的宝宝。

材料：虾肉、馄饨皮、紫菜、水适量。

做法：将虾肉剁成泥，包进馄饨皮中；下锅加水煮熟，再撒上一点紫菜。

五、乳儿常见疾病及其预防

（一）佝偻病

当乳儿体内缺乏维生素D时，会发生维生素D缺乏性佝偻病。患佝偻病的乳儿早期有睡眠不安、多哭闹、容易惊醒、多汗等症状。由于酸性汗液刺激皮肤，乳儿头部来回摆动摩擦枕部，头后形成一圈脱发及枕秃。较严重的佝偻病可导致乳儿出现颅骨软化，用手指按压头有按压乒乓球的感觉，以后逐渐出现方颅、肋骨外翻、"O"形及"V"形腿，有的还可能出现脊柱侧弯等症状。这样的孩子说话、走路以及乳牙萌出都比正常的孩子晚。

预防佝偻病的方法首先是多晒太阳，坚持户外运动，即使是冬天也要接触阳光。冬天中午前后阳光充足，户外活动时应让乳儿露出四肢；夏天则应在阴凉处，避免晒伤。注意不要让乳儿隔着玻璃晒太阳，因为玻璃会阻挡紫外线。食用鱼肝油，从1滴开始逐渐增加到6滴，也可食用添加了维生素D的牛奶。已患有佝偻病的乳儿应遵医嘱使用维生素D制剂和补充钙剂。

（二）肺炎

肺炎是乳儿期重要的常见病，四季均可发病，以急性肺炎多见，可能是原发性疾病，也可能由气管炎、支气管炎等向下蔓延所致。乳儿患肺炎多表现为发热、咳嗽、呼吸困难、吃奶不畅、烦躁不安、鼻翼翕动、口周发青，可配合X线检查以便早期确诊。轻度肺炎治疗效果好，一般使用抗生素7～10天基本上就痊愈了。危重病儿有严重缺氧、心功能不全、中毒性脑病以及水电解质紊乱的症状，要及时住院并采取相应治疗，明确原因，对症下药。

（三）缺铁性贫血

缺铁性贫血是由于体内贮存的铁缺乏导致血红蛋白合成减少而引起的一种低色素小细胞贫血。患缺铁性贫血的乳儿常表现为口唇、口腔黏膜、甲床、手掌、足底苍白。对缺铁性贫血，最重要的是预防，尤其要做好乳儿的合理喂养，如乳儿应在4个月左右逐步开始添加含铁多的食物，如蛋黄、猪肝泥、肉泥、菜泥等。乳儿还应该定期进行健康检查。

（四）蛋白质营养不良

乳儿喂养不当，可发生蛋白质营养不良，从而影响乳儿的生长发育，甚至影响神经系统的发育。这种对神经系统的影响是永久的和不可逆的，将不同程度地影响智力的发展。轻度的蛋白质营养不良较常见，多由喂养不当、膳食不合理和慢性疾病引起，最初表现为体重不增或减轻，皮下脂肪减少，逐渐消瘦，体格增长减慢，直至停滞。

预防蛋白质营养不良的主要方法是普及科学育儿知识，强调合理喂养、平衡饮食的重要性。保证餐桌食物品种多样，能引起乳儿食欲，选择易于乳儿消化和满足营养需要的食物，尽可能选择高蛋白、高热量的食物，如乳制品、动物食品（蛋、鱼、肉、禽）、豆制品及新鲜蔬菜、水果。

（五）婴儿湿疹

婴儿湿疹俗称"奶癣"，是一种常见的，由内外因素引起的过敏性皮肤炎症。其主要原因是对食物、吸入物或接触物不耐受或过敏。患有湿疹的乳儿起初皮肤发红，出现皮疹，继而皮肤发糙、脱屑，抚摩乳儿的皮肤如同触摸砂纸一样。遇热、遇湿都可使湿疹表现显著。湿疹是乳儿皮肤过敏的一种表现。

婴儿湿疹起病大多在出生后1~3个月，6个月以后逐渐减轻，1~2岁以后大多数患儿逐渐痊愈，部分患儿痊愈时间延至幼儿或儿童期，病情轻重不一。湿疹多见于头面部，如额部、双颊、头顶部，以后逐渐蔓延至下颌、颈、肩、背、臀、四肢，甚至可以泛发全身。起初为散发或群集的小红丘疹或红斑，之后逐渐增多，并可见小水疱、黄白色鳞屑及痂皮，可有渗出、糜烂及继发感染。患儿烦躁不安，夜间哭闹，影响睡眠，常到处搔痒。由于湿疹的病变在表皮，愈后不留瘢痕。

乳儿患湿疹的病因是复杂的，其中过敏因素是最主要的，所以有过敏体质家族史（如父亲、母亲、祖父、祖母、外祖父、外祖母、兄弟姐妹等家庭成员有过湿疹、过敏性鼻炎、过敏性皮炎、过敏性结膜炎、哮喘、食物过敏和药物过敏等）的乳儿就容易发生湿疹。发生了湿疹的乳儿，许多物质又会诱发或加重湿疹症状，如食物中的蛋白质，尤其是鱼、虾、蛋类及牛乳，接触化学物品（护肤品、洗浴用品、清洁剂等）、毛制品、化纤物品、植物（各种植物花粉）、动物皮革及羽毛，发生感染（病毒感染、细菌感染等）、日光照射、环境温度高或穿得太暖、寒冷等，都可以刺激乳儿的湿疹反复发生或加重。有一种特殊类型的湿疹，好发生在乳儿的肛门周围，常伴有蛲虫感染，称为蛲虫湿疹。乳儿容易发生湿疹还有其自身的因素，因为乳儿的皮肤角质层比较薄，毛细血管丰富而且内皮含水及氯化物比较多，对各种刺激因素较敏感。

大部分乳儿患湿疹，可能是缘于乳儿对蛋白、鱼和牛乳等食物中的某些大分子物质过敏。这些物质也可通过母亲的乳汁传给乳儿。因此，婴儿湿疹好发于营养足且肥胖的乳儿或消化不良的乳儿。为了预防乳儿食物过敏，一般在开始试用新的食物时，必须从少量开始，逐渐增量，如无过敏，经过7~10天后再增添另一种新的食物。如乳儿过分肥胖，喂食又过多过勤，就应该节制喂食的量和次数。如估计乳儿对牛乳过敏，可在喂食前将牛乳多煮沸几次，使牛乳蛋白变性，或者改喂人乳、羊乳、豆浆等。如果乳儿对蛋白过敏，可只给蛋黄，或者先给少量蛋白，再逐渐增量。如果乳儿对母乳过敏，应暂时少吃或不吃鸡蛋、牛乳、海鲜或刺激性强的食物。同时，为了避免乳儿体内积液太多，加重病变，乳儿食物应少含食盐。如有便秘，为防止过敏食物在肠道内停留时间过久，可酌情给予蜂蜜或润肠通便药物。

（六）预防接种

6个月以内的乳儿有来自母体的一些抗体，有先天性免疫力，不易得传染病。6个月后，乳儿体内来自母体的抗体逐渐减少，免疫力减弱，患各种传染病的机会增多，必须按期进行预防接种。乳儿接种疫苗的时间如表4-2所示。

表4-2　计划免疫疫苗与其预防的疾病

接种月龄	疫苗种类	预防疾病
0	卡介苗、乙肝疫苗（1）	结核病和乙肝
1	乙肝疫苗（2）	乙肝
2	脊髓灰质炎疫苗（1）	脊髓灰质炎（小儿麻痹症）
3	脊髓灰质炎疫苗（2） 百白破三联（1）	脊髓灰质炎 百日咳、白喉、破伤风
4	脊髓灰质炎疫苗（3） 百白破三联（2）	脊髓灰质炎 百日咳、白喉、破伤风
5	百白破三联（3）	百日咳、白喉、破伤风
6	乙肝疫苗（3）	乙肝
8	麻疹减毒活疫苗（1）	麻疹

注：括号中的数字表示该疫苗的第几针。

大多数乳儿在接种疫苗后不会产生严重的反应，由于每个乳儿的体质不同，在进行预防接种后会出现轻重不同的反应，主要表现为局部反应、全身反应或过敏反应。为了保证安全，减少反应，给乳儿进行预防接种时必须全面观察乳儿身体的健康状况。如果乳儿身体不适，暂时不要接种疫苗；待乳儿身体恢复后，再补种疫苗。

第三节　乳儿的教育

根据乳儿的身心发展特点，对其的教育重在感觉器官的训练、动作的训练、语言的训练和社会适应性的教育等方面。

一、感觉器官的训练

乳儿对周围生活环境的认识和了解，是运用自己的各种感官，通过听、看、触摸、品尝等来获得信息并贮存到大脑中的。

（一）视觉训练

根据乳儿的视觉特点，常用的训练方法如下。可在乳儿床头上方、两侧及周围悬挂一些色彩鲜艳的玩具，当乳儿睡醒时，用鲜艳的玩具逗他，训练乳儿眼睛的灵活性。当乳儿吃饱睡足以后，带乳儿到另一个房间或户外走走看看，扩大乳儿的眼界。进行视觉训练时不要让乳儿长时间注视近处的东西，以免产生"对眼"的毛病；要注意经常改变乳儿躺的方向，改变悬挂玩具的种类，以引起乳儿注视的兴趣；不仅要让乳儿看静物，也要让乳儿看活动的动物，如螃蟹、蜗牛的爬行，小猫走路等。先训练乳儿看单一颜色（如红、黄、蓝）后，再让乳儿看不太复杂的混合色（如紫、橘黄）和不同色度的颜色（如粉红、大红、深红）。

知识拓展

开灯睡觉会影响孩子视力

医学研究表明，孩子睡眠时不关灯，会增加孩子患近视的可能性。国外医学研究人员发现，睡在灯光下的2岁以下的孩子，与睡在黑暗中的孩子相比，近视发病率要高出4倍。睡在黑暗中的孩子患近视的只占10%；睡在灯光下的孩子患近视的占34%；睡在室内较强灯光下的孩子，患近视的占55%。有关专家指出：出生后头2年，是眼睛和焦距调节功能发育的关键阶段，光明与黑暗的时间多少，可能会影响孩子视力的发育。

（二）听觉训练

对乳儿进行听觉训练的方法主要有以下几种。一是音乐熏陶。抚育者可以放音乐给乳儿听，那些抒情、悠扬的乐曲可以反复播放，每天2次，每次5～10分钟。4个月以后播放的时间可适当延长。音量比成年人在室内说话的声音稍大即可。抚育者也可模仿动物叫声或刮风、下雨的声音，或为乳儿哼喜欢的歌曲，并随着歌曲的拍子、节奏和旋律摇、拍、抚摸乳儿，乳儿会在音乐声中或歌声中，感受到温暖和爱抚，他的情绪会更愉快。二是与乳儿说话。利用一切机会跟乳儿说话，无论是哺乳、换尿布，还是乳儿醒着独自躺在床上，都可以跟其交谈。叫叫乳儿的名字，说说正在干的事情，教认眼前的玩具等，乳儿会静心地去听。三是给乳儿提供听各种声音的机会。带乳儿一起去倾听大自然中发出的各种声音：如树叶沙沙的声音、小溪潺潺的流响、小鸟婉转的歌声，以及风声、雨声、雷声等。也可以让乳儿听听各种小动物的叫声、钟表的嘀嗒声等。这些都是训练乳儿听觉的有效方法。

（三）嗅觉和味觉训练

对嗅觉、味觉的训练，主要是提高乳儿对各种气味、味道的鉴别能力和适应能力。嗅觉的训练方法主要是：父母可以用各种有味道的食物让乳儿嗅闻，同时告诉乳儿香、臭。味觉的训练方法主要是：父母拿食物给乳儿尝，让乳儿跟着父母说甜、苦、咸等。

（四）触觉训练

乳儿很喜欢抚育者抚摸他，亲亲他，抱抱他，喜欢皮肤与皮肤的接触。抚育者应尽可能多地给予刺激。如换尿布时摸摸乳儿的屁股，洗澡和换衣服时更要多摸摸他，他会高兴得手舞足蹈并报以微笑。3个月的乳儿，喜欢抓、摸、感受，用手去摆弄东西，想探索物体的软硬、粗细、干湿等，因此应给乳儿机会去发展其触觉。对半岁左右的乳儿，可以用不同材质的碎布缝成边长40厘米左右的正方形垫子（里面塞上海绵），让乳儿去抓、摸、感受不同的材质。乳儿再大一些，可提供的玩具种类就更多，要让其充分去感知。无毒、无味、无棱角、不易咽下的东西都可以作为乳儿的玩具，让其去抓、捏、摸，从而发展乳儿的触觉，促进乳儿脑的发育。

（五）综合感官训练

乳儿在认识周围事物的时候，并不是孤立地运用视觉、听觉和味觉，而是综合运用多种感官对某一事物形成整体认识。抚育者在训练其感官时，也要把看、听、摸等联系起来。如提供一种新玩具，抚育者先拿出来让乳儿看，告诉他这是什么玩具，并操作给他看，然后让他自己去摸一摸、摇一摇、敲一敲，经过反复摆弄，在乳儿脑中留下对该玩具的印象。

扫一扫

视频：视觉追踪
手眼协调训练

二、动作的训练

乳儿的动作是从头到脚、从粗大到精细逐渐发展的。动作发展过程中，抚育者需要以不同方式训练乳儿。

（一）大动作的训练

对乳儿来说，首先要训练的是颈部，让其先学会俯卧抬头，扩展视野。沿用辅助新生儿的方法：在两次喂奶间隙，让其俯卧在床上，两手放在头两侧，大人将手指、玩具或其他物体从乳儿的视野中移过，用语言进行引导，如"宝宝，抬抬头，抬抬头"，鼓励他转动头部，让他的眼睛和头部追随大人的动作。每次练习的时间不要太长，一天做1～2次，每次练习后要让乳儿仰卧休息。

到了3个月左右，乳儿脖子就比较有力了。3个月以后的乳儿，可帮助其学习翻身。当乳儿仰卧时，将其左腿放在右腿上，大人右手拿着玩具在其右侧逗引，左手托住其腰部，帮助乳儿翻身至俯卧姿势，片刻后再翻回仰卧姿势。当乳儿掌握了这个技巧，能够抬起一条腿往另一条腿上放时，就可让其自己完成此动作。

4个月的乳儿，腰部力量很弱，坐不稳，只要大人一松手，就会倒向一侧。为了锻炼乳儿的腰腹部肌肉，可让乳儿仰卧在床上，大人一只手放在乳儿的背后，一只手按着他的腿，帮助乳儿坐起；以后可以拉住乳儿的双手让其借助大人的力量坐起来再躺下。

到了6个月，练习扶坐。可以用枕头垫着乳儿的背部使其靠坐起来，也可以让他的两手一起握住大人一只手的拇指，大人一只手紧握乳儿的手腕，另一只手扶其头部让其坐起，再让其躺下，恢复原位。经过锻炼，乳儿就能独坐片刻。

7个月，练习独坐，让乳儿坐在硬床上，大人不给支撑训练其独坐，锻炼乳儿的颈、背、腰的肌肉力量。

8个月，训练乳儿爬行。爬是乳儿最喜欢的运动，也是乳儿独立移动身体的开始。乳儿学习爬开始是匍行，从依靠腹部爬行，逐渐到靠四肢爬行。可以让乳儿俯卧在床上，用乳儿喜欢的玩具在前逗引，乳儿会不停地用手去拿，大人可以用手推他的脚底，帮助他往前匍行。当乳儿学会匍行后，大人可以将宽皮带或毛巾放在他的腹下帮助乳儿抬起腹部，练习用手膝爬行。

扫一扫

视频：前庭觉平衡
训练

知识拓展

学爬益处多

爬，是人类个体发育过程中必经的重要环节。在所有动作发育中，爬行对身体发育和心理发育都有重要意义。

乳儿爬行时，需要俯卧抬头、翻身、撑手、屈膝、抬胸、收腹等动作协调，可以说爬是全身性运动。爬行时，手脚必须支撑身体前进，因而四肢的小肌群也得到了锻炼和发展，为日后精细动作的进一步发展提供了条件。乳儿期是大脑与小脑迅速发育期，爬行促进了身体平衡运动的发展。

爬行扩大了乳儿的活动空间，使乳儿接触事物、接受刺激的次数和数量大大增加，比坐时视野更大。通过爬寻找玩具，乳儿慢慢地意识到虽然东西看不见，但仍然存在，还可以寻找到它。爬使乳儿的感知意向、定向推理、寻找目标等活动得以提前发展。

活动案例4-1

活动名称：爬一爬

活动目标：为学习爬行动作做准备，学会匍匐前行，锻炼四肢肌肉的力量和协调能力。

活动过程如下。

1. 爬行准备。在宝宝学爬行前先练练基本功，即：宝宝俯卧，除了练习抬头，两臂支撑体重，锻炼颈部、背部肌肉外，还要抬抬他的腿，锻炼宝宝身后弯腰，挺胸。锻炼一段时间后，即可练习爬行了。

2. 腹爬。宝宝俯卧，用前臂支撑上身，腹部着床，在前面摆放一些玩具吸引他，成人用双手推他的脚底，使之前行。

3. 手膝爬行。当宝宝腿部肌肉力量不断增强后，能够跪着并用手支撑身体时，就可训练宝宝手、膝盖触地，向前爬行了。如果宝宝的腹部不能离地，大人可以用一条毛巾裹住宝宝的腹部，在宝宝爬行时，略微往上提，帮助宝宝以腹部离地的方式往前爬。

4. 手足爬。将楼梯擦干净，楼梯上铺上地毯，让宝宝坐在离楼梯30厘米处，在楼梯的第2层放一个玩具，逗引宝宝用手和足爬上楼梯拿玩具，一旦拿到玩具要热烈称赞，熟练后把玩具放高一层，继续练习。还可以变化爬的高度，如爬沙发、床、桌子等，训练宝宝的手足爬的能力。

5. 爬过障碍物。设置一些障碍物，鼓励宝宝爬过障碍物或在障碍物里穿行。锻炼宝宝四肢肌肉的力量和身体的灵活性及动作协调能力。可以用下列物品做障碍物：呼啦圈，让宝宝从中间爬过去；枕头，让宝宝爬过去；充气球，可以推开或绕着爬；中空的箱子，可以从中间爬过去；纸板积木，可以垒起来让宝宝绕过去，悬挂玩具，可以让宝宝触摸和拍打。

10个月，训练乳儿站立，乳儿可以扶着床的栏杆，或大人用手扶住乳儿的腋下，轻轻放手让乳儿寻找平衡感。

活动案例4-2

活动名称：站一站

活动目标：训练站的能力，发展双腿的肌肉力量和平衡能力。

活动过程如下。

1. 扶物站。让宝宝站好，一手握紧可靠的支柱（桌子腿、栏杆），家长扶好他的腰，让宝宝站立片刻，家长可以进行语言鼓励"宝宝站起来了"。家长还可用双手扶着宝宝的双手，让宝宝站立，如果宝宝能很好地站立，家长可以放开一只手，仅用一只手扶着宝宝的一只手，鼓励宝宝站立，但家长不要让宝宝站立太久。

2. 扶着蹲。在宝宝脚底下放他爱玩的玩具，让他弯腰用一只手去拿，家长根据他站立的稳定程度决定扶腰手的力度大小，家长给予语言信号刺激，比如可以说"拿一拿""拿拿""拿娃娃"等。如果宝宝平衡力不强、站得不稳，家长可以让宝宝面朝外站好，一手扶着其腰部，让他捡他脚底下的玩具。训练宝宝弯腰下蹲的能力，增强膝与腰腿的力量和控制能力，掌握好平衡。

3. 独立站。家长用双手扶宝宝站立，宝宝能平稳地站立后，再改成单手扶宝宝站立，如果宝宝仍能较平稳地站立，家长可以突然放开双手，让宝宝独立地站立片刻。家长要注意保护宝宝。

11～12个月，练习走路，乳儿可以用学步带，也可以由父母搀扶着走。

活动案例4-3

活动名称：走一走

活动目标：锻炼腿部力量及手脚和身体的配合能力，发展身体的平衡能力和控制动作的能力，训练独立行走的能力。

活动过程如下。

1. 借助学步带走。用学步带系住宝宝的双肩和前胸，家长将另一端拉住，可自由调整学步带的长度，控制宝宝身体的平衡，练习行走。

2. 扶物走。宝宝扶床、墙等物体慢慢移动身体，学习行走。

3. 推车走。将宝宝坐的童车作为扶手，让宝宝推着向前走，或者家长轻握宝宝双手牵着宝宝向前走，随着节奏说"一二一"。

4. 单独走。家长先扶着宝宝的一只手让宝宝行走，然后突然放开宝宝的手，让宝宝自己尝试着走。如果宝宝害怕，家长要鼓励宝宝，最好是母亲在旁边保护，父亲在前面一小段距离鼓励宝宝向父亲走去。

（二）精细动作训练

精细动作训练不仅能锻炼手和手指的动作，还能训练手眼协调的能力，如抓放、手指对捏、模仿画画、剪贴、折叠、书写等。手部精细动作的健全发展，可以使乳儿认识事物的各种属性及彼此间的联系，促进其知觉完整性与具体思维的发展，并且为乳儿以后吃饭、握笔写字、使用工具等行为打下基础。乳儿不同月龄的精细动作训练内容及注意事项如下。

1个月：不要给宝宝戴手套，让他能自由地挥动拳头，看自己的手，玩自己的手。

2个月：经常刺激宝宝手心，训练抓握反射；让宝宝触摸一些不同质地的玩具，促进宝宝感知觉发展。

3个月：拿一些颜色鲜艳、能够发出悦耳声音的玩具给宝宝看，激起他抓握玩具的兴趣；把玩具放到宝宝手里，带宝宝去抓握。

4个月：摆几种能吸引宝宝的玩具，如玩具娃娃、拨浪鼓，让他练习主动抓握。玩具可以从大到小摆放，宝宝可反复练习。如果宝宝抓不准，可以帮他把玩具移到准确的方位；一人抱着宝宝，另一人拿玩具放在约1米远处逗他，看宝宝是否会伸手去拿，如果不伸手，则引导他去触摸、摆弄这些玩具，为以后的伸手抓握训练打下基础。

5个月：在宝宝面前悬挂一些颜色鲜艳的玩具，让宝宝去抓握。开始将玩具放在宝宝一伸手就能抓到的地方，然后慢慢移到远一点的地方。可以时常更换不同质地的玩具，使宝宝在抓、摸过程中接受不同刺激。每次的训练时间不宜过长。

6个月：教宝宝撕纸，培养他的手眼协调能力，锻炼手的精细动作；有意连续向某只手传递玩具或食物，大人示范将手中的东西从一只手传到另一只手，让宝宝反复练习，学会"倒手"；继续训练宝宝够取物体，物体可更换（从大到小、从近到远）。

6个月后：如果宝宝扔玩具，大人可以拾起来给他继续玩，让他积极地探索；让宝宝练习用拇指配合其他手指抓起积木；训练宝宝用一只手握住的玩具对击另一只手握住的玩具，发出声音时，给予奖励，这样能促进手、眼、耳、脑感知觉能力的发展。

9个月：精细动作进一步复杂化，宝宝最大的进步是能用拇指和食指对捏拿起小物品，如黄豆、花生米等，这种对捏的动作难度很高，标志着大脑的发育水平。

10个月：宝宝拇指、食指的对捏动作已经相当熟练，学会了自己松手放下东西，能主动放弃手中的东西，选择其他物品。

11~12个月：宝宝能够把小球放入盒子中；能拿笔涂鸦，并能几页几页地翻开书本。

💡 活动案例4-4

活动名称：我的小手好灵活

活动目标：训练手的活动度和灵活性，锻炼手眼协调性，促进手、眼、耳、脑感知觉能力的发展，训练手指的灵活性，培养对色彩、涂画的兴趣。

活动过程如下。

1. 敲一敲。选择2个玩具，让宝宝一手拿一个，如左手拿积木，右手拿塑料玩具，家长示范，宝宝学习将玩具对敲。当敲击出声时，家长应及时给予鼓励，并激发宝宝主动敲击玩具的兴趣与愿望。

2. 捏一捏。家长为宝宝准备一些大米花、小糖豆等物品，先让宝宝用拇指与四指对捏取放，然后逐步训练成拇指与食指对捏取放，以训练宝宝手部的灵活性和手眼协调能力。物品可经常更换，活动形式也可经常变化（如从不同物体中拿出、放进，给瓶子开盖、盖盖等）以保持宝宝对此活动的兴趣。

3. 搭一搭。初次练习时给宝宝准备2～3块大小不同的积木，让宝宝搭积木。每次给他一块积木，帮助他把积木放在另一块积木上，随后把积木推倒并重新搭起来。经过多次练习后，逐步增加积木数量至4～5块，并鼓励宝宝学着自己把积木搭起来。

4. 涂一涂。让宝宝坐在小桌前，家长先用油画棒在纸上慢慢画出一个图形，再涂上各种颜色以激起他的兴趣，然后把油画棒递给宝宝，教他用全手掌握笔，并扶住他的手在纸上作画，再放开手让他在纸上任意涂画。不管他涂成什么样都夸奖他。

三、语言的训练

0～1岁是培养语言表达能力的重要时期。1岁以内的乳儿，虽然不能用语言与人进行交往，但能在成人与他讲话时安静地倾听，在情绪状态良好时咿呀学语，为掌握语言做好积极的准备。那么，根据语言能力发展的不同阶段，应采取哪些策略来促进乳儿语言的发展呢？

（一）简单音节阶段的语言训练

1. 用多种声音来刺激乳儿

乳儿感受语言的基本能力是听力，发音是学习说话的基础，按语言发展的规律看，声音的训练有听和发音两方面。家长应提供优质的发声玩具或能发出嘀嗒、叮咚声的物体，每天和乳儿一起玩耍，让其听不同的声音，提高听觉的敏感性。

2. 多抚摸、拥抱乳儿，并和乳儿进行面对面的语言交流

成人在照料孩子生活时一定要伴随语言的使用，虽然孩子刚出生时，不会说话，但是会"听"。语言的学习从"听"开始，因此成人在照料乳儿时，要多与乳儿说话，切忌默默无言。经常地"说"有助于乳儿理解发生在他身上的行为，熟悉人类语言的语音、语调、语义，给乳儿做语言的铺垫和积累。如妈妈喂奶时说："宝宝，妈妈来抱你了，吃奶了。"换尿布时说："宝宝尿湿了，妈妈给宝宝换尿布了，好舒服呀！"洗澡前说："现在洗澡了，妈妈帮宝宝脱衣服了，先脱左手袖子，再脱右手袖子，下到水里去喽！"

3. 开展一些听音和发音的游戏

当乳儿无意识地发出音节时，成人开心地叫乳儿的名字，并摸摸乳儿的脸蛋，这是对乳儿发音的鼓励。通过反复强化，乳儿就会更加喜欢"说话"。

（二）连续语音阶段的语言训练

1. 继续坚持用语言刺激乳儿

成人要多用乳儿的原始发音与乳儿说话，如"啊""噢呜""嗯咕"等，能引起乳儿的共鸣与

反应，当乳儿情绪好时，这是很好的反复强化发音的练习。父母要与乳儿面对面地交流并模仿乳儿的语音，乳儿在听到父母的声音时，会注意看父母的嘴巴，能及时地对自己的发音进行调控，模仿父母发音。

2. 用动作、实物配合法，建立语音和实物之间的联系

父母要结合家庭的日常生活，指导乳儿建立语言和自身行动的有机联系。如示范摆手时，说"再见"；穿衣时，边讲述穿衣的过程，边要求乳儿配合成人的动作，如"伸出手""抬起脚"等。帮助乳儿建立对外界事物和词之间的联系，如一边让乳儿接触周围环境中的人和物体，一边和乳儿说："这是爸爸""这是灯"，久而久之，当父母说出人和物的名称时，乳儿就会用手或用眼指向或看向人和物。

3. 和乳儿进行亲子阅读活动，初步形成良好的阅读习惯

父母要选择那些适合此阶段乳儿阅读的绘本进行亲子共读，边读边讲边指给乳儿看，尽量用简单的、重复的、乳儿能够理解的语言进行。每天睡前要留有一定的阅读时间，让乳儿初步形成良好的习惯。

（三）语言模仿阶段的语言训练

1. 丰富乳儿的生活内容，提供丰富的语言环境

乳儿语言发展是通过模仿实现的。因此对于刚刚开始学说话的乳儿，一定要扩大他的生活圈，让他接触不同的人、不同的生活场景，教他指认他所接触到的各种事物，在不断重复中建立并强化语言和事物的联系。

2. 鼓励乳儿掌握新的发音，并反复进行强化练习

9~12个月的乳儿开始有了模仿语言的能力，母亲张大嘴说"啊"，乳儿也跟随母亲张大嘴说"啊"，这是有意识的发音，实际上是学习说话的开始。这段时期和乳儿说话是相当重要的，成人能发的音乳儿基本上都能模仿，别以为乳儿听不懂，其实他们一直在有意无意地感知声音，积累发音的经验。

3. 在活动中伴随着语言刺激，让乳儿学说话

父母带乳儿去超市，可以教乳儿认识各种水果和其他日常用品的名称；乳儿要拿桌子上的橘子时，妈妈说："宝宝要拿桌上的橘子吗？来，妈妈帮助你。"妈妈拿来一个小板凳，让乳儿站上去，乳儿伸手拿到了橘子，妈妈对乳儿说："宝宝拿到了橘子，高兴吗？"对于刚刚开始学说话的乳儿，要给他创造一个轻松的语言环境，给予正规清晰的语言输入，不要太看重乳儿说多少，因为很多情况下他是在吸收，是在积累。父母要制造说话的机会，鼓励乳儿用简单的词句说出自己的需求。另外，在乳儿学说话的早期，父母在和他交流时，一定要以他的兴趣为中心，放慢说话的速度，和他保持步调一致，让他有机会多说话。

💡 **活动案例4-5**

活动一：听一听，动一动

一、听指令指物品

活动目标：训练听力及理解语言的能力，促进手眼协调能力的发展。

活动过程：让宝宝和家长对坐，或家长抱起宝宝，问："鼻子呢？"让他指家长或自己的鼻子，指对了就亲亲宝宝，并夸奖说："宝宝真棒！"以此类推，让宝宝学会认识五官、身体、物品等。

二、听指令做动作

活动目标：训练听力及理解语言的能力，发展动作反应能力。

活动过程：家长与宝宝玩耍时，可经常让宝宝进行抓挠练习，以训练宝宝对家长指令的理解能力和手部肌肉的控制能力。

家长给宝宝玩具或食物时，同时要说"谢谢"，并要求宝宝模仿点头或鞠躬的动作以表示谢谢。当有人出门时，家长一边说"再见"，一边挥动宝宝的小手，向要走的人表示再见。经过一段时间的训练，宝宝学会一听到"谢谢"就鞠躬或点头，一听到"再见"就挥挥手。

活动二：听一听，说一说

一、指认妈妈、爸爸

活动目标：训练语言理解及发音的能力。

活动过程：妈妈、爸爸给宝宝喂饭、喂水时，对宝宝说："谁在喂宝宝呢？"引导宝宝发出"ma-ma""ba-ba"的声音。游戏时为宝宝准备妈妈、爸爸的相片，并指着其中一张问宝宝："这是谁呀？"鼓励宝宝发出"ma-ma""ba-ba"的声音。反复进行活动以训练宝宝说话的能力。

二、认识玩具，学发音

活动目标：训练感知能力与说话能力。

活动过程：妈妈把宝宝抱坐在腿上，让宝宝背靠着自己然后把玩具玩给宝宝看，并不断结合玩具的特点配以丰富的语言，如"小狗，小狗，汪汪汪"，让宝宝指着小狗发出"汪汪汪"的声音。然后再换小火车"小火车开来了，呜呜呜"，让宝宝发出"呜呜呜"的声音。

活动三：想一想，说一说

一、说儿歌，练发音

活动目标：训练模仿发音的能力。

活动过程：选一首经常给宝宝说的儿歌（简单、节奏欢快、押韵），如："小白兔、白又白……"念给宝宝听时，要让宝宝与家长面对面，看准发音的口形，可以故意加重最后一个字的语气，然后将前面的字拖长音，念成"小白——兔，白又——白"，来强化那个最后押韵的字，家长接着说："宝宝说'兔'！"然后再念一遍"小白——"故意不说"兔"，等宝宝说出来。多次练习之后，宝宝就能逐渐跟着家长把最后一个押韵的字说出来了。

还可以用此方式练习"小鸡，叽叽——叽""小鸭，嘎嘎——嘎"等。

二、这是帽子

活动目标：训练语言理解能力，促进思维萌芽。

活动过程：妈妈带宝宝逛商店，拿起一顶帽子戴在头上，告诉宝宝："这是帽子。"然后拿起一顶戴在宝宝的头上，告诉宝宝："这也是帽子。"让宝宝理解，即使大小、形状、颜色不同，但都是帽子，都可以戴在头上。

三、妈妈抱

活动目标：激发说话的愿望，锻炼说话的能力。

活动过程：当宝宝伸手想让妈妈抱时，妈妈就说："叫妈妈，妈妈就抱。"刚开始，宝宝发音可能不准，只要发出声音，妈妈就要鼓励："好孩子，妈妈抱抱。"

四、我要玩具

活动目标：激发说话的愿望，锻炼说话能力。

活动过程：当宝宝指着他想要的东西时，鼓励他一边指着东西一边发出声音来，教他将打手势与声音相结合，到最后用词代替手势。

四、社会适应性的教育

（一）让乳儿微笑

扫一扫

0～1岁婴幼儿不同月龄段动作发展特征与适宜的感统刺激

当乳儿吃饱睡足之后，躺在成人温暖的怀抱里，与成人皮肤接触、目光接触以及听到温柔的话语，会产生积极的情绪，微笑或手舞足蹈，这些反应正是乳儿与成人交往的行为表现。当乳儿脸上出现笑的样子时，成人要及时露出笑的表情，成人的笑会进一步激起乳儿的笑，如此循环反复，乳儿就会记住笑这个行为，掌握笑的概念，同时跟成人更加亲密。这种积极的情绪，有利于成人与乳儿之间良好关系的发展。

（二）满足乳儿需求

每个乳儿都需要别人与他玩耍、讲话，对他微笑、抱他、亲他、抚摸他，这种互动会使他茁壮成长，日后成为一个热爱他人并能享受人生的人。尽可能地满足乳儿的心理需求，减少其情绪的挫折与阻碍。当乳儿哭闹时，得到了适当的满足，他就会有一种强烈的安全感。

（三）让乳儿多与人交往

在正常情况下，成人每天都要争取一定的时间和乳儿交往，与他说话、做游戏。5～6个月的乳儿，开始怕生，看见陌生人会躲避，甚至哭，表现出内心的焦虑和害怕，没有安全感。为防止怕生，应早些带乳儿出去玩，开拓眼界，跟其他小朋友交往。如果成人整天将他放在家里，或只与有限的几个人交往，那么会导致乳儿的社会交往能力不强，产生依赖心理，影响健全的性格形成。

💡 活动案例4-6

活动名称：亲子关系

活动目标：有意识地用笑来与成人交流；增加对爸爸妈妈的感情，建立良好亲子关系。

活动过程如下。

1. 跟妈妈一起笑。妈妈在宝宝清醒、情绪好时，朝宝宝微笑："宝宝笑一笑。"让宝宝露出浅浅的微笑来回应妈妈。妈妈说："宝宝笑了，宝宝真可爱。"然后朝宝宝做眨眼睛、吐舌头之类的动作，让宝宝进行模仿，使宝宝通过模仿学会更多的东西，学会与人交流。

2. 游戏开始，妈妈抱着宝宝对宝宝说："宝宝，爸爸呢？我们去追。"爸爸假装逃跑，妈妈抱着宝宝去追，并扶住宝宝的小手去触摸爸爸的脸颊、胡子等逗宝宝笑。爸爸和妈妈调换角色后，游戏继续进行。父母要密切配合，保持适当的距离激发宝宝对游戏的兴趣。宝宝非常喜欢玩时会出现大笑、尖叫，并发出"嗯、嗯、嗯"的声音，表示还要继续游戏。

（四）培养乳儿良好的行为习惯

扫一扫

乳儿行为习惯的养成是一个逐渐积累和发展的过程，应从小对行为习惯进行培养。如培养乳儿礼貌待人，遇到熟悉的人，教乳儿打招呼；家里来了客人，教乳儿拍手欢迎；有人给乳儿东西，教乳儿拱手表示谢谢；客人走了，教乳儿挥手表示再见等。

视频：音乐感知
社会性训练

此外，对乳儿的行为要有明确的态度。如乳儿对周围的物品喜欢摸一摸、瞧一瞧、尝一尝，这种行为表现，若是成人同意，则用温柔的语言、和蔼的态度对待他；若是有些行为可能会出现危险，成人要语气严肃，板起脸，向他摆摆手，告诉他不可以。乳儿在看到成人的态度和表情后，会自动停下来，克制自己的行为。否则，乳儿一旦养成了坏习惯，想改正就非常困难了。

思考与实训

一、思考题

1. 简述乳儿牙齿的生长特点。
2. 简述乳儿的生理特点。
3. 简述如何保护乳儿的五官。
4. 简述对乳儿实施"三浴"锻炼的要点及注意事项。
5. 分析乳儿感官训练的内容。
6. 简述乳儿动作训练的内容。
7. 如何对乳儿实施语言教育？
8. 举例说明如何对乳儿实施社会适应性教育。

二、实训题

佳佳6个月大了，因为爸爸妈妈上班都比较忙，所以平时都是爷爷奶奶带她，爸爸妈妈只有下班回家才带。她现在只让爷爷奶奶抱，爸爸妈妈一抱就会哭，有时候家里来了客人想抱一下她也会哭。

请你分析佳佳出现以上行为的原因，并提出相应的策略。

第五章
婴儿的保育与教育

📚 思维导图

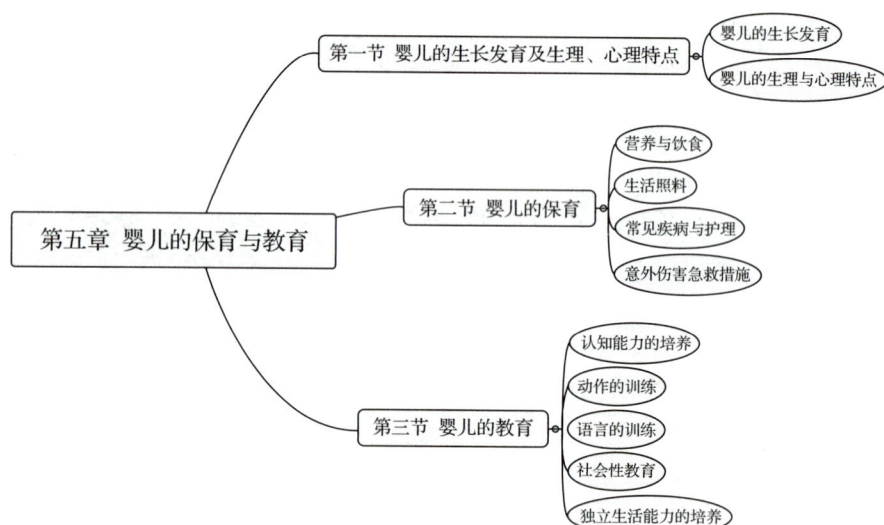

第五章 婴儿的保育与教育

- 第一节 婴儿的生长发育及生理、心理特点
  - 婴儿的生长发育
  - 婴儿的生理与心理特点
- 第二节 婴儿的保育
  - 营养与饮食
  - 生活照料
  - 常见疾病与护理
  - 意外伤害急救措施
- 第三节 婴儿的教育
  - 认知能力的培养
  - 动作的训练
  - 语言的训练
  - 社会性教育
  - 独立生活能力的培养

📚 引入案例

　　小豆已经20个月大了。早晨小豆拉着玩具车在客厅走来走去，还模仿车辆和动物的声音，偶尔还要飞奔几步，奶奶一直追在身后。上午出去散步，小豆看到社区中的健身器材，每个都要摸摸，趁奶奶一不留神就可以爬得很高。如果外出带了小皮球，他还会把小皮球一次次扔远，再一次次捡回来，他非常喜欢玩这种反复的游戏。看到小狗时，小豆会说"汪汪"。吃午餐的时候，小豆从大人手里抢过小勺子就往嘴里送饭，地上落了许多米粒，但拒绝被大人喂食。看到妈妈包饺子，自己也非要拿一块面团揉捏。小豆偶尔也是小画家，喜欢学爸爸拿笔的样子，拿着蜡笔在家里到处乱画。

　　问题：小豆的父母一直都弄不明白，为什么这个孩子能从早到晚不停地"动"，难道是有"多动症"吗？

学习目标

1. 知识目标：了解婴儿生长发育情况；掌握婴儿心理发展的规律；领会婴儿保育的内容；理解婴儿教育的特殊性。
2. 能力目标：能根据婴儿保育与教育的内容与要求对婴儿家长进行指导。
3. 素养目标：愿意到社区进行调查，主动了解社区婴儿家长的需求，并大胆尝试为婴儿家长提供咨询服务。

第一节 婴儿的生长发育及生理、心理特点

出生13个月至36个月的孩子称为婴儿，此时期可称作"幼儿前期"或"先学前期"。此时期是孩子生长发育的又一个重要时期，孩子的动作有了进一步的发展，他们开始能够独立行走，活动范围增大，接触社会事物增多，能够理解和运用简单的语言来表达自己的意思和愿望，开始爱提问，形成了自我意识，情绪变复杂，开始变得有些不听话。有人把这一年龄阶段称作儿童心理发展过程中的"第一反抗期"。

一、婴儿的生长发育

婴儿的身高、体重稳步增长，但生长发育速度较乳儿慢。语言、思维和社会交往能力的发展日渐加快，自主性和独立性不断加强。2岁之后，孩子会自如地走、跑、跳，还能攀登小梯子、上下楼梯、横走后退、越过障碍等。

（一）身体的生长发育

1. 体格增长

与1岁以内的乳儿相比，婴儿的身长和体重的增长速度有所减慢。1～2岁全年身高增长约10厘米，2岁以后身高增长速度变慢，在生长发育期平均每年增长5厘米左右。1～2岁全年体重增加约3千克，2岁以后体重增长速度变缓，2～3岁全年体重增长约2千克，因此2岁婴儿的体重为10～12千克，3岁婴儿的体重为12～14千克。

一般可根据以下公式来粗略推断孩子的身高体重。

1～10岁身高（厘米）= 年龄（岁）×7+70

1～6岁体重（千克）= 年龄（岁）× 2+ 8

婴儿的体型仍为躯干部较长、下肢相对短。由于孩子能独立行走，活动量增加，从外表看，1岁后的婴儿不如从前那么胖了，这是正常现象。

扫一扫

婴幼儿身高体重的
家庭自测

2. 头围与胸围

孩子的头围在出生后第1年全年增长约13厘米，第2年增长约2厘米，第3年增长约1厘米，第2年与第3年共增长约3厘米，婴儿期是脑发育最快的时期。

婴儿头颅的发育与其他部位相比，处于领先地位。1～3岁头围平均每年增长2厘米，3岁时头围约49厘米，3岁以后直到15岁，头围仅增长4～5厘米，达到成人的头围长度。刚出生时新生儿的胸围比头围小1～2厘米；1岁左右胸围赶上头围；1～12岁胸围超过头围。

✈ 实践训练5-1

找一个让你可以舒服静坐的地方，如操场、儿童看护机构、公园等，观察那里的孩子，根据孩子的外形和运动行为发展能力判断孩子的年龄。然后问问孩子的父母，孩子的实际年龄是多少，继续观察并增进你在这方面的能力。

3. 牙齿

牙齿的发育可以反映骨骼的发育情况。1岁时婴儿应出6～8颗乳牙；1.5岁到2岁时，上下已各长出8颗乳牙；2.5岁时20颗乳牙会全部出齐，这时的牙齿可能长得高低不平或歪斜，但大部分以后能自然长正；2.5岁到3岁前后，正是龋齿易发生的时期，应引起高度关注。

（二）动作发展

这一阶段，婴儿不但学会自由地行走、跑、跳、上下台阶等动作，运动的技巧和难度也进一步提高。

1. 大动作的发展

1岁左右婴儿进入学步期，学会走路是1～2岁婴儿的主要成就。13～14个月的婴儿能独立行走，但走不稳，两下肢呈分开姿势，基底很宽，每步的距离、方向不一致，行走时肩部外展、肘弯曲。15～17个月的婴儿能蹲着玩，可以捡拾掉到地上的东西不摔倒，可以扶栏杆上楼梯（每个台阶需先后用两只脚去踏），可绕物体转弯但还不灵活。1.5～2岁婴儿会倒退着走，会用脚尖走几步。2岁左右婴儿步态平稳，但仍需要眼的协调，能拉大人的手上下楼梯，能奔跑自如，在奔跑过程中可以拐弯。2～2.5岁婴儿会踢球，会双脚离地跳，会双脚交替上楼梯。2.5～3岁婴儿会双脚交替下楼梯，会单脚站10秒，会单脚向前连续跳1～3步，会骑小三轮车。

2. 精细动作的发展

过了1岁，婴儿手眼活动从不协调到协调，逐渐灵活，双手的动作也越来越复杂。13～14个月的婴儿会把小东西装进小瓶，用笔在纸上乱涂；15～17个月的婴儿能叠2块方积木或棋子，会翻页，会用蜡笔乱画；1.5～2岁婴儿会有目标地扔皮球，手的动作更准确，能把瓶里的水倒入碗内，能学着画垂直线和圆圈；2～2.5岁婴儿会用6块积木或棋子搭高楼，学画圆形；2.5～3岁婴儿能举手过肩扔球，能系扣、折纸、穿珠子，能学画十字。

✈ 实践训练5-2

去一家玩具店，评估其现有的玩具对促进儿童大动作和精细动作发展的作用。记下这些玩具的价格和包装盒上标明的适用年龄范围。选出这些玩具中你认为值得买的玩具，并给出你的理由。

二、婴儿的生理与心理特点

1～3岁是真正形成人类心理特点的时期，婴儿在这一时期开始说话，出现表象思维和想象等人类特有的心理活动，有了自我意识，开始形成人类的全部心理机能。

（一）感知觉的发展

1. 感觉

2～3岁的婴儿已能辨认红、黄、蓝、绿等几种基本颜色，但对混合色（如紫、橙）及色度不同的颜色（如大红、粉红）还不能完全正确地辨认。随着与外界事物接触的增多，婴儿开始比较准确地辨别物体的不同属性，如软硬、冷热等。

婴儿能辨别词的声调，2岁左右能跟随琴声做有节奏的动作。

2. 知觉

开始产生初步的空间知觉和时间知觉，如辨别物体的大小、远近等。3岁末的婴儿已能辨别物体远近、上下，但还不能很好地辨别前后、左右。3岁时已能区分早上、晚上，并能正确使用与生活密切相关的时间概念，例如，知道"现在"和"等一会儿""马上""很久"等概念的区别。当然，空间和时间是比较抽象的概念，此时要真正掌握还不可能，还会发生错误，具体表现在乱用"今天""明天""后天"，分明是很久以前的事情也会说成"昨天"或"刚才"。

（二）语言的发展

婴儿期是孩子语言真正形成的时期。下面分为1～1.5岁和1.5～3岁两个时期来讨论。

1. 单词句时期（1～1.5岁）

婴儿期孩子语言的特点如下。

（1）单音重复，开始说出有意义的词。如说"妈妈""爸爸""抱抱"等。

（2）一词多义，开始用一两个词来代表一个句子。如说"球"表示"我要球"；说"抱"表示"要妈妈抱"；说"椅"，可以表示"拿椅子来""请客人坐椅子上""哥哥拿走了他的椅子"等。

（3）以音代物。例如，称汽车为"beibei"（呗呗），称小铃铛为"lingling"（铃铃）。

（4）词的内容限于与婴儿日常生活有关的事物，而且多数是名词。

（5）能听懂很多词，能按照要求做出相应的动作或指出熟悉的人或玩具；能理解被告知不要做的事情。

2. 多词句时期（1.5～3岁）

这个时期可以说是婴儿语言发展的一个跃进阶段，是婴儿学说话积极性高涨的时期。在这个阶段内，随着婴儿语言理解能力的发展，语言表达能力也逐渐发展起来，语言结构也更加复杂。这些都为婴儿心理的进一步发展提供了重要的条件。这个时期语言的主要特点如下。

（1）随着婴儿掌握词汇的数量增多，开始出现了多词句。每个句子一般包括2～3个或3～4个词。如"妈妈鞋""爸爸坐""爸爸上班""妈妈再见"等。

（2）婴儿不仅能说一些简单句，而且能说复合句。但这个阶段的复合句只是两个简单句的组合，婴儿还不会使用连接词，如"爸爸睡觉了""不要你，我自己睡"等。这个时期的婴儿特别喜欢和成人说话，喜欢听简单的故事和朗读儿歌。

（3）语言的概括作用明显地发展起来。2～3岁的婴儿对"猫"一词的认识，已不只是代表家里的那只猫，还代表着他曾经见到过的各色各样的猫。

（4）2～3岁时婴儿喜欢和大人交谈，喜欢听大人讲简短的童话、故事，并能记住它们的内容；能按照大人言语的指示来调节自己的行为，例如对大人说"好""可以"的行为进行重复，对大人说"不"的行为进行抑制。

（5）2.5岁的婴儿会用5～10个动词，如"吃""喝""去"等；会使用代词如"我""你""他""这""那"；开始使用一定数量的简单修饰语，如"两个婴儿玩积木""我要大葡萄"。3岁的婴儿开始使用较复杂的修饰语，有"的"字句、"把"字句及较复杂的时间、空间状语，如"我家住在很远很远的地方"；开始使用少数连词，如"还""也""又"等。婴儿到3岁时，语汇量已达1000个左右。

（三）注意与记忆的发展

1岁前婴儿的注意属于无意注意，1岁左右出现有意注意，1岁多的婴儿对有兴趣的书、画报能独自翻阅10分钟左右，对有兴趣的电视和电影也能连续观看半小时至1小时。但这种处于萌芽阶段的有意注意是极不稳定的。2岁左右的婴儿，由于活动能力的增强、生活范围的扩大，开始对周围更多的事物产生兴趣，且有意注意有所发展，注意时间延长，逐渐能按照家长提出的要求完成一些简单的任务。3岁左右的婴儿开始对周围的新鲜事物表现出更多的兴趣，注意的时间进一步延长，能集中15～20分钟来做一件事，有意注意进一步发展，但还是以无意注意为主。

婴儿的记忆主要以无意记忆、形象记忆为主，记忆带有很大的随意性，没有目的和意图，凡是自己感兴趣的、印象鲜明的事物，婴儿就容易记住。记忆内容在婴儿头脑中保留时间较短，研究表明，见过的事物重新出现在眼前时，1岁左右的婴儿只能认得几天前的事物，2岁左右的婴儿只认得几个星期以前的事物，3岁左右的婴儿可以认得几个月以前的事物。婴儿记忆活动很容易受情绪的影响而出现差异，心情愉快则记忆效果良好，心情沮丧则有可能什么都记不住。1岁后的婴儿记忆范围扩大了，而且出现了再现能力。1岁时还没有再现能力，2岁时能再现几天前的事物，3岁时能再现几个星期前的事物。

（四）思维与想象的发展

1. 思维

婴儿的思维出现了最初的概括和推理，但思维仍比较具体，具有直觉行动性，需依赖一定的动作。这时候动作表现出一定的目的性，如家长将婴儿喜欢的玩具放在毛毯上，婴儿够不着，但婴儿偶尔会拉动毛毯拿到玩具。婴儿靠拉毛毯这一动作达到了目的，他们学会运用身体和外部的动作寻找解决问题的途径。但离了当前的物体，停止了直接动作，他们便无法进行思考。因而他们不能计划自己的动作，预计动作的后果，只能从事物的外表上进行概括。

1岁左右的婴儿对概念比较模糊，如果你拿玩具车教他说"车"，他只认为玩具车才是车而其他车则不是车。婴儿2岁以后能够按照物体的一些比较稳定的主要特征进行概括，如认识到不同形状、颜色的车都是车，也即思维活动出现了概括的特点。

另外，婴儿也能运用一些象征性符号进行思维活动。用一些物体代替其他一些物体，尤其在婴儿的"过家家"游戏中这一特点更为明显。婴儿有时会用布娃娃当作自己，把自己当作妈妈，模仿妈妈照顾他的方式来照料布娃娃。这一阶段婴儿也通过词语来进行一些思维活动，但还不能认识到事物的本质特征。

2. 想象

1～2岁婴儿已有最低级的想象力，想象的内容简单贫乏。在1岁8个月左右时，婴儿的想象主要表现为简单的表象迁移，主要有两种方式：一种方式是依靠事物外表的相似性而把事物的形象联系在一起，如圆圆的饼干像太阳；另一种方式是将日常生活中的行为和表现迁移到游戏中去，如给玩具娃娃"喂饭"。想象几乎是对记忆表现的"搬家"，几乎没有再加工的痕迹。

2岁左右时，婴儿的想象有了较大改变：可以用想象替代缺乏的游戏材料，如看图画书时，发现草莓的图案，就假装拿来吃到嘴里，然后说"草莓真好吃"。2岁后，还会给同样的东西在不同场合赋予不同的功能，这期间主要借助语言去理解更多的事物，并与成人进行交流，例如，把小杯子放在水盆里当作小船，放在头顶当小帽子，自己扮演妈妈并拿着小杯子给玩具兔喂水喝。

从2.5岁开始玩象征性游戏，婴儿在游戏中的想象更加丰富，但还局限在具体的形象中，以生活中的一物代替另一物，游戏中没有更多的想象情节。

（五）情感和社会性发展

1. 情感

1岁以后随着婴儿认知能力的提高，其情绪反应更有情境针对性，社会情绪增多，逐渐开始产生自豪、羞愧、焦虑等较为复杂的情绪，如图5-1所示。例如，婴儿得到称赞会高兴，受到责备会伤心，到陌生环境会表现出焦虑。1～2岁的婴儿语言发展尚未成熟，无法用丰富的语言来表达内心的愿望，常用发脾气和大哭来发泄。2岁以后的婴儿随着语言能力的发展，开始用语言发泄情绪。随着想象力和思维能力的发展，1.5～2岁的婴儿开始害怕黑暗、某物等，这些害怕、恐惧情绪的发生与成人不当教育有关。2～3岁的婴儿对亲人有强烈的情感依恋，与亲人分离时，会用哭来表达情绪，情绪外露，而且容易受环境影响。如一个婴儿哭了，常会引起周围的婴儿跟着哭泣。

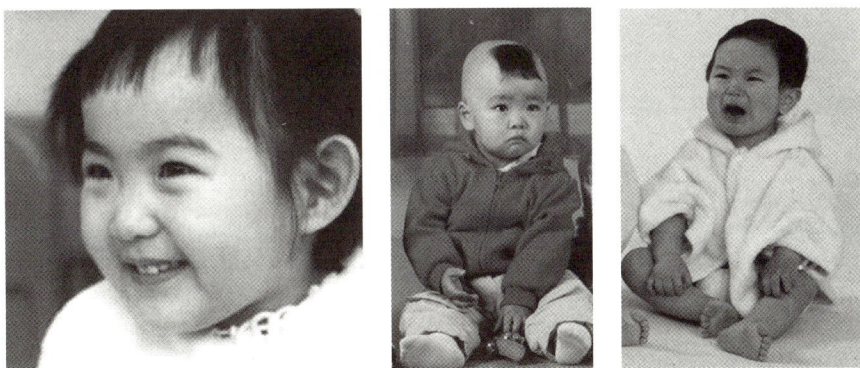

图5-1 婴儿复杂的情绪

2. 社会性

1岁以后，婴儿有了自我意识，知道自己的名字，能用自己的名字称呼自己；2岁左右时，会说"我""你"等代词，能把自己作为主体来认识，从自己称呼自己的名字变为称自己为"我"，这是自我意识发展的一个重要标志。

2～3岁婴儿把自己与外界、他人分开，喜欢与同龄伙伴和熟悉的成人交往，开始形成自我意识，但是在交往中带有明显的自我中心倾向，常以满足自己需要为目的与他人交往。自我评价大概也是从这时开始的，主要依赖大人对他们的评价，能服从大人的要求，在游戏中合作和理解别人，协助大人做琐事和喜欢模仿大人的活动，同时也出现了自我意识情绪，如局促不安、羞愧、害羞、内疚、自豪等。这一阶段婴儿表现出对自主性的强烈需求，当他们独立行动的意愿受到大人的限制，而自身的语言表达和控制能力较弱时，就以发脾气、攻击性行为来对抗限制。

能够独立行走之后，婴儿之间开始了简单的交往，如相互注意、"对话"、交换玩具、简单模仿等。到了2岁左右开始出现相互合作，有了一些社会性的游戏，产生主动加入、轮流替换、模仿和互补行为，与同伴的玩耍明显多于与母亲的玩耍，随着认知能力的提高，活动范围的扩大，与同伴交往的时间及同伴数量会越来越多，同伴交往在生活中占的比例越来越大。

（六）意志与个性的发展

1. 意志

2岁之后，婴儿开始能在自己的语言调节下有目的地行动或抑制某些行动，这就出现了意志的萌芽。当然这一时期婴儿的意志行动能力还是很弱的，还不能较长时间地控制自己，行动仍带有明显的冲动性。

2. 个性

随着独立活动能力的增强，婴儿的自主性有所发展，初步认识到作为个体的"我"和"我"的力量。开始产生消极、不合作的行为，如以身体的抗拒、沉默、退缩等方式拒绝接受大人的要求，样样事情争着自己来，不愿接受大人的帮助等。这种"反抗"在2～3岁时发生，一般在3～4岁时达到高峰。

知识拓展

1～3岁婴儿的能力发展表现

1～3岁婴儿的能力发展表现如表5-1所示。

表5-1　1～3岁婴儿的能力发展表现

月龄	正常表现（多数婴儿能做到）	突出表现（半数婴儿能做到）	超常表现（少数婴儿能做到）
13	能熟练使用2个词 会弯腰捡东西 能独自站立	喜欢看镜子中的自己 可用杯子喝水 能玩简单的游戏	可试着拿重物、滚皮球 将动作和发声结合来表达需求
14	会吃手指 能取出容器中的物品 能模仿他人	能摇晃地走路 会主动要求做游戏 能指明身体部位	能用勺或叉 能区分大小不同的盖子
15	会玩球 词汇量达到5个 会倒着走路	能画一条直线 会跑 尤其喜欢说"不"	能走上楼梯 会把手放进嘴里发声 会在房间里到处乱走
16	会翻书 会发脾气 喜欢柔软的玩具	发现攀爬的乐趣 可搭3块积木 学会物品使用方法	开始挑食 可自己脱衣服 小睡改为一次
17	规律使用一些词 喜欢做游戏 喜欢骑在玩具上	能按指示做动作 会玩洋娃娃 语言更清晰	能听音乐跳舞 会给玩具分类 能向前踢球
18	能自己"读书" 会踩踏板 能潦草地写和画	能连词成短语 能在他人帮助下刷牙 可玩4块积木	会用手扔球 能拆装玩具 差不多能使用厕所

续表

月龄	正常表现 （多数婴儿能做到）	突出表现 （半数婴儿能做到）	超常表现 （少数婴儿能做到）
19	能用勺或叉子 能跑 能扔球	能听懂约一半的谈话 能意识到错误	能指出小动物 知道自己要小便 能在帮助下洗手和刷牙
20	会给娃娃喂东西 在帮助下会自己脱衣服 会模仿扔东西	能上楼梯 每天能学会10个词 会找藏起来的东西	对外生殖器感兴趣 知道自己要小便 能说出身体部位
21	开始在房间里乱走 会定简单的目标	会扔球 会踢球 会搭积木	会看着图片说出猫和狗的名字 能说短句
22	能把球向前踢 能理解父母要求 能模仿他人的行为	能玩简单的拼图 能画一条直线 能说出身体部位名	会穿衣服 能自己睡一张床 能理解相反的概念
23	能搭4块积木 能指明简单图案 能用50个左右的词	会说简单短语 能唱简单的曲调 喜欢和别人玩	能走下楼梯 能说出自己的想法 会问为什么
24	能听懂近一半的谈话 能在娃娃身上指明6个部位	开始谈自己的想法 能给事物分类 能走下楼梯	开始理解抽象概念 能适应两性的不同 学着蹦和跳
25	能用5～6块积木搭成塔 会扔球	能在他人的帮助下穿T恤衫 喜欢模仿大人刷牙	能说出自己家人的名字 会在他人的帮助下洗手、擦手
26	能指明身体上多个部位 能用6～7块积木搭着玩	能在他人的帮助下刷牙 大部分语言变清晰	语言完全清晰 能用铅笔或蜡笔画竖线
27	能指明黄色和红色两种颜色 能说2～3个词的短句	能用10块积木搭成塔 能用前置词，如"在、里、上"	白天时会在他人帮助下上厕所 能自由地蹲下做事
28	词汇量有400个左右 会穿衣服 能跳起（离地）	能用15块积木搭成塔 能够说出包含7个字以上的句子	能画横线 能用单脚站立
29	可以玩"很复杂"的组装玩具 反抗期到了，经常和父母"唱反调"	开始说带有形容词的语句 会向后退着走好几步	会沿着画的直线把纸剪开 能指明黄、红、绿3种颜色
30	站着能把球扔出100厘米以外 会自如地蹲在地上玩	不满足于正常速度的跑步，要快速奔跑 站在高凳上，能保持平衡向前走上几步	可以穿脱简单的开领衣服，可以解开衣服上的按扣 开始用语言表达自己的心情、描述自己的感受
31	能用20块积木搭成塔 至少能指明6个身体部位	能够一步一步地双脚交替着上下楼梯 可以双脚离地跳来跳去	能直接叫朋友的名字 能轻松地摆弄小三轮车，会抛球、踢球
32	学习用积木搭建镂空的造型，如桥梁、房门等 可以在一张纸上画垂直或水平的直线	可以自行判断一些事物的好坏 可以跳跃、骑小三轮车	能够辨别周围人的性别和年龄大小 使用修饰词的能力显著增强，能够使用复数名词，如我们、他们
33	能说短句 能命名4张图片	能用50块积木搭成塔 能非常利索地跑步，还能用单脚跳着走	白天自己会上厕所 可以自发地画线段、弧线及各种形状的线条 会表达多种情感
34	能指明黄、红、绿、蓝4种颜色 能将各种用途不同的物品分类 可以画四方形，并能封上口，但四角都比较钝	能用60块积木搭成塔 能自己洗脸洗脚 能背诵许多儿歌	常能触类旁通，比如说到熊猫，会联想到熊猫是国宝 能用复杂的句子表达自己的意图
35	能拆纸盒，还能拿笔画简单的线条 说的句子中有4～5个词 能命名动作	能单脚站立3秒钟 能完成2～3项要求 能朗诵诗歌	能轻松地跳过10厘米左右高的纸盒 能画圆 有了自白性的语言，可以自己讲述故事
36	可以用积木搭成复杂的结构 会拍球、抓球和滚球	能够接住2米远抛来的球 能成功地把水和米从一个杯倒入另一个杯中	能够离开具体情景表述一些意思 会捏橡皮泥，折小飞机，拼七巧板，玩电动玩具 会给娃娃穿脱衣服，喜欢玩过家家的游戏

第二节 婴儿的保育

一、营养与饮食

满1岁后，婴儿虽然咀嚼功能逐渐成熟，但乳牙正在陆续萌出，并未出齐，胃肠消化吸收功能较成人差，其饮食正在从以乳类为主转变为以粮食（谷类）为主，加鱼、肉、蔬菜、油等混合饮食，从流质、半流质转变为半固体、固体食物。为了让婴儿健康成长，仍需精心喂养。

（一）膳食安排原则

为保证婴儿能获得充足的营养，安排膳食应遵循如下原则。

1. 合理搭配营养素

婴儿以烂饭为主食，但每星期最好吃2～3次面食，做到米面搭配。荤素比例适当，蛋白质来源以鱼、肉、蛋等动物蛋白为主，并以豆类的蛋白质为补充。荤菜、素菜都应切碎以利于咀嚼。婴儿已断了母乳但不能断牛乳，它既能提供一定量的蛋白质，又能补充钙等矿物质，故每日需要喝200～400毫升的牛奶。

2. 饭菜品种多样化

应经常变换饭菜花样以增强婴儿的食欲。在制定菜谱时应遵循4个搭配：荤素搭配、粗细搭配、甜咸搭配、干稀搭配。保证每日摄入足量的蛋白质、脂肪、糖类及维生素、矿物质等，防止婴儿偏食、挑食，保证各种营养素的全面摄入。

3. 烹饪要考虑婴儿的饮食特点

注意在色、香、味、形上用心设计，激发婴儿的食欲。盐、味精、酱油应尽量少用，避免用刺激性的调味品。尽量采用炒、煮、蒸、焖、烩等方式，少用或不用炸、煎、烤的方式。

4. 调整进食餐数

1岁每天可以吃5次，三餐加上、下午点心各一次，1.5岁后可减为三餐一点。加点心时要适量，不能过多；时间不能距离正餐太近，以免影响正餐食欲，更不能随意给婴儿吃零食，否则时间长了会造成营养失衡。晚餐后一般除水果不再进食，尤其不能睡前吃甜食，防止龋齿。

扫一扫

婴幼儿营养的补充误区

（二）养成良好饮食习惯

1. 定时、定量、定地点进餐的习惯

根据季节变化，制定科学的作息时间，有规律地进餐，使大脑的摄食中枢形成条件反射，产生食欲。婴儿进餐时间每次至少半小时，也不宜太长。根据婴儿的食量给其准备饭菜，尽量要求他们吃完。不能依着婴儿，随意改变饮食量。尽可能为婴儿准备自己的餐具和安排规定的就餐位置。

2. 不挑食、不偏食的习惯

挑食、偏食是婴儿常见的问题，易造成营养摄入不平衡。可以通过讲故事、念儿歌等形式，让婴儿懂得一些营养知识，从而愿意品尝各种不同的食物。

3. 专心吃饭的习惯

婴儿神经心理发育迅速，注意力容易分散，进食时玩玩具、看电视等行为会降低其对食物的注意力，导致食欲下降，应努力为其营造一个安静、良好的喂养环境，不能让婴儿边走边吃、边玩边吃。

4. 鼓励自己进食

1岁的婴儿开始自己动手吃饭，用手抓食物；15～18个月时，婴儿可以借助餐具吃饭，但不能完全掌握用勺吃饭，经常把饭菜撒得到处都是，这时家长更要提供给婴儿餐具和练习使用餐具吃饭的机会。

5. 合理对待零食

不打乱婴儿一日正常饮食的规律，根据婴儿自身情况提供合理的零食。如体重超重的婴儿，零食主要考虑季节性水果，以补充维生素为主，不提供糖果、面包等高热量食物。对饭量比较小、体重较轻的婴儿可以考虑提供饼干、水果、面包等。对不喜欢吃肉、鱼等食物的婴儿，可以考虑提供含有牛奶、鸡蛋、奶油的零食。

💡 活动案例5-1

宝宝不吃胡萝卜怎么办

胡萝卜中含有丰富的β-胡萝卜素，它在人体内可以转化为维生素A。维生素A有保护眼睛、促进生长发育、抵抗传染病的功能，是宝宝生长发育不可缺少的维生素。缺乏维生素A会出现皮肤干燥，呼吸道黏膜抵抗力低，易于感染，易患眼干燥症、夜盲，生长发育迟缓，易出现骨髓、牙齿生长不良等症状。尽管胡萝卜对人体好处很多，可是一些宝宝还是不喜欢吃，让家长很头疼。那么，怎么办呢？以下几种做法可以让宝宝接受胡萝卜，同时可以促进宝宝良好饮食习惯的养成。

1. 发挥榜样的力量。吃胡萝卜时，做出吃得非常香的样子，而且边吃边说胡萝卜的好处。身教结合言传，给喜欢模仿的宝宝做出榜样，带动宝宝吃胡萝卜。还可以邀请喜欢吃胡萝卜的宝宝来家做客，共同进餐，让同伴津津有味的吃相感染宝宝，从而使宝宝产生吃的欲望。

2. 发挥创造的力量。宝宝对食物的色彩、形态特别注意，成人可以发挥创造才能，将胡萝卜做成花、鱼、小鸟、太阳等各种有趣的造型，或与其他色彩鲜艳的食物搭配，摆出图案，从而引起宝宝的兴趣。此外，宝宝对不喜欢吃的食物的味道特别敏感，因此成人可以将胡萝卜做成泥状，与其他宝宝容易接受的食物搅拌在一起来让宝宝吃。还有，在烹调过程中，可以将胡萝卜切成小鱼等形状，两片之间夹肉，然后蘸上面糊蒸熟。这样做出来的食物宝宝很难看出原料是胡萝卜，却会被它的外形所吸引。

这些方法，坚持一段时间，宝宝适应口感后就不会再讨厌吃胡萝卜了。所以说，无论是好的还是坏的习惯，都是在生活中养成的，宝宝的良好习惯需要成人的引导与培养。

二、生活照料

（一）睡眠照料

1. 营造良好的睡眠环境

营造有利于提高睡眠质量的环境。卧室的环境要安静，室内的灯光要暗，室温控制在20～23℃，窗帘的颜色不宜过深，还要注意开窗通风，保证室内的空气新鲜。为婴儿选择一张适宜的床，床的软硬度适中，最好是木板床，以保证婴儿的脊柱正常发育。睡前将婴儿的脸、脚和臀部洗干净，并用清水或淡盐水漱口。让婴儿排一次尿，并为其换上宽松柔软的睡衣。

2. 保证充足的睡眠时间

充足的睡眠能促进生长发育激素的分泌，促进脑的发育，增强身体的抗病能力。1～2岁婴儿每天睡眠时间为13～14小时，白天睡1～2次，每次1～1.5小时，夜里至少睡10小时；2～3岁时，婴儿每天睡眠时间为12～13小时，白天睡一次，午睡时间为2～3小时，夜间稳定睡眠一般为10小时。婴儿的睡眠存在个体差异，衡量婴儿的睡眠质量时，以是否消除疲劳、醒后精力是否充沛来判断。一般而言，只要婴儿精神状态好、食欲正常、没有消化问题，体重增长良好，即使睡眠时间未达到上述标准，一般也不存在睡眠问题。

3. 培养良好的睡眠习惯

培养婴儿按时睡觉、独立入睡、入睡快的好习惯。不要随便变更睡眠时间。不要由大人抱着睡或让婴儿含着乳头睡。让婴儿从小养成在自己的床上入睡的习惯。婴儿睡前不要进行兴奋的活动、听惊险可怕的故事，不饮刺激性饮料。睡前让婴儿安静一会，自主上床，闭上眼睛入睡。婴儿夜间醒来时，不要和婴儿说话，也不要用抱着、摇晃等方式安抚婴儿入睡。

（二）大小便照料

大多数婴儿从1.5～2岁就可以开始进行如厕训练，养育者可根据排便的间隔时间，提前几分钟提醒婴儿坐便盆。便盆应放在固定的位置，每次坐盆时间不要太长，大便最长5～6分钟，坐便盆的时候不玩玩具、吃东西，排便后注意清洁，养成便后洗手的习惯。

（三）清洁卫生习惯的培养

1. 口腔清洁

餐后漱口。2岁前，可以培养婴儿餐后漱口的习惯，让婴儿模仿父母漱口的样子。对于拒绝漱口的婴儿，可以引导其通过照镜子的方式，找到口腔中的食物残渣，用儿歌的方式帮婴儿认识龋齿的危害。

2.5岁左右的婴儿20颗乳牙全部萌出，手部肌肉发育较好时，就可以让婴儿自己用牙刷刷牙。养育者可带婴儿一起刷牙，最好采用竖刷法，刷上牙时从上往下，刷下牙时从下往上，牙齿里外每个面都要刷到，这样可以避免刷伤牙龈，易于清理食物残渣。养育者可先做示范，让婴儿模仿养育者的动作，使婴儿对刷牙感兴趣，几周后，让婴儿掌握上下转动牙刷的要领，用温开水漱口。当婴儿学会刷牙后，可以开始用儿童专用牙膏，每天坚持早晚各刷一次牙。

2. 手部清洁

1～2岁是培养婴儿洗手习惯的最佳时期，家长应在婴儿餐前、如厕后、外出回家后提醒婴儿洗手，也可通过绘本故事、儿歌等方式引导婴儿了解洗手这一卫生习惯的重要性。家长可以先示范给婴儿正确的洗手方法，反复多次示范，引导婴儿模范家长的洗手动作。为增加婴儿洗手的乐趣，还可以让婴儿自己挑选喜欢的洗手液、香皂等，等婴儿洗完手之后予以口头表扬，或者亲亲小手等方式表扬。

具体的示范方法：洗手前先帮助婴儿卷起衣袖，打开水龙头后，先用流动的水冲洗婴儿的手部，将腕部、手掌和手指充分浸湿；再用洗手液或香皂涂抹均匀，使手掌、手背、手指、指缝处都涂满丰富的泡沫；接着反复揉搓双手及腕部，整个揉搓的时间不少于30秒；冲洗双手应双手下垂，直到冲干净为止；最后用毛巾、手绢等擦干净。

三、常见疾病与护理

（一）发热

发热是一般感染性疾病和传染疾病所共有的症状，分为低热（37.3～38℃）、中热（38.1～39℃）、高热（39℃以上）。如果婴儿只是稍微发热，精神状态良好，家长不要过多担心，一般不主张立刻用退烧药。

帮婴儿退烧的办法分为物理降温和药物退烧。物理降温：一是减少衣被。婴儿发烧不能"捂"，发烧时不要给婴儿穿过多的衣服、盖过厚的被子，不利于散热，严重时还会导致高温惊厥。二是多喝水。发烧会引起脱水，尽快给婴儿多喝水、清淡的汤，发烧期间，婴儿每天至少要饮用1千克的流质液体，可以每隔5分钟就给婴儿喝一勺水或流质液体。三是温水擦浴或泡澡。可以给婴儿用温水（37.5℃）擦浴，或者泡温水澡，帮助婴儿散热。当体温较高时，需要用药物帮婴儿退烧。

（二）咳嗽

咳嗽是人体的一种防御能力。咳嗽分为浅咳和深咳，家长可以通过咳嗽的声音来辨别。浅咳和深咳的部位不一样，性质也不一样。浅咳一般就在嗓子里咳，而深咳则在气管、支气管或是肺里咳，一听就像是从胸腔里发出的。浅咳时咳的频率很快，听起来很短促，而深咳一次咳的时间相对长。婴儿痰多、鼻涕多是浅咳，深咳因为部位靠下，婴儿往往没有能力把痰咳出来，这时病情反而更重。

浅咳往往是白天咳嗽的时候很少，以流鼻涕为主，夜间咳嗽频繁。这是因为婴儿平躺着时，嗓子处于低位，鼻腔里的分泌物无法通过流鼻涕的方式排出来，就会倒流到嗓子里，刺激嗓子，引起咳嗽，使婴儿晚上经常咳醒。深咳是白天、黑夜都一样咳，甚至白天咳得更重，晚上相对较轻，所以深咳的婴儿反而能睡得很好。当婴儿出现咳嗽时，除了药物治疗外，还要给婴儿提供充足的水，白开水能将痰液稀释，并润滑喉咙。

（三）腹泻

腹泻是肠道的黏液层受到了破坏，从而刺激了肠道黏膜细胞，黏膜细胞受到刺激后，会分泌大量液体，这些液体随着没有消化的残渣及一些病菌一起排出体外，肠道细胞排出液体后，体内的液体就会自动过来补充，补充后又再被排出，如此反复，就会导致脱水。脱水会导致体内钾离子、钠离子的流失，因此可以为婴儿准备一些口服补盐液或蔬菜汤，如果腹泻程度较轻则可以不用。腹泻重在预防，如果婴儿已经患有腹泻，饮食要清淡，少吃甜食，多吃偏软的流食，不要禁食。

（四）呕吐

呕吐是1～2岁婴儿常见的症状，引发原因较多。对平时痰较多的婴儿来说，会因为咽痰而引发呕吐，对此家长不要过于担心。另一种呕吐原因是婴儿吃得过饱，当婴儿把胃里的食物都吐出来之后，就能正常休息和玩耍。因感冒引起的呕吐，要注意给婴儿补充生理盐水。因疾病如疝气、肠套叠等引起的呕吐，会伴有疼痛，因此婴儿会大声啼哭，出现类似现象要及时就医。如果婴儿反复呕吐或是上吐下泻，或伴有38℃以上发热症状，尤其是身体出现脱水时，父母要尽快带婴儿就医，以免耽搁病情。

（五）鼻出血

鼻出血的原因有很多，主要是双侧鼻中隔前部的毛细血管网出血，这种毛细血管网是浅表的。天气炎热干燥、用手抠鼻子等都会刺激鼻腔黏膜，引发鼻出血。此外，高血压、白血病、再生障碍性贫血等全身性疾病也会引起鼻出血，挑食、偏食等饮食习惯不良的婴儿会因为缺乏维生素而鼻出血。

鼻出血发生时，要及时止血。让婴儿呈坐位，头稍向前倾，尽量将鼻咽腔到口腔的血吐出，避免流到胃里引发腹痛和呕吐。简单的止血方法是将出血的鼻孔塞上经消毒的棉球或用拇指和食指捏住两侧鼻翼，也可以用食指压迫侧鼻翼5～10分钟止血。止血后2～3小时不做剧烈运动。如果出血量较大，伴有面色苍白、出虚汗、心率快、精神差等情况，应采用半卧位，并尽快送医院治疗。

四、意外伤害急救措施

（一）骨折

骨折就是骨头断裂或变形。婴儿活泼好动，在游戏玩耍时，很容易发生意外情况，导致骨折。当婴儿跌倒或受伤后出现这些症状时，应及时就医：肘部受伤并肿胀严重，伤肢变形或变冷、麻木，伤肢不能承重或自如活动，面色苍白、出汗或头晕、呼吸困难、昏迷。如果是头部或后背受伤，不要移动婴儿，可用卷起的毛巾围在婴儿颈部周围，尽快求助。

不要尝试将断骨接好或移动它，应固定受伤部位，送医时间如果较长，可以考虑用夹板或类似的物品帮助固定，同时安抚婴儿情绪，并注意肢体的保暖。

（二）将异物吸入气管

由于婴儿喉部反射功能不健全，常会将食物呛入喉部，或因呼吸与吞咽动作不协调而将异物吸入气管。当婴儿气管进入异物后，成人可一手拎起婴儿的双脚，将婴儿呈倒置的状态，一手拍打背部，由于重心的改变，呛咳时可能将异物带出。对于较大的婴儿，可让其站或坐，成人站在婴儿身后，用两只手臂夹住婴儿，一手握拳，大拇指向内放在婴儿的肚脐与剑突中间，与另一手掌压住拳向内压，促使横隔抬起，压迫肺底，让肺内产生强大气流，将异物从气管内向外冲出。成人在采取应急措施的同时，还要考虑将婴儿送往医院。

（三）脱臼

成人在家中牵引着婴儿走路时，由于婴儿关节脆弱，很容易把婴儿手臂拉脱臼。当给婴儿穿衣服或者与婴儿玩耍时，猛然牵拉婴儿的胳膊，也有可能发生脱臼。这时婴儿会骤然间啼哭不止，或喊叫被牵拉的胳膊疼痛，其肘关节往往呈半屈位，前臂不敢旋后，不能抬举与取物，不能自由活动，在肘关节的桡骨头处有压痛，局部却无明显的肿胀和畸形。这种错位好发于4岁以下的孩子，这是因为4岁以下的孩子桡骨头上端尚未发育完全，肘关节囊及韧带均较松弛薄弱。

当出现上述情况后，不要随意移动患肢，避免带来二度伤害，可以用三角巾或布将脱臼部位先固定，后冰敷，然后立即送到医院对伤肢复位。医生一般会在屈肘位用三角毛巾悬吊或石膏固定，3周后可以开始练习肩部、肘部伸屈活动。

扫一扫

家庭常用急救知识

第三节　婴儿的教育

有关研究表明，从出生到3岁，是人一生发展中头等重要的时期，人的能力、性格等大部分是在1～3岁的婴儿期形成的。由于后天教育的不同，人与人之间才出现惊人的差别，而后天教育的关键在于3岁前的教育，所以应该抓好3岁前婴儿的教育，莫失良机。1～3岁婴儿的教育可以从以下几方面着手。

一、认知能力的培养

尽早有意识地培养婴儿的认知能力，对其未来的智力发展是有益的。一般来说，成人从婴儿1岁时开始，就要有意识地教婴儿认识一些事物。首先，应该教他认识室内的事物，然后再带他到户外，教他认识社会和自然界的事物，如道路旁的树木、路过的汽车、天空中的风筝和飞鸟，以及红灯、绿灯等。婴儿接触的事物越多，知识面也就越广。

婴儿的智力开发并不等于知识积累，想要发展婴儿的智力，就要有目的、有计划地培养婴儿的认识能力。例如，在教婴儿认识周围的物品、发展其语言能力的同时，可以让婴儿看一看、摸一摸、听一听、尝一尝、闻一闻这些物品。用这种方法不仅可以增长婴儿的知识，对于发展婴儿的感觉能力也会有所帮助。例如，当婴儿长到1.5岁以后，可以给婴儿一个布娃娃，指导他先看布娃娃的头部、眼睛、鼻子、嘴巴、耳朵和头发，再看布娃娃的躯干、胳膊、双腿和手脚。这样具体地引导婴儿详细观察，就可以使其获得对一个"娃娃"的完整认识。培养婴儿的观察能力时，还可以拿一些小动物的图片，如小猫的图片，先让婴儿知道什么是小猫，然后让他指出小猫的尾巴。以上几种方法，既可以培养婴儿的观察力，又可以为培养婴儿的分析和综合能力打下基础。

当婴儿学会走路以后，往往会一天到晚走个不停，这是婴儿好奇心的一种表现，也是婴儿观察世界、积极思考、探索奥秘的表现。即便婴儿并不知道他所看到的、所摸到的东西叫什么，但起码它是婴儿获得生活经验的一种途径，是促进其感觉能力发展的有利因素。对此，成人的责任不是限制婴儿的这种行为，而是在保护婴儿不发生意外事故的前提下，尽力满足婴儿随意活动的需求。例如，当婴儿快2岁的时候，家长和婴儿一同玩滚球的游戏，可以故意把球滚到椅子底下，让婴儿去捡回来，并告诉他注意别让椅子碰着头，此时的婴儿一定会考虑是先把脚伸进去还是先把头钻进去。这种方法有利于培养和发展婴儿的思维能力。

扫一扫

视频：感官训练活动

扫一扫

视频：平衡月亮船

活动案例5-2

游戏活动：大和小

活动目标：在玩中理解事物的大和小，发展感知能力。

活动准备：大球、小球各一个，大篮子、小篮子各一个。

活动过程如下。

1. 大球小球滚滚滚。

成人和宝宝各持一球，面对面站好，中间保持适当距离，让球在两人之间滚来滚去。大球滚向宝宝时，成人要说："滚滚滚大球，大球滚向调皮猴。"当小球滚向宝宝时，成人要说："滚滚滚小球，小球滚向调皮猴。"滚球过程中可以停下来问宝宝手里拿的是大球还是小球。滚球活动结束，成人以明确的语言指令引导宝宝把大球放入大篮子中，小球放入小篮子中。

2. 大脚丫小脚丫。

家长与宝宝脱掉袜子面对面坐好，脚丫对着脚丫有节奏地相互拍打，同时家长以同样的节奏念儿歌："妈妈有双大脚丫，宝宝有双小脚丫。啪啪啪，啪啪啪，脚丫拍脚丫。"每隔两遍，停下来问一问宝宝："谁的脚丫大？谁的脚丫小？"活动结束后，家长给自己和宝宝都穿好袜子，同时告诉宝宝："小脚穿小袜，大脚穿大袜。"

评析：此活动是为13～18个月的宝宝设计的。这个年龄阶段的宝宝已经能够独立行走、开口说话，而且他的注意力、记忆力及思维能力都有很大发展，探索感知周围事物、自由活动的欲望越来越强烈。这是此活动能够开展的前提。此活动意在让宝宝在玩中理解事物的大和小，发展感知能力。这个活动可以反复进行，也可以在活动中加入大小娃娃、大小水果等身边事物，让宝宝对大小有更深入、扎实的理解。

二、动作的训练

（一）大肌肉动作的训练

1岁左右的婴儿随着身体平衡能力增强，开始学习独立行走，但步伐不稳，安全意识很差，这时成人要考虑给婴儿提供较为安全的环境。如果条件允许，墙壁80厘米以下采用环保软质材料覆盖；阳台或窗户增加围栏，栏杆间距不超过10厘米；家具摆设要便于婴儿行走，危险物品要移开或设置儿童安全锁等，家具尖锐角要设置保护措施；经常开关的屋门要安装防夹手软垫等。长绳索、塑料袋等要收纳好。婴儿刚学走路或学走楼梯时需成人在旁看护。

2岁后的婴儿运动能力更强，大肌肉动作的协调性、灵敏性、速度都有明显的进步。在有成人保护的情况下，应多让婴儿参与户外活动，不仅可以开阔眼界，还可以培养婴儿动作的协调性。例如，让婴儿做原地跳跃、跳下台阶等跳跃活动，一方面锻炼双腿的肌肉运动能力，另一方面培养勇敢的性格。成人在保护婴儿跳跃的过程中，注意不要猛拉婴儿的手臂，要指导婴儿保持身体平衡。成人还可与婴儿玩投球等锻

扫一扫

视频：体智能活动

扫一扫

视频：大肌肉训练

炼上肢肌肉运动能力的活动；还可以和婴儿做一些头顶书本、小枕头等游戏，锻炼婴儿的平衡能力；成人可以示范一些身体动作，让婴儿模仿自己的动作，示范动作时采用镜面示范。

活动案例5-3

活动名称：大肌肉动作训练

一、追皮球

活动目标：训练奔跑能力和身体协调性。

活动过程：准备一个皮球，成人先把皮球滚出去，让宝宝追过去捡回来，再滚出去，再让宝宝捡回来。

二、追鸭子

活动目标：练习在指定的范围内跑，互不碰撞。

活动过程：准备拖鸭玩具数个（可几个宝宝一起玩），宝宝们坐在场地一端，成人对宝宝们说："宝宝们，我今天带来许多小鸭，小鸭跑了，请宝宝们跟在我后面追小鸭，看谁跑得快。"然后成人手里拿一些拖鸭，让宝宝们跟在自己后面追拖鸭，追两三圈后，成人把拖鸭分发给每个宝宝，让宝宝们自由拖着玩一会儿（在跑的时候要防止宝宝相撞）。

三、跳得高

活动目标：学习跳跃动作。

活动过程：用一根绳子将一个可爱的玩具（如小熊）挂在宝宝头上方20～30厘米处，向宝宝示范跳起来拍打玩具，并鼓励宝宝："宝宝跳得好高，你碰到可爱的小熊啦！"

四、青蛙跳

活动目标：锻炼平衡能力和跳跃动作。

活动过程：观察小青蛙，学青蛙跳。带宝宝到户外，成人说："我们都是小青蛙，呱！呱！呱！"并带宝宝一起模仿青蛙跳的动作。

（二）小肌肉动作的训练

婴儿手的动作方面，1岁左右婴儿能拿起勺子放进嘴里，可以与大人玩球，共同翻画册，用蜡笔在纸上涂鸦。到2岁左右，婴儿会自己洗手，用手帕擦拭嘴巴、擦鼻涕，模仿一些动作，如穿木珠、叠积木到9块、握笔画线条、折纸等。复杂的手的活动，给大脑以刺激，促使大脑功能的发展。因此，训练婴儿手的精细动作对开发婴儿的智力是大有好处的。这个时期婴儿手的动作训练，可从做力所能及的家务和自我服务开始，婴儿会做的事成人不要包办，如拿碗筷、洗手、洗手帕、扣纽扣、脱鞋袜等。可给婴儿提供合适的玩具，先给婴儿能用手抓握的玩具，到2岁以后让婴儿玩一些要用手指操作的游戏，如叠积木、穿木珠串、折纸、玩橡皮泥等。

1～1.5岁的婴儿双手的肌肉处于快速发育时期，拇指和食指可以对捏，最喜欢通过抓握、抛扔物品来满足手、臂屈伸和手眼协调发展的需要，他们会有意识地抛扔物品并观察物品落地的情境，如扔奶瓶、杯子等；在成人的帮助下可以把三四块积木垒起来；能够翻书、涂鸦、把东西放进容器中。这时可以给婴儿提供小球、可发声的布质玩具、积木、套碗、套筒等玩具。成人在婴儿玩玩具的过程中，应予以引导，如成人可以先拿两块小积木，一手一块，敲给婴儿看，然后让婴儿模仿成人的敲击动作，同时用语言告诉婴儿"宝宝拿起积木""把积木给妈妈"，训练婴儿有意识地拿起、放下积木。每次成功后，成人都要及时予以鼓励。

对于1.5岁以上的婴儿，成人可多与婴儿玩手指操，并伴随儿歌，增强手指游戏的乐趣；让婴儿参与日常生活劳动，如帮家长搅鸡蛋液，端小碗，拿小勺子，洗自己的小手绢并拧干，开水龙头，打开水瓶盖子等；教婴儿自己一页一页地翻书，翻卡片。成人需注意观察婴儿双手的配合能力，以及拇指、食指、中指的灵活配合。婴儿2岁后，成人可以教婴儿使用筷子，先夹一些软的、轻的食物，逐渐过渡到让婴儿自己用筷子吃饭。

扫一扫

视频：手眼协调训练

活动案例5-4

活动：小肌肉动作训练

一、捏小球

活动目标：锻炼手的灵活性，为做更细致的动作做准备。

活动过程：准备一只空碗和一些彩色珠子、黄豆、绿（红）豆等，叫宝宝用手捏起这些小东西，一个个放到碗中。可帮助宝宝用拇指和食指做捏的动作。

二、套杯子

活动目标：锻炼手指动作和手部灵活性。

活动过程：找几个大小不同的塑料杯子，杯口朝下，让宝宝依大小次序把大杯子一个个套在小杯子上，然后翻转杯口。再让宝宝把小杯子从大杯子中一个个拿出。可反复游戏，锻炼手指动作和手部灵活性。

三、抛接小皮球

活动目标：锻炼手臂力量和空间感。

活动过程：父母各站一边，宝宝站中间。把小皮球递给宝宝，让他抛给爸爸，爸爸接到后再抛给宝宝。然后妈妈再跟宝宝说："把球扔到我这边来。"这时，宝宝会高兴地照办。如此循环往返。

四、投球入瓶

活动目标：提高双手动作的灵活性和准确性。

活动过程：给宝宝准备几个小球和一个广口瓶。成人先抓住宝宝的小手，用他的食指、拇指拿稳小球，再移到瓶口处把手指松开，让小球落入瓶中。听到小球落入瓶中的声音，宝宝会感到很有意思，于是会越做越起劲。

五、穿扣子

活动目标：练习手眼协调能力。

活动过程：给宝宝一个大扣眼的扣子和一条细塑料绳，让宝宝用塑料绳练习穿扣眼，穿好后教他将塑料绳拉出来，可以接着再穿扣子和再拉塑料绳。穿过3个以上扣子即可。

六、串珠子

活动目标：锻炼双手动作的灵活性和准确性。

活动过程：给宝宝准备一根粗线绳或塑料绳和几种有洞眼的小东西，例如算盘珠子、扣子等物品，在一旁指导宝宝一步步地慢慢串。提醒宝宝用一只小手的拇指和食指捏住线绳，用另一只小手的拇指和食指捏住算盘珠子，然后，将线绳向算盘珠子的洞眼穿过。等宝宝将绳子穿入洞眼之后，马上给予表扬。还可以鼓励宝宝穿扣子上的洞眼等。每当宝宝成功之后，都要及时给予赞扬。

三、语言的训练

儿童语言的发展是智力发展的基础。只有掌握了一定的语言，才能很好地和成人交谈，并在交谈中学到更多的知识。婴儿20个月已开始出现"双词句输出"现象，30个月时基本上掌握母语的基本语法和句法，婴儿2～3岁时是学习说话积极性高涨的时期。

父母和保教人员要尽量创造条件，增加婴儿学习语言和语言交流的机会，让婴儿在生活中能够随时随地学习语言。如与他谈话、教歌谣、讲故事等，尽量让他们多说、多练习。可从认识鼻子、眼睛、耳朵，以及身体其他各部分的名称，到认识周围环境中经常接触的各种实物和社会现象。对于婴儿语言中的错误和缺点，一定不要加以嘲笑，不要故意重复他的错误和缺点，而要给予正确的示范，及时加以纠正，如婴儿说"吃饭饭"，成人需说"吃饭了"。成人可以运用婴儿掌握的字词句来描述某个物体或某事，并引导婴儿做简单描述，进而发展婴儿语言思维的能力，如"狗狗回来了""丹丹打了小宝，他哭了"。成人可以选择适合婴儿的图书和有声读物，通过朗读儿歌、讲故事培养婴儿良好的阅读习惯，提升婴儿的语言思维和记忆能力。亲子阅读时，需要教婴儿如何拿书、如何翻书、阅读的正确姿势、阅读后将书放回原来的位置。阅读过程中，可以设置简单的问题，引导婴儿回答。鼓励婴儿独立阅读，养成睡前倾听有声读物的习惯。

活动案例5-5

情境对话——认识自我

1. 成人出示小白兔手偶，讲故事："今天小白兔要来和你一起玩，你想和小白兔一起玩吗？可是小白兔还不知道你是谁呢，你要向小白兔介绍一下自己。"

2. 成人模仿小白兔的口吻提问。

（1）你叫什么名字？

（2）你今年几岁了？

（3）你是男孩，还是女孩？

（4）你家有几口人？他们是谁？

（5）你最喜欢吃什么？

四、社会性教育

婴儿开始具有初步的对社会规则、行为规范的认识，能做最直接、简单的道德判断。在这个年龄段，婴儿喜欢与人交往，特别是开始喜欢与同伴交往，与同伴交往逐渐增多，对父母及家庭之外的主要接触者都能形成亲近的情感。

13个月左右的婴儿可能会表现出对陌生人的紧张不安，但很快这种反应就会过去。2岁的婴儿和同伴交往时，首先会划清自己的领地，声明哪些东西是属于自己的，然后才开始真正的交往。到30个月左右，婴儿已经能够自在地在一起玩耍了。研究表明，13～24个月的婴儿在一起，多半是做互补型的游戏，而且缺乏想象，车就是车、积木就是积木。到24～36个月，婴儿的玩耍中逐渐出现假想性的游戏。例如，拿纸盒当作房子，拿毛巾当大衣。1～2岁的婴儿之间形成的友谊能够维持一年之久。这种友谊对婴儿来说是重要的感情依赖。通过观察，心理学家发现，婴儿在固定的朋友组合中的游戏充满了交流。一旦一个同伴不在了，婴儿之间的交流就明显少了。所以家长了解婴儿与同伴之间友谊的深度十分必要。婴儿与同伴的关系深受家庭和亲子关系的影响，对母亲形成安全性依赖的婴儿更善于交往，更友善，更能与人合作。

这期间同伴交流主要是在摆弄玩具和游戏中发生的，也会出现因为争抢玩具而哭闹的情况，但很快就和好如初。因此，需提高婴儿与同伴交往的能力，有意识地让婴儿与同伴分享食物、玩具，引导婴儿考虑他人的想法和感受，教给婴儿与同伴交往的策略，避免出现咬人等攻击行为，及时表扬婴儿做出的良好交往行为，如拥抱同伴、和同伴一起分享玩具等。当出现错误的交往方式时，必须给予合理的惩罚，让其记住哪些行为是不受欢迎的。

活动案例5-6

我家要来小客人

1. 活动目标：让婴儿知道如何招待来家里的客人，学会关心别人的需要，做到有礼貌，不打断大人的谈话，学着帮家长招待客人。

2. 活动方法：在客人来之前，家长可以先告诉婴儿："我们家要来客人了。"如果是婴儿熟悉的客人，还可以帮婴儿回忆客人的姓名和称呼，如果客人要带小朋友来，需要婴儿知道如何招待小朋友。妈妈可以和婴儿一起洗水果、准备点心，用盘子端放到客人前面，先请客人食用。让婴儿当小主人，带小朋友参观自己的房间，拿出玩具同小朋友玩，引导婴儿照顾比自己小的小朋友，关心小朋友要不要吃点心水果，要不要上厕所等。

活动案例5-7

活动名称：小汽车回家喽

活动目标：培养遵守规则、爱惜玩具、按位归还的习惯。

活动准备如下。

1. 在活动室内画好马路。

2. 小汽车装在盒子里，放在马路起点，按照宝宝每人一套的数目准备。

活动过程如下。

1. 家长和宝宝一起站在马路起点，教师站在马路终点。

2. 教师念儿歌并示范游戏玩法："宝宝看一看，盒子里是什么？""盒子里是小汽车，盒子是小汽车的家。""小汽车怎么叫？""嘀嘀嘀。小汽车，嘀嘀嘀，开到东，开到西，最后回到盒子里。"教师蹲在地上将小汽车沿着马路开到对面再开回来，然后将它放到盒子里，并说："小汽车回家喽！"

3. 宝宝拿起自己盒子里的小汽车，开到对面再开回来，家长在旁边关注宝宝的安全，反复念儿歌，并询问宝宝小汽车的家在哪里。

家庭延伸：在日常生活中，家长可以从各个方面有目的地引导宝宝。如在超市购物时让宝宝明白购物要付款、拿起的商品不买要放回原位等规则；过马路时让宝宝明白"红灯停，绿灯行"的规则；进餐时让宝宝懂得珍惜粮食等。而且可以将这些设计成游戏，并配合儿歌来教宝宝。

活动评析：此游戏适合19～20个月的宝宝。这个月龄的宝宝已经能够自如蹲起，可以独立完成游戏。家长要有意识地引导宝宝按照规则进行游戏，并使其熟悉儿歌。

五、独立生活能力的培养

2～3岁的婴儿由于独立活动能力的增强，生活范围的扩大，需要有一定的独立性来适应客观环境。这个时期他们对一些新鲜的动作和行为很感兴趣，并且乐意去做。可是很多父母和保教人员往往容易忽视对婴儿独立生活能力的培养：婴儿跑一跑，怕他跌倒；动一动，怕他弄脏衣服和身体；婴儿要什么就马上给什么，总是想办法来满足婴儿的要求。这样一来，就使得婴儿的一切活动都依赖成人的照料，不能适时锻炼独立生活的能力。也有一些家长和保教人员没有认识到要通过活动来培养婴儿独立生活的能力，即使是2～3岁的婴儿也不让他自己吃饭、洗手、坐便盆，一切都由成人包办。家长和保教人员，应该有计划地培养婴儿的独立生活能力，让婴儿养成爱劳动、爱清洁等良好习惯。

思考与实训

一、思考题

1. 与一个婴儿的家长交谈。询问家长对自己孩子的智力感觉如何及他们是如何得出这样的结论的。

2. 如果你对儿童文学作品比较感兴趣，可以搜集一些与"养成良好卫生习惯"相关的绘本、故事、儿歌等。从中选择可以为家长推荐的作品，并给出推荐理由。

3. 谈谈你对婴儿教育的看法和态度，并尝试和一位家长交流看法，思考家长的教育立场和基本观念有什么样的特点。

二、实训题

案例讨论：如何应对婴儿的咬人行为？

安琪，女，1.5岁。外出散步的时候，看到一个小哥哥（5岁左右）手里拿着一个红色的玩具电风扇，她先站在边上看小哥哥如何玩电风扇，然后自己走到小哥哥面前伸手要拿电风扇，小哥哥用手臂把她挡了回来，安琪继续上前抢夺玩具，和小哥哥推搡了起来。突然之间，安琪在小哥哥手背上咬了一口，然后自己大哭起来。小哥哥也委屈地跑开了。

问题：面对安琪这样的小朋友，该如何应对其咬人的行为？如果你是她的家长，你打算怎么做？

案例分析：1岁左右的婴儿自我意识已经形成，但无法很好地表达，这一阶段的婴儿会出现"咬人行为"。婴儿的咬人行为是日常生活中常见的一种攻击性行为，暂时可以将这一行为理解为婴儿对自我情绪的一种表达方式。

咬人的原因主要是对玩具或场所的争夺。婴儿在玩玩具的过程中，眼中只有玩具本身，无法意识到别人正在玩玩具，于是就直接抢夺。被抢夺的一方也只是看到对方抢夺玩具的动作，试图做出防御，这时的婴儿还不能用语言表达"请给我玩""不行""不要抢"等，最终会用咬人的方式表达想法。

消除咬人行为的方法要根据咬人的原因、情绪、具体状况而定。家长需要明白咬人行为会伤害到彼此，需要禁止；鼓励婴儿通过语言或适当的动作来表达情绪；婴儿外出或者有其他婴儿来家做客时，避免出现只有一个玩具的情况。大部分婴儿进入幼儿园之前的教养环境主要是家庭，接触的人和关系较为单一，婴儿对自己情绪的控制能力较弱，缺乏同伴之间的交往技能和策略。家长应有意识地教婴儿如何与同伴交往，比如握手、微笑、拥抱、交换玩具等。

第六章

0～3岁婴幼儿早期教养环境的创设

思维导图

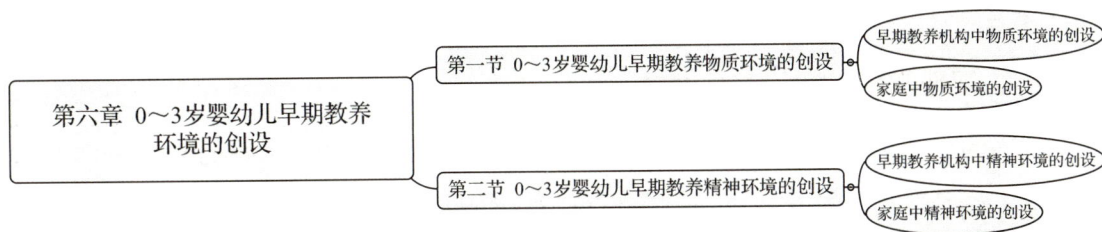

引入案例

宝宝最近老是爱哭闹，给她平常爱玩的玩具也止不住她的哭闹，大人还以为她生病了，带她去检查，没发烧，也没吃坏肚子。原来是最近家里搬来了一些宝宝平常没看见过的大盒子，宝宝因为环境被破坏了而不舒服。

问题：宝宝为什么对搬来的大盒子感觉不舒服呢？是因为房间堆了大盒子而让她不自在了，还是大盒子挡住了光线呢？

学习目标

1. 知识目标：了解物质环境和精神环境的概念和特征；掌握物质环境和精神环境的创设原则。

2. 能力目标：学会创设适宜0～3岁婴幼儿发展的环境。

3. 素养目标：愿意到早期教养机构调查，主动了解早期教养机构中环境创设的现状，并大胆尝试为早期教养机构创设适宜的环境提供建议。

第一节 0～3岁婴幼儿早期教养物质环境的创设

环境是教育的重要因素，婴幼儿的全面发展依赖于良好的教养环境。婴幼儿教养环境是教养者根据婴幼儿身心发展规律和特点，精心设计和创造的，有利于婴幼儿身心健康成长和潜能开发的物质和精神条件的总和。每个婴幼儿都在独一无二的环境中成长，创设符合婴幼儿身心的环境是婴幼儿早期发展和持续学习的良好基础。创设良好的婴幼儿教养环境能让生活于其间的婴幼儿、教师和家长产生"我喜欢这里，我在这里感到快乐，我想参与其中"的感觉。

一、早期教养机构中物质环境的创设

早期教养机构物质环境应该既有别于家庭，又不同于3～6岁幼儿的教养环境，不仅为婴幼儿发展而创设，为婴幼儿所用，还为教养者所用。因此，早期教养机构物质环境的创设既要考虑婴幼儿的需求，还要考虑教养者的需求。

（一）早期教养机构的空间规划

在规划早期教养机构空间时，要统筹规划、合理利用空间，对不同功能区进行有效划分，做到功能合理、方便管理、朝向适宜、游戏场地日照充足，创造符合婴幼儿生理、心理特点的环境。

门面装修要力求设计新颖，令人印象深刻，还要显得好客、友好。因为门面是留给家长和婴幼儿的第一印象，在一定程度上会影响顾客的去留和消费。

大厅应包括前台区、接待区、休息区、玩具墙或专柜、宝宝游乐区等小功能空间。

走廊是公共空间，应突出美感，改变走廊的宽度并建设一个社交区域，有助于婴幼儿适应环境。

亲子教室要大气、舒适，还要在色彩和装饰方面符合0～3岁婴幼儿心理特点。

卫生间要具备婴幼儿使用的条件，洗手台、马桶要符合婴幼儿的身材并与成人洗手台、马桶分开。早期教养机构洗手台如图6-1所示。卫浴设备的数量根据早期教养机构规模确定。

教师办公室的大小可根据在职教师的数量来确定，教师办公室也可以作为家长咨询室、专家指导室等。桌椅、办公用品等要齐全，要有传真机和打印机。

财务室装修要保证安全。

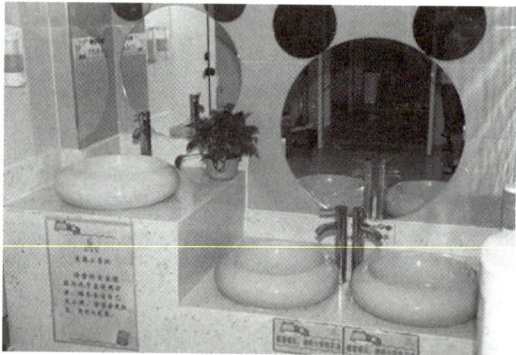

图6-1　早期教养机构洗手台

（二）为婴幼儿创设的物质环境

婴幼儿需要能够满足吃、喝、拉、撒、睡等生理需求的生活环境，需要能够满足好奇和探究需求的游戏环境。

1. 生活环境的创设

婴幼儿缺乏自我保护的能力，因此，物质环境的创设始终要坚持安全第一，尽力消除种种危及安全和健康的因素。墙壁80厘米以下应采用无污染的软质材料覆盖，地面应平整，铺设弹性软垫，不同

地面的交界处应避免有高低落差和棱角；门、橱柜、桌椅等边角应打磨圆，避免直角、棱角；提供的各类玩具、器械等应为轻质材料，如无毒塑料、软木、棉等，从而避免对婴幼儿造成不必要伤害；电器设备等也要妥善放置到一定的高度，避免婴幼儿触碰。

生活环境还应突出便利，方便婴幼儿活动。早期教养机构婴幼儿活动区如图6-2所示。活动区内婴幼儿用的桌子、椅子、开放式的玩具架、橱柜、洗手台、大小便池等设施的高度、大小要适合婴幼儿的身高，以他们用起来方便、舒适为标准。

图6-2　早期教养机构婴幼儿活动区

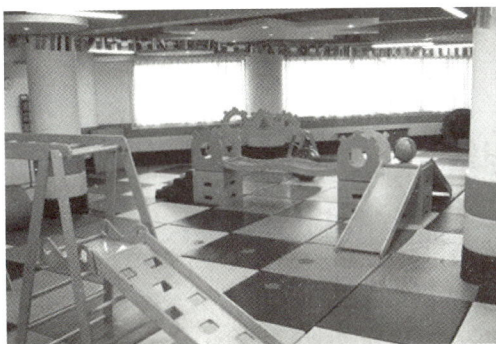

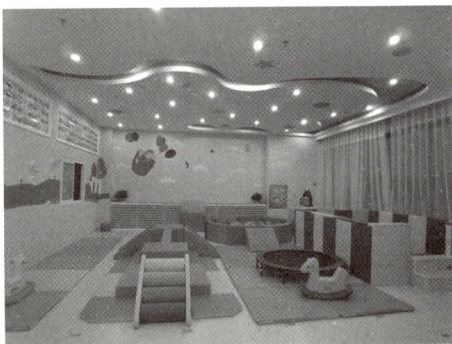

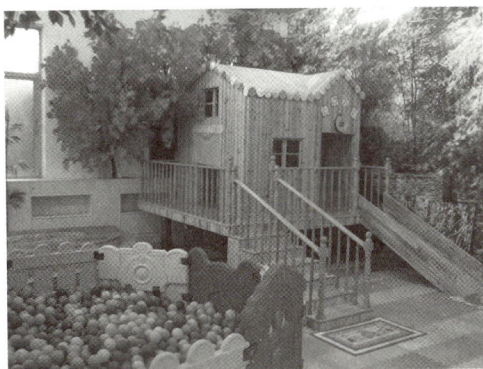

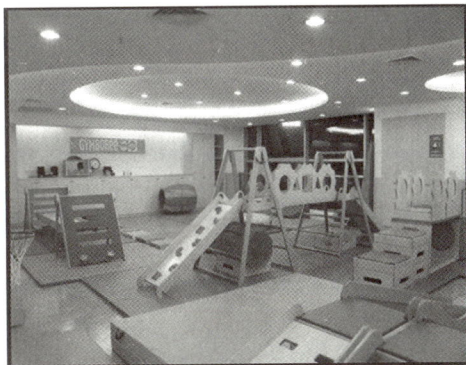

2. 游戏环境的创设

婴幼儿的主要活动就是游戏，游戏是婴幼儿生理成长和精神发育的需要，因此创设丰富、支持性的游戏环境有利于婴幼儿身心素质全面发展。

（1）创设不同区域的游戏环境

游戏环境要提供婴幼儿进行身体和动作训练，感知、想象和思维训练，语言训练的条件。要考虑布局、材料的提供、物品的摆放及教养者的分工，以保证婴幼儿的活动质量。早期教养机构游戏环境可包括运动区域、认知区域、艺术区域、阅读区域、想象装扮区域等，如图6-3所示。

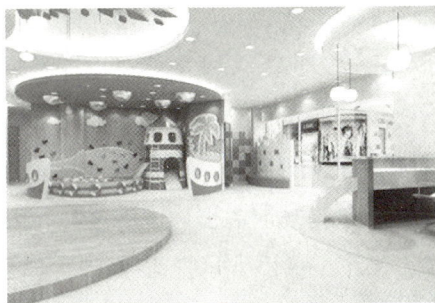

图6-3　早期教养机构游戏环境

运动区域：运动区域可以促进婴幼儿自我意识、健康心理、运动感知能力和社会性的发展，分为室内运动区和室外运动区。室内运动区包括用来爬、钻、跳、拉、绕障碍走等的活动空间和相关的设备材料，如小型滑梯、小攀登架、小汽车、各种垫子、可钻爬的箱子、各种拖拉玩具等。室外运动区包括塑胶场地、玩沙玩水的设施、私密空间（小帐篷、小房子）、休息区域等。设施设备与材料包括滑梯、攀登架、平衡木、跷跷板、摇马、玩沙玩水的玩具、各种球类玩具，以及推、拉和

亲子园室内物品
配备清单

骑的小车等。室外运动区的大小可根据园内户外场地的大小具体设定。

认知区域：认知区域可以促进婴幼儿小肌肉动作的发育，提高感知能力、操作探索能力，丰富多种经验。提供的材料包括串珠、拼图、套桶、敲打玩具、分类玩具、图形玩具、小型建构玩具、扣子、绳结、拆装玩具、容器、大小不同的盒子和瓶子等。

艺术区域：艺术区域可以促进婴幼儿感知觉的发展和艺术潜质的挖掘。艺术区域需要提供艺术活动所需的场所和材料设施，如开展美术活动的画册、涂鸦工具、颜色材料、撕贴材料、工作服、大毛笔、半成品材料等；开展音乐活动的打击乐器、头饰、表演舞台、音乐等；还可以配有投影仪、电视机、液晶显示屏等现代化设备。

阅读区域：阅读区域可以促进婴幼儿认知能力、语言能力、表演能力和社会性情感的发展。阅读区域需设在光线充足、相对安静的地方；提供各种不同类型的书，包括布书、塑料书、可以拼插的书、声音书、立体书等；同时可以配备录音机、无线耳机、毛绒玩具、表演头饰、玩偶；还可以提供软靠垫、家庭式沙发、小地毯等，使阅读区域更加舒适、温馨。

想象装扮区域：该区域可以促进婴幼儿社会性情感、交往能力、想象力、创造力的发展。环境创设要像家庭一样温馨、温暖，基本材料包括可以模拟表现生活经验的物品，如家具、娃娃、餐具、仿真食品等，有条件的还可以提供一些其他物品，如厨具玩具、简单的医疗用品玩具、镜子、帽子、小书包、衣服、饰品等。

（2）玩具材料的提供与投放

玩具材料的提供应考虑"四多"：多种类、多质地、多色彩、多功能。多种类可以满足不同发展期婴幼儿的需要；多质地可以引导婴幼儿感知不同材料、质地的物品；多色彩可以吸引婴幼儿参与活动；多功能即渗透多种目标，挖掘玩具的多种玩法，体现一物多玩多用。

在投放玩具时需注意如下几点：一是同种玩具数量要多；二是玩具的种类不宜过多；三是轮流更换，即一段时间后可以将婴幼儿熟悉的玩具变换成其他玩具，婴幼儿会感觉新颖而产生兴趣；四是分类摆放，用标记引导婴幼儿自己摆放玩具，培养秩序感。

（三）为教养者创设的物质环境

鉴于早期教养机构特有的教育属性，创设环境时还要考虑家长和教师。因为他们是这个环境的共同体，他们不仅是婴幼儿的陪伴者、观察者，更是育儿技能的需求者。因此，环境必须从服务于家长的角度来思考和定位，创设有利于家长、教师主动参与、自主调整、自主建构的多向互动的环境。

1. 为家长创设人文关怀的环境

家长是早教活动的主要参与者，因此，要为他们提供便利，满足他们的需要，把人文关怀自然渗透其中，使他们感到轻松、自然、便利。例如，可以在门口一角的鞋套架放置一次性鞋，便于使用；使用高低不同的挂衣架，方便放置衣物；一次性茶杯、毛巾和随处可见的餐巾纸盒，可供随时使用，室内外安放座椅、沙发，方便家长休息、交流和阅读；吧台一角可设有个别化的医教咨询台。

2. 为家长、教师创设获取教养信息的环境

为了把环境的教育思想和理念渗透到家长、教师教养行为的指导上，可在墙上和门框上贴上近阶

段活动方案设计、作息时间表、活动指导说明、亲子导读、聪明妈咪、教你一招等专栏，在亲子阅读区提供早教期刊方便教师和家长阅读、浏览，让家长、教师及时了解活动方案的教养理念、操作步骤和家庭教养建议。

3. 为家长、教师创设沟通交流的环境

可以利用走廊等公共空间和室内沙发区为家长、教师创设观察婴幼儿、沟通交流育儿经验的环境。使其可以在沟通交流过程中不断改善和调整自己的教养观念和行为，逐渐把握婴幼儿身心发展的特点和规律。

二、家庭中物质环境的创设

教育家蒙台梭利认为：环境是教育的工具，婴幼儿是探索者，需从环境中学习，以建构其心智。家庭物质环境是婴幼儿成长的重要教育元素。

（一）为婴幼儿营造活动的空间

尽管家庭不需要像早期教养机构那样专门设置许多供婴幼儿游戏活动的空间，但可以在家庭中的公共区域适当地设置一些小的婴幼儿游戏空间，这会让婴幼儿感觉到自己在家庭中的位置，并会觉得在家游戏同样富于乐趣。住房面积较小的家庭，可选择家中明亮的地方，如阳台或窗台附近作为婴幼儿的活动区域。家长可以将阳台的内墙（瓷砖墙面）作为婴幼儿的美工区，婴幼儿既可以用水彩笔在上面画画，也可以用蜡笔在上面画画；在阳台的地面铺上小地毯，摆放图书、玩具，作为阅览区或游戏区，让婴幼儿自由阅读和玩耍。

（二）充分挖掘家庭中的物质资源

家庭中包含着许多显性或隐性的物质资源，如：家庭中的小楼梯，可以满足有初步行走能力的婴幼儿的运动需要，可以锻炼婴幼儿的大肌肉动作和平衡能力，可以让婴幼儿小肌肉精细动作得到发展。

（三）提供适宜婴幼儿发展的玩具

玩具是婴幼儿的朋友，每个婴幼儿都喜欢玩具，要注意必须选择适宜婴幼儿发展的玩具。适合婴幼儿的才是最好的，在买玩具的时候，需要根据婴幼儿的年龄，正确估计婴幼儿的能力，买合乎其年龄和能力的玩具。如果超出其年龄范围，婴幼儿可能因为不会玩而对玩具失去兴趣。不同年龄阶段究竟选择什么玩具适宜呢，以下建议供参考。

0～3个月：婴幼儿喜欢颜色鲜艳、能动、能发出声音的玩具，最好是婴幼儿躺着就能看到它动，能听到它发出的美妙声音，如颜色鲜艳的气球、摇铃。4～6个月：婴幼儿只要醒着，都在忙着看、听、抓握和挥手，能抓东西了，喜欢能舔并能握住的玩具，如带手柄的响铃、无毒的橡塑玩具。7～9个月：婴幼儿会坐了，能自由使用双手，通过敲打能发出声音的玩具很适合这个时期的婴幼儿。当婴幼儿会爬了，能滚着玩或推着玩的玩具更适合，如塑料球、皮球和可推动的玩具小汽车。10～12个月：婴幼儿能模仿大人了，配合上歌曲的节拍会拍手、摇动身体，这个时候的婴幼儿喜欢用手指玩的玩具，如小木珠、积木。13～18个月：婴幼儿喜欢能放进去又能拿出来的玩具，如积木、形

状盒、电话形状的玩具。19～24个月：婴幼儿喜欢能移动的玩具，如小推车等。25～36个月：婴幼儿喜欢益智类型的玩具，如拼插玩具、串珠子、套装小餐具、拼图等玩具。

扫一扫

0～3岁婴幼儿
家庭玩具配备建议
方案

（四）利用废旧物品，尝试和婴幼儿一起手工制作玩具

在婴幼儿成长过程里，好奇、探索是他的天性，成人每天尽量抽出时间，发挥自己的想象力，变"废"为宝，充分发挥废旧物品的作用，用双手创造出有针对性的简单的玩具，陪着婴幼儿一起探索，让婴幼儿真正做到在游戏中学习。家里的碎布头、旧衣服、塑料瓶、鸡蛋壳、包装盒等都可以当材料。如：用鸡蛋壳做不倒翁，用塑料瓶做电话的听筒，用毛线衣缝只小狗，给包装盒安上4个瓶盖做小车。一张废报纸揉成的纸球，可以成为婴幼儿练习投掷游戏的玩具；废弃皮鞋盒子竖起来，就能成为婴幼儿踢球的球门。家长用过的化妆品盒子、包装纸筒子、吸管、月饼盒子、包装袋等，都能成为婴幼儿游戏、学习的载体。在制作玩具的过程中不仅可以调动婴幼儿的游戏兴趣，还可以发展其智力、培养其创造力，增进亲子之间的情感，感受同爸爸妈妈一起劳作的幸福，这是再多的财富也比不了的。

第二节　0～3岁婴幼儿早期教养精神环境的创设

精神环境主要指人际关系及氛围等，它虽然是无形的，却直接影响着婴幼儿的情感、交往行为和个性发展。精神环境创设具体体现在成人与婴幼儿、婴幼儿与婴幼儿、教师与教养者之间的相互作用和交往方式等方面。

一、早期教养机构中精神环境的创设

早期教养机构中精神环境的创设包括为婴幼儿创设的精神环境和为教养者创设的精神环境。

（一）为婴幼儿创设的精神环境

充满关爱、呵护的人际关系是婴幼儿成长所必需的，因此，应为婴幼儿提供宽松、愉悦、平等、自主的活动空间，创设能够满足婴幼儿交往和被爱需求的精神环境。

1. 宽松与平等

宽松与平等的氛围会让婴幼儿感到安全，因此，教师应尽量减少和避免对婴幼儿的约束与要求，给他们更多自主选择和自主活动的空间。

2. 关爱与理解

在生活上给予婴幼儿更多的呵护和关爱，有益于婴幼儿积极情感的发展。可以用身体接触、表情、动作等多种适宜的方式，来表示对婴幼儿的关心、接纳、爱抚、鼓励等。特别是要能从婴幼儿的身心特点出发，理解婴幼儿的情绪和各种行为表现，接纳婴幼儿，尊重婴幼儿发展中表现出的年龄特点，理解婴幼儿的行为。

3. 交流与等待

交流是连接教师和婴幼儿情感的纽带，教师应关注婴幼儿个体不同的表现，随时和婴幼儿交流，让他们感到教师对自己的喜爱，产生积极情感，有了积极情感，婴幼儿也会逐渐愿意表达自己的想法。教师可以依据婴幼儿不同的特点，采取针对性的教育。同时，教师要尊重婴幼儿发展中的差异，当他们的表现达不到自己的要求时，要能够等待，并顺应他们的发展水平。

4. 鼓励与期待

教师的鼓励和积极的期待，会引导婴幼儿认为"我能行"，从而对他们产生积极影响。

（二）为教养者创设的精神环境

教师与教养者之间的人际交往对婴幼儿的社会性培养具有多重的影响。教师与教养者之间关系和谐，会激发出婴幼儿积极的社会性行为，他们耳濡目染，不仅能学会体察别人的情绪情感，也能学会正确、适宜的行为方式。因此，为教养者创设精神环境时应考虑"三性"。

1. 平等性

早期教养机构的教师，应与婴幼儿教养者互相尊重、互相理解，要用平等的态度与教养者交流，真诚地帮助他们获得科学正确的育儿方法和解决问题的有效途径，为促进婴幼儿全面和谐发展的共同目标而努力。

2. 引导性

早期教养机构要为不同年龄阶段婴幼儿的教养者提供早期教育指导与服务，在尊重教养者的前提下给予科学合理的育儿指导；同时，要用自己的言行和榜样作用，为教养者提供科学的育儿方法。

3. 互动性

早期教养机构与婴幼儿教养者要多沟通多交流，通过有效的互动，发挥各种教养资源的优势，取长补短，形成教育的合力。

二、家庭中精神环境的创设

由于婴幼儿年龄小，生活的主要场所在家庭，因此，家庭环境尤其是家庭精神环境，如家庭人际关系、家庭养育方式、父母心理健康状况等会在婴幼儿长期的生活中慢慢熏陶、感染婴幼儿。

1. 宽松和谐的家庭关系

许多心理实验都证明，婴幼儿在自由、宽松的环境中，抗挫折能力强，处理问题的应变能力强，易形成不畏艰难的精神，而且愉快和兴奋是婴幼儿智力活动的最佳情绪背景，处于宽松、自由心理环境中的婴幼儿求知欲强，创造水平也高。家庭关系（包括父母之间、父母与祖父母之间、邻里之间关系等）和谐与否，不仅影响婴幼儿社会性发展，也影响婴幼儿心理健康的发展。

2. 融洽亲密的亲子关系

父母要成为婴幼儿的玩伴，细心聆听婴幼儿说话，肯花费时间、精力和婴幼儿一起玩，以积极的态度分享婴幼儿的感受，在游戏中培养婴幼儿独立的习惯和多种能力，丰富他们的认知经验。尊重婴幼儿的意愿，注意婴幼儿的个性发展，减少包办和干预行为，更不要代替他们解决问题。当他们确实需要帮助时，可以通过提问、建议、商量和角色扮演的方式给予恰当的指导。

思考与实训

一、思考题

1. 早期教养机构中游戏环境的创设应注意哪些方面？

2. 早期教养机构中如何为教养者创设适宜的物质环境？

3. 在家庭中如何创设适宜0～3岁婴幼儿的物质环境？

4. 早期教养机构中婴幼儿精神环境的创设应注意哪些方面？

5. 早期教养机构中为教养者创设适宜的精神环境应遵守什么原则？

二、实训题

（一）调研早期教养机构物质环境创设现状

全班同学分组，到不同早期教养机构进行调研，了解早期教养机构物质环境创设现状，并做记录。

（二）访谈调研

随机调研早期教养机构的教师和家长，访谈该早期教养机构为教养者创设精神环境的现状。

（三）分析现状，拟出对策与建议

针对早期教养机构物质环境和精神环境创设的现状，寻找其存在的问题，并分析问题存在的原因，拟出适宜的对策与建议。

第七章

0～3岁婴幼儿教养活动的设计与实施

思维导图

第七章 0～3岁婴幼儿
教养活动的设计与实施

第一节 0～3岁婴幼儿教养活动的目标与内容
- 0～3岁婴幼儿教养活动的目标
- 0～3岁婴幼儿教养活动的内容

第二节 0～3岁婴幼儿教养活动的组织与实施
- 早期教养机构中教养活动的组织与实施
- 家庭中教养活动的实施

引入案例

　　活动室里，丫丫（10.5个月，穿着冬装，体重和身高大于和高于同龄孩子）趴在地上，外婆一手托着丫丫的腹部，一手交替移动丫丫的脚，训练丫丫爬行。丫丫不爬，由于地面很光滑，所以丫丫只是在地面上滑行。外婆觉得不大对，很着急，但又不知道哪里不对。赵老师在丫丫前面，从一个盛满塑料水果的筐里拿出来一串葡萄，敲击着地面，说："老师在这里，来，来拿葡萄。"外婆也学着老师的动作，指着葡萄要丫丫看。丫丫向左上方抬头看了外婆一眼，就斜躺着不动了。赵老师把葡萄扔在丫丫面前，丫丫看见了，手按着地，外婆继续推丫丫的腿和手。赵老师拿来一个黄色绳圈，套在丫丫的前胸，并告诉丫丫外婆："要把丫丫的前胸提起来，这样她的手就可以交替前移了。"赵老师示范了一下如何操作，也让外婆试试。外婆学着赵老师的样子，但是外婆站着提起丫丫的前胸，使丫丫的上身悬空、手离地，丫丫根本没法爬起来。约15秒后，丫丫抬头看外婆，一手支地，一手去抓外婆的裤子，但是地面很滑，她尝试了几次才坐起来。外婆于是放弃训练丫丫爬行，把丫丫扶起。

问题：这是一个早期教养机构老师示范指导家长育儿的案例，你认为这个指导案例是成功了还是失败了？

学习目标

1. 知识目标：了解0～3岁婴幼儿教养活动的含义、0～3岁婴幼儿教养活动的总目标和领域目标、0～3岁婴幼儿教养活动的内容；掌握0～3岁婴幼儿教养活动的组织与实施。

2. 能力目标：学会0～3岁婴幼儿亲子游戏与亲子阅读的具体实施方法，会针对实际问题进行分析。

3. 素养目标：根据撰写的教养活动方案组织婴幼儿教养活动。

第一节 0～3岁婴幼儿教养活动的目标与内容

从狭义上讲，0～3岁婴幼儿教养活动是有目的、有计划、系统地根据婴幼儿的身心发展特点和规律，结合婴幼儿自身的个体差异，开展的促进婴幼儿感知觉、动作、语言、思维、记忆、想象力等不断发生和发展的活动。活动的实施者可以是接受过专业培训的教师，也可以是家长。从广义上讲，0～3岁婴幼儿教养活动包括面向婴幼儿的教养活动，还包括面向家长的早期教养指导活动。因为婴幼儿过于年幼，在早期教养机构中，0～3岁婴幼儿教养活动是家长配合教师进行的。早期教养机构中的教师要向家长传播育儿知识，提供科学的教养实践指导，与家长共同促进婴幼儿健康发展。此外，由社区开展的早期教育专题讲座、婴幼儿教养问题咨询活动和家长沙龙等也属于早期教养指导活动。面向家长的早期教养指导活动在第八章"0～3岁婴幼儿家长的亲职教育"中探讨，由社区开展的早期教养指导活动在第九章"社区早期教育基地的开办与管理"中探讨。本章着重探讨直接面向0～3岁婴幼儿所开展的教与养的活动。

一、0～3岁婴幼儿教养活动的目标

活动目标是活动的出发点和归宿。0～3岁婴幼儿教养活动的目标可分为总目标、领域目标和具体目标。

（一）婴幼儿教养活动的总目标

从婴幼儿成长的角度来说，教养活动的总目标就是通过成人与婴幼儿之间的互动促进婴幼儿身心

全面发展，培养健康、快乐、自信且高能的婴幼儿。总目标如下。

（1）发展婴幼儿的基本动作，帮助其进行适当的体格锻炼，增强婴幼儿的抵抗力，提高婴幼儿的健康水平，促进婴幼儿身心正常发育。

（2）发展婴幼儿模仿、理解和运用语言的能力。婴幼儿通过语言认识周围环境事物，发展智力，并获得简单知识。

（3）对婴幼儿进行友爱、礼貌、诚实、勇敢等良好品德的教育，培养婴幼儿活泼开朗的性格。

（4）培养婴幼儿的饮食、睡眠、衣着、盥洗、与人交往等各个方面的习惯。

（5）以适合婴幼儿年龄的各种艺术形式，让婴幼儿初步感受美的情趣。

（二）婴幼儿教养活动的领域目标

根据婴幼儿发展的方面，可将婴幼儿教养活动分为如下领域：生活习惯、动作、语言、认知能力、社会性发展、艺术、对周围的形体和数的认识等。

1. 生活习惯方面的目标

生活习惯主要包括睡眠、饮食、盥洗、大小便等习惯。

（1）睡眠方面的目标

① 根据婴幼儿年龄特点、体质及身体状况安排好一昼夜的睡眠时间和次数，保证婴幼儿有足够的睡眠。

② 培养婴幼儿良好的睡眠习惯（在成人照顾下逐步培养婴幼儿很快入睡、睡熟和安静地醒来）。

（2）饮食方面的目标

① 按照不同年龄的需要照顾婴幼儿按时吃饭，保证其愉快地吃完食物，不挑食，吃饭时不玩闹，吃饱吃好。

② 培养良好的饮食习惯，逐步培养婴幼儿正确使用餐具、独立吃饭的能力。

（3）盥洗方面的目标

培养婴幼儿爱清洁、讲卫生的良好习惯。

（4）大小便方面的目标

逐步培养婴幼儿定时坐盆和想大小便时用语言要求坐盆的习惯。

2. 动作方面的目标

（1）发展婴幼儿抬头、翻身、爬、坐、站、走、跑、钻、跳、攀登、平衡、投等大动作和抓、握、捏、取、放、摇、扔、捡、传递、敲击、拼、插等精细动作，逐步使婴幼儿动作自如、灵敏、协调、姿势正确。

（2）通过动作锻炼婴幼儿身体，增强婴幼儿活动能力，促进婴幼儿身体正常发育，提高婴幼儿对环境的适应性，增进婴幼儿健康。

3. 语言方面的目标

（1）引导婴幼儿注意并喜欢听成人讲话，使其逐渐能听懂并做出相应的动作或根据词语的意思做出相应反应。

（2）培养婴幼儿自主发音和学发音，做到吐字清楚、发音正常、词汇丰富，帮助婴幼儿学说普通话，敢于在同伴面前用较清楚响亮的声音讲话或念儿歌。

（3）经常给婴幼儿讲故事，让婴幼儿在听故事、看图书、听念儿歌中得到乐趣。

（4）培养婴幼儿学词和学句，学习通过语言与成人和小朋友交往，能用语言表达自己的要求和愿望，并能叙述简单的事情。

（5）培养婴幼儿回答和提出简单的问题。

4. 认知能力方面的目标

（1）采取多种方法，发展婴幼儿的视觉、触觉。

（2）随月龄的增长逐步培养婴幼儿视觉、听觉和触觉的协调。

（3）利用周围环境，逐步发展婴幼儿注意、观察、记忆的能力。

5. 社会性发展方面的目标

（1）发展婴幼儿初步的自我意识。

（2）培养婴幼儿良好的情绪和与成人间亲密的感情。

（3）培养婴幼儿与周围人接触、交往，教导婴幼儿对成人尊重，对小朋友礼貌友好。

（4）培养婴幼儿自己动手做事的兴趣和独立性。

6. 艺术方面的目标

艺术活动主要包括音乐启迪和美劳活动。

（1）音乐启迪的目标

① 通过音乐活动发展婴幼儿的听觉，培养其听音乐的兴趣。

② 培养婴幼儿爱好音乐并对音乐有初步的感受力、记忆力，培养婴幼儿对韵律活动的兴趣和积极性。

③ 教婴幼儿学唱简单的歌曲，随音乐节拍做简单的模仿动作和游戏，初步培养其对节奏的兴趣和敏感性。

④ 教婴幼儿学会听音乐走步、入座等。

⑤ 教婴幼儿初步学会唱歌、表演及进行音乐游戏的基本技能。

（2）美劳活动的目标

① 培养婴幼儿对色彩、线条的兴趣，对美工（看、摸、画）的兴趣，发展婴幼儿的观察、记忆、想象和思维能力。

② 通过美工活动培养婴幼儿参与绘画（涂鸦、欣赏、作画）的兴趣，并培养其做事认真、仔细和保持整洁的良好习惯。

③ 培养婴幼儿参与手工活动（玩泥巴、玩纸、剪贴）的兴趣，通过美工活动，教婴幼儿学习握笔、绘画、折纸、粘贴和搭建的基本技能。

7. 对周围的形体和数的认识方面的目标

（1）通过游戏活动，教婴幼儿认识简单的形体。

（2）结合日常生活，教婴幼儿学习时间和空间等知识。

（3）通过多种形式引起婴幼儿对计算的兴趣。

（三）婴幼儿教养活动的具体目标

婴幼儿教养活动的具体目标是针对具体活动的目标。活动的具体目标应根据婴幼儿教养活动的总目标和领域目标，结合婴幼儿发展的整体水平，考虑个体发展的状况、问题和需求制定，应具体明确，具有可操作性。例如，"提高婴幼儿手眼协调能力"这样的目标就比较笼统，而"会用小勺舀物品，送到指定位置"就较具体。

二、0～3岁婴幼儿教养活动的内容

0～3岁婴幼儿教养活动的内容是实现0～3岁婴幼儿教养活动目标的载体。教师及教养者应根据0～3岁婴幼儿教养活动的目标，结合婴幼儿的年龄特点和关键经验选择适宜的教养活动内容。

（一）0～3岁婴幼儿教养活动的内容选择

1. 教养活动内容的选择应考虑婴幼儿的年龄特点

0～3岁婴幼儿的身体各器官和系统在迅猛发展，教养活动内容应适合婴幼儿的生理特点，根据其身体发展的不同关键期和动作发展顺序进行设计。例如，在大肌肉动作方面，11～12个月、13～15个月、16～18个月分别是走、蹲、跑发展的关键期，教师及教养者应设计与关键期动作相对应的活动，促进婴幼儿大肌肉动作的发展。又如，在婴幼儿小肌肉动作方面，教师及教养者应遵循小肌肉动作发展的顺序设计活动，先设计手掌抓的活动，再设计五指拿的活动，再到三指捏的活动，最后过渡到使用工具（勺、筷子等）。

2. 教养活动内容的选择应考虑婴幼儿的个体差异

由于每个婴幼儿的成长环境不同、遗传的先天差异、不同教养者的影响，其发展水平和个性特点各有差异。教师及教养者应有目的地观察、了解每个婴幼儿的发展水平、个性特点和发展需要，有针对性地选择适宜的活动内容。例如，同样是串珠子的游戏，教师应给发展较慢的婴幼儿提供稍薄而孔大的珠子，给发展较快的婴幼儿提供稍厚而孔小的珠子。

（二）0～3岁婴幼儿教养活动的具体内容与要求

根据目标，从生活习惯、动作发展、语言、认知能力、与成人和小朋友的关系、美育、对周围的形体和数的认识等方面来讨论0～3岁婴幼儿教养活动的内容与要求。

1. 生活习惯方面的内容与要求

生活习惯主要包括睡眠、饮食、盥洗和穿脱衣服、大小便等。

（1）睡眠方面的内容与要求

① 根据婴幼儿年龄和体质，决定睡眠和起床的顺序，年龄小、体质弱的婴幼儿先睡后起，午睡要脱衣入睡。

② 安排婴幼儿睡眠时，环境要安静，光线要暗，室温要适宜，空气要新鲜，被褥要适合季节；成人的动作要轻柔，态度要和蔼。

③ 婴幼儿睡前避免过度兴奋，保持稳定情绪，成人在帮助婴幼儿入睡过程中，可以用语言指导，培养其独立入睡的能力。

④ 婴幼儿上床前，成人要避免将玩具和杂物带到床上。

⑤ 婴幼儿睡眠时要有专人负责并巡回照顾，及时纠正其不良的睡眠习惯，婴幼儿睡眠不安时要了解情况并及时处理。

⑥ 婴幼儿在睡前吃饱、排便，睡觉时不拍、不摇、不抱，培养婴幼儿自主入睡。

⑦ 在条件允许的情况下，开窗睡眠。

（2）饮食方面的内容与要求

① 培养4～5个月的婴幼儿自己扶奶瓶喝奶，同时开始用勺喂辅食；培养6～7个月的婴幼儿自己拿饼干等食物吃，自己抱瓶吃奶；让10个月的婴幼儿练习用杯子喝水。

② 进餐前婴幼儿要安静休息片刻，成人要做好餐前的一切准备工作，按时开饭。

③ 培养婴幼儿餐前洗手的习惯，吃得慢和体弱的婴幼儿可先洗先吃，并有专人负责照顾。

④ 进餐时座位固定，帮助婴幼儿养成注意力集中、细嚼慢咽的好习惯。严禁斥责婴幼儿，保证婴幼儿情绪愉快。

⑤ 按年龄逐步培养婴幼儿独立吃饭的能力，使其正确使用餐具，吃饭姿势正确，理解和掌握与进餐有关的语言。

⑥ 成人要集中精神照顾婴幼儿进食，掌握好食量，少盛勤添，保证婴幼儿吃完自己的一份。

⑦ 培养婴幼儿咽下最后一口饭后，离开座位，用餐巾擦嘴的习惯。

⑧ 两餐间喝水1次，每天保证饮水3～4次，婴幼儿口渴时允许随时喝水。

（3）盥洗和穿脱衣服方面的内容与要求

① 根据不同年龄和季节定期给婴幼儿洗头和洗澡、剪指甲、理发，注意水温。

② 盥洗时要用流动水，教婴幼儿逐步学会使用肥皂、毛巾，用语言启发和帮助婴幼儿学会正确的盥洗方法。

③ 在示范讲解和帮助下，教婴幼儿逐步学会穿脱衣服，解系纽扣和鞋带。

④ 婴幼儿的衣服、盥洗用具要专用，被褥要定期晾晒，毛巾要每天消毒。

（4）大小便方面的内容与要求

① 婴幼儿大小便时应有专人照顾，每次坐盆时间不宜超过5分钟，便后查看大小便情况，发现异常及时处理。

② 8个月的婴幼儿开始学习坐盆，1.5岁以前的婴幼儿要在固定的时间坐盆，成人要提醒婴幼儿坐盆。要培养1.5岁以后的婴幼儿主动要求坐盆，2.5岁以后的婴幼儿要学会主动坐盆。

③ 培养婴幼儿在固定的地方大小便，坐盆时不能吃食物或玩玩具，不用手摸盆。

④ 掌握每个婴幼儿小便的规律，减少尿裤、尿床的情况，逐步培养婴幼儿控制排尿的能力。

⑤ 便盆以白色为宜，口径适度，每天消毒1～2次。

2. 动作发展方面的内容与要求

婴幼儿动作发展可分为大肌肉动作的发展和小肌肉动作的发展。

（1）大肌肉动作的发展内容与要求

1个月：促进婴幼儿俯卧抬头。出生半个月后，每天安排在两次喂奶间隙让婴幼儿俯卧一会儿，并用玩具逗引其抬头，每天1次即可，不要时间太长，以免婴幼儿太累。另外，床面也不要太硬，以免使婴幼儿感到不适。

2个月：促使婴幼儿自己将头竖直，训练婴幼儿转头。将婴幼儿抱在身上，让他的脸向着前方，另一个人在婴幼儿的背后忽左忽右地伸头、摇铃或呼唤婴幼儿的名字，逗引他左右转头，以增强婴幼儿颈部肌肉的控制力。

3～4个月：锻炼婴幼儿的颈部和胸背肌肉，当婴幼儿用双臂支撑前身抬头时，家长可将玩具举在婴幼儿头前，左右摇动，吸引他向前、左、右3个方向看，将头抬得更高一些，以锻炼婴幼儿的颈部和胸背的肌肉。

5个月：训练婴幼儿来回翻身，如果婴幼儿还不能从仰卧位翻滚到俯卧位，家长可以握住婴幼儿的一侧手臂，轻轻地拉向身体另一侧，以引起翻身动作，同时，用鲜艳带响的玩具在他一侧摇响，逗引他去取，当婴幼儿想取玩具时，家长将其胳膊轻轻推向有玩具的一方，帮助婴幼儿翻身抓住玩具，在此基础上逐步训练婴幼儿连续翻滚。

6个月：练习扶坐。婴幼儿仰卧，让他的两手一起握住家长的拇指，家长紧握婴幼儿的手腕，另一只手扶婴幼儿头部让婴幼儿坐起，再让他躺下，恢复原位。

7个月：练习不用支撑独坐，让婴幼儿坐在硬床上，家长不给支撑训练其独坐，锻炼婴幼儿的颈、背、腰的肌肉力量。

8～9个月：训练婴幼儿爬行。可以用婴幼儿喜欢的玩具在前面逗引，吸引婴幼儿爬行抓取。

10～12个月：训练婴幼儿站立。可以让婴幼儿扶着婴儿床的栏杆或家长用手扶住婴幼儿的腋下轻轻放手让婴幼儿寻找平衡感。

13～18个月：练习走路。可以用学步车，也可以用学步带，也可以由家长搀扶着走。

19～24个月：可以让婴幼儿练习在椅子上爬上爬下；也可以锻炼婴幼儿倒退走，还可以和婴幼儿玩追人游戏，锻炼婴幼儿的平衡灵活能力。

25～36个月：可以让婴幼儿练习用脚尖走路，家长在地上画一条"S"形曲线，让婴幼儿用脚尖在线上走，训练婴幼儿的平衡能力，如果婴幼儿走得好，家长要及时鼓励，让婴幼儿反复做这种练习。此外，还可以让婴幼儿练习蹬小孩三轮车，练习上攀登架，投沙包，从楼梯上向下跳等游戏。

（2）小肌肉动作的发展内容与要求

1个月：家长把婴幼儿的手指一根根轻轻拉开，和婴幼儿一起玩数手指的游戏，帮助他放松手指。在做的时候一次拉开一根手指。

2个月：用不同质地的物体刺激婴幼儿的小手，用各种触觉来增强婴幼儿对手的意识。让婴幼儿触摸各种不同质地、温度、材料的玩具或物品。

3个月：给婴幼儿一个摇动时会响的玩具，可以让他摇动时听到声音，帮助完善婴幼儿的抓握能力；多让婴幼儿有机会玩自己的小手；在婴幼儿的床上挂个玩具，可以刺激婴幼儿伸手去抓。

4个月：在婴幼儿躺着或被支撑坐着的时候，家长给他一些有趣的东西，让他伸手去够。一旦婴幼儿够到，要及时给予鼓励。例如，给婴幼儿不同的拨浪鼓，鼓励他用手弄出声音。当婴幼儿够不到想要的物品时，家长要把物品放到手上，避免婴幼儿失去兴趣。还可以给婴幼儿提供软一些的纸，让婴幼儿尝试撕纸，或让婴幼儿玩打开纸包的游戏。

5个月：家长给婴幼儿的手里放点东西，然后拉开手指把东西拿走，促使婴幼儿张开手指把东西放开。为了提高婴幼儿对脚趾的认识，可以在婴幼儿看着脚趾的时候和婴幼儿玩数脚趾的游戏。拿奶瓶喝奶时，可以试着让婴幼儿自己把奶瓶递给家长。

6个月：家长开始提供各种便于婴幼儿用手指取食的食物，便于婴幼儿自己用手指拿着吃。为了提高婴幼儿的抓握能力，家长可以给婴幼儿一把勺子让他自己吃。

7个月：给婴幼儿提供按开关、电话、遥控器的机会；提供挖洞的盒子，让婴儿练习抠的动作。

8个月：满足婴幼儿敲打物品制造声音的愿望，家长提供勺子、瓶盖、金属罐、盘子或鼓让婴幼儿敲；教婴幼儿怎样拿起一小块积木放到另一块上面，让婴幼儿试着搭两块积木。

9个月：家长鼓励婴幼儿搭积木，给婴幼儿2块大小一样的积木，要求婴幼儿把一块积木整齐地搭在另一块上面或者把两块并排放在一起。家长和婴幼儿一起玩用手指指点的游戏，可以指点生活用品、看到的事物等；每天至少安排一顿饭让婴幼儿自己来吃，家长可提供小块的食物。这个阶段的婴幼儿能用拇指食指对捏，捏起小丸。

10个月：家长可把玩具放在婴幼儿手里，让婴幼儿扔出去，从而使婴幼儿练习放手。为了便于捡玩具可把玩具系上绳子。家长把球滚到婴幼儿的两腿之间，让婴幼儿去抓球。家长给婴幼儿演示把小的物品从容器里取出来和放进去。

11个月：给婴幼儿一些罐头和一只盒子，或一些积木和一只篮子，或一些木质勺子和一个塑料碗，让婴幼儿练习取、放各种小物品。和婴幼儿玩彼此传递东西的游戏；和婴幼儿玩反复、有节奏的手臂摇摆游戏。这个阶段的婴幼儿能模仿大人翻书；能打开纸包，拿出其中的物品；能准确地将圆环套在笔杆上。

12个月：家长不断地把积木放进婴幼儿手里，让他练习抓一块以上的积木。家长提供勺子鼓励婴幼儿尽量自己独自吃饭。这个阶段的婴幼儿能用蜡笔在纸上画出线或戳出点；能拿4块积木，能搭2块积木不倒。

13～14个月：家长要给婴幼儿提供半流质、固体的食物及一些比较有粘性的食物，以帮助婴幼儿进食。给婴幼儿提供一支粗短的蜡笔，让婴幼儿抓握。提供纸张，鼓励婴幼儿在上面涂抹，并把它展示在婴幼儿看得见的地方。开始让婴幼儿练习剥鸡蛋。

15～17个月：经常让婴幼儿玩积木，做搭积木的练习，把4块积木一块叠一块地堆起来。提供棉签、橡皮泥，让婴幼儿把棉签插到橡皮泥上。给婴幼儿较厚的书籍，如婴幼儿用书、精装书等，提供翻阅书籍的机会和时间。鼓励婴幼儿自己穿衣服，耐心示范穿袜子，穿鞋或戴帽子的方法。和婴幼儿一起玩简单的乐器，如铃鼓、圆鼓、玩具钢琴等。

18～24个月：拧东西是个比较难掌握的动作，需要大量练习。家长可以提供一块附有各种不同旋转装置的活动板，上面有圆形旋转球、杠杆、旋转式拨号盘等，让婴幼儿的手指做翻转、扭动、旋转、拨号及滚动物品的动作。提供一本有扣子、拉链和暗扣的布书，让婴幼儿的手指做综合的精细动作。给婴幼儿提供大量的纸、笔来涂鸦，使其能用笔画直线。这个阶段的婴幼儿能把4块积木排成一排，能搭6块积木；能用玻璃丝串进珠子洞眼；能练习开锁、撕图形。

25～30个月：让婴幼儿自己选择自己的衣服，通过穿衣或脱衣，完成扣扣子、按压或掰开按钮、拉上拉链等各种灵巧的手指动作。给婴幼儿提供拼装玩具，让小肌肉进一步得到锻炼。

31～36个月：提供积木和其他玩具，让婴幼儿建造更复杂的结构和模型，用建筑玩具搭出更复杂的建筑模型。提供一个类似画架的架子，准备充足的纸和各种绘画材料，用于婴幼儿进行较大面积的涂鸦。提供婴幼儿用的小剪刀、纸，让婴幼儿学习使用剪刀。这样婴幼儿在大脑和肌肉的协调及用手的灵巧度方面会迈进一大步。

37个月以后：让婴幼儿画一些复杂的形状，家长鼓励婴幼儿把轮廓画得大一些、工整一些。让婴幼儿使用胶泥制作简单的模型和手工艺品。让婴幼儿把木偶套在手上，操作木偶游戏。让婴幼儿参加家务劳动，如摆放餐具。提供筷子，和婴幼儿一起玩五指夹筷子的游戏；让婴幼儿多练习用筷子夹玩具、积木。

3. 语言方面的内容与要求

（1）0～1.5岁

① 2个月的婴幼儿逗他时能伴着微笑发出声音。

② 3～4个月的婴幼儿能咿呀学语，逗引他时能大声笑。5个月会拉长声发喉音，能将头转向叫他名字的人，成人与婴幼儿说话时，婴幼儿有手脚不断活动的反应。

③ 6个月的婴幼儿能发出较复杂的声音，用不同声音表示不同反应，能分辨和蔼与严肃的表情和声音。

④ 7～8个月能发出"ba""ma"等音节，有理解简单语言的能力，如能用眼睛找所问的东西，能做简单的回答性动作，比如说再见知道摆手，对不要的东西摇头。

⑤ 9～11个月能认识常见的人和物，会模仿叫"爸爸""妈妈"。

⑥ 1岁～1岁3个月会用单词表达要求，会主动叫"爸爸""妈妈"。 1岁4个月～1岁6个月会说一些简单的词，如"再见""给我""不要"等，会说出自己的名字，对不会说的词句有时会用表情来代替，认识自己的床位和衣服。

成人要经常和婴幼儿说话，给他唱歌或听一些音乐，发展婴幼儿的听力，逗引婴幼儿微笑。

成人和婴幼儿讲话时，要引导婴幼儿咿呀学语，手脚不断活动。 培养婴幼儿对声音的反应，能将头转向发音的方向，逗引婴幼儿用发音回答。

成人用温柔的声音表示鼓励，用严肃的声音表示禁止，培养婴幼儿分辨声调的能力。

培养婴幼儿理解语言的能力，引导婴幼儿用声音和动作回答。例如，指某一物品，或问熟悉的人在哪里，训练婴幼儿用眼睛找或用手指出，培养婴幼儿在成人提醒下做一些简单的动作的能力。

对婴幼儿进行语言发展的训练，通过日常生活所接触的物品和动作，让他理解单词的意义，并逐步发展对各种声音的模仿能力。引导婴幼儿模仿成人的发音，从发单音到重复一些音节，如"爸爸""妈妈"。启发婴幼儿用单词表达自己的愿望，引导婴幼儿称呼亲近的人。通过日常生活所接触到的事物，引导婴幼儿将语言与实物或动作联系起来。利用玩具、图片及游戏等方式发展婴幼儿的语言能力。

（2）1.5～2岁

① 理解成人语言，培养婴幼儿说话的能力，让婴幼儿说出较多的语句。

② 学会模仿正确发音，积极用语言和小朋友及成人交往，能用语言调节自己的行为。

③ 学会3～5首简单的儿歌（每首4句，每句3～5个字），能说4～6个字组成的句子，掌握200个左右的词汇。

④ 观察事物时能集中注意力5～10分钟，听完故事后能说出故事中的主要人物。

⑤ 对语言发展较为迟缓的婴幼儿做个别指导，启发、鼓励婴幼儿说话，并多给练习机会，使其语言能力发展到一般水平。

（3）2～2.5岁

① 学习正确发音，能模仿成人说话，能使用简单的名词、动词、代词和形容词，掌握680个左右的词汇。

② 逐步教婴幼儿发出较困难的和容易发错的字音，如舌根音"哥哥"，舌尖音"兔"，舌尖前音"手"和舌尖后音"师"等。

③ 培养婴幼儿注意力集中8～10分钟，能初步理解简单故事和儿歌内容，能在成人启发帮助下，说出故事中的主要人物和主要情节。

④ 学会4～5首儿歌（每首4～6句，每句5～7个字）。能说出6～7个字的短句（主要是陈述句），使用疑问句、祈使句、感叹句的情况也有所增加，偶见复句，句子意思较之前完整。

⑤ 启发婴幼儿提出和回答问题，避免用手势来代替语言，成人要认真回答婴幼儿的提问，同时要注意培养婴幼儿清楚发音、用语准确。

⑥ 通过生活中各项活动，发展婴幼儿的语言能力，创造条件扩大婴幼儿眼界，使他们多听、多看、多说、多问、多想。

（4）2.5～3岁

① 成人教婴幼儿正确用词说出较复杂的句子，鼓励婴幼儿用语言表达自己的愿望，使语言成为与成人及小朋友交往的工具。

② 进一步丰富词汇，婴幼儿扩大对副词、连词等虚词的理解，成人教婴幼儿用简单的句子表达自己的愿望并回答提问。

③ 培养婴幼儿注意力集中10～20分钟，当成人多次重复讲1个故事以后，婴幼儿在成人启发帮助下能复述故事的内容。

④ 学会4～5首儿歌（每首6～8句，每句6～8个字）；能说10个字组成的句子，掌握1150个左右的词汇。

4. 认知能力方面的内容与要求

（1）0～1.5岁

① 2个月眼能随物移动，注视成人的脸及鲜艳的玩具。

② 3～5个月开始把视线从一种物体转移到另一种物体。5个月会"躲猫猫"，知道找声源。

③ 6个月对周围环境感兴趣，能注视周围更多的人和物，对不同的事物表现出不同的表情，不喜欢生人抱；9个月会找当面藏起来的人或物体。

④ 10个月开始对自己感兴趣的事物观察较长时间，喜欢看鲜艳的玩具和图片，特别喜欢红色。

把婴幼儿视线吸引到色彩鲜艳的玩具上，引导婴幼儿视线随玩具移动。成人每次接触婴幼儿时，态度亲切和蔼，吸引婴幼儿注视。创造多种发展观察力的条件，使婴幼儿醒时能看到成人和周围的物体。与婴幼儿玩简单的游戏，发展婴幼儿的认知能力。

引导婴幼儿观察周围的一切事物，培养婴幼儿模仿所看到的某些事物的声音和动作。

（2）1.5～2岁

① 认识周围的人及人体的基本组成部分，如头、眼、耳、嘴、鼻、手、脚等。

② 认识一些日常生活用品和衣物。

③ 认识周围环境，记住自己的座位、床位、毛巾标记。

④ 认识常见的几种交通工具及蔬菜、水果。

⑤ 认识常见的家禽或动物。

⑥ 认识红色，认识圆形。

⑦ 认识自然现象，如出太阳、刮风、下雨。

（3）2～2.5岁

① 认识周围较多的人，能正确称呼并懂得尊重成人。

② 认识人体各部位，如牙齿、舌头、手指、脚趾等。

③ 认识日常生活用品，知道其名称及用途。

④ 认识海、陆、空交通工具。

⑤ 认识常见蔬菜品种，知道其名称及简单特征。

⑥ 认识常见水果品种，知道其名称及简单特征。

⑦ 认识常见颜色：红、黄、绿。认识三角形、正方形。

⑧ 认识常见动物，知道其名称和简单的外形特征。

⑨ 认识白天、晚上。

⑩ 认识自然现象，如下雪、打雷等。

（4）2.5～3岁

① 认识家庭成员，知道父母的名字。

② 认识成人的劳动，尊重成人。

③ 认识各种交通工具，知道其名称和用途。

④ 认识节日，如"六一"儿童节、"十一"国庆节、"三八"妇女节等。

⑤ 认识时间、空间，能区分上、下、前、后、里面、外面等。

⑥ 认识红、绿、黄、蓝、白、黑色等颜色及长方形。

⑦ 认识数种动物并能说出其名称及简单的外形特征。

⑧ 初步认识春、夏、秋、冬四季。

5. 与成人和小朋友的关系方面的内容与要求

（1）0～1.5岁

① 2～3个月，大部分醒着的时间都在快乐的状态中，对经常照顾自己的人特别重视，快乐时会微笑，3个月会发出笑声，会用声音应答。

② 4～5个月对人持有选择的态度。

③ 6～7个月，开始表示愉快或不高兴等情感，喜欢接近亲近的人，开始认生。

④ 8个月以后开始辨别严肃与和蔼的声调，并表现出不同的反应。

⑤ 10个月以后喜欢自己活动，会用面部表情、手势和简单的语言与成人交往。被表扬时表示高兴，被批评时表示不愉快。

⑥ 1岁以后开始对其他婴幼儿感兴趣，能共同玩一会儿，会保护自己手中的玩具。对陌生人表示新奇。开始理解并遵从成人简单的行为准则和规范。

（2）1.5～2岁

① 具有初步的是非观念，在成人的启发下懂得帮助小朋友。

② 在成人提醒下，会问"早""好"、说"再见"，见到不同的人会打招呼。

（3）2～2.5岁

① 懂得同情安慰别人，爱护小朋友。

② 对人有礼貌，见到不同的人主动打招呼。成人要以身作则，对婴幼儿进行正面教育，不要斥

责和恐吓。

（4）2.5～3岁

① 具有初步的独立生活能力，能在成人指导下独立吃饭、大小便、穿脱衣服等。

② 初步懂得遵守纪律、热爱劳动。

6. 美育方面的内容与要求

美育主要包括音乐启迪和美工活动。

（1）音乐启迪方面的内容与要求

1.5～2岁：

① 培养婴幼儿安静、精神集中地听音乐的习惯；

② 引导婴幼儿唱歌，随音乐做出简单的动作，如拍手、点头、搓手、拍脸等，并出现快乐的表情；

③ 学唱2～3首简单的歌曲，音域不超过5度；

④ 学做2～3种音乐游戏，逐渐有一些表演动作。

2～2.5岁：

① 培养婴幼儿在欣赏歌曲的基础上随成人唱完一首歌，培养婴幼儿齐唱、独唱，逐步发展为表演唱；

② 培养婴幼儿随音乐模仿成人做简单的动作如举臂、叉腰；

③ 学会欣赏4～6首歌曲，学会4首婴幼儿歌曲，音域不超过5度。

2.5～3岁：

① 学会听前奏，并能完整地听一首歌曲，能粗略理解歌曲内容和名称；

② 培养婴幼儿随音乐节奏做模仿动物的动作及一些舞蹈动作，如踏步、翻腕等；

③ 学会欣赏7～10首歌曲，学会4首婴幼儿歌曲和3个律动，音域在5～6度。

（2）美工活动的内容与要求

1.5～2岁：

① 初步认识笔和纸，能说出名称；

② 在成人指导下，初步学会握笔，在纸上随意画；

③ 能把纸折成两折或五折。

2～2.5岁：

① 握笔正确，能模仿成人画横竖线、弧线和圆；

② 能用纸折方形、三角形，边角基本整齐；

③ 能欣赏成人捏泥土，同时认识泥和泥工板，并说出名称。

2.5～3岁：

① 在掌握画横、竖线和圆的基础上，学画"气球""下雨"等；

② 用纸折简单的作品，要求边角整齐，如正方形、长方形、扇子、风琴等；

③ 能将泥团捏成圆球、搓成条或压成圆饼；

④ 初步学会粘贴，即把由成人涂好糨糊的剪纸贴在纸上。

7. 对周围的形体和数的认识方面的内容与要求

（1）1.5～2岁

① 知道"1"和"1个"。

② 认识圆的、大的、小的。

（2）2～2.5岁

① 认识"1"和"许多"。

② 认识"三角形""正方形"。

③ 知道"上""下"。

④ 初步知道"白天""晚上"。

（3）2.5～3岁

① 知道1个加1个是2个。

② 学会数1～5的数，能手口一致对5个以内的物数数，并知道所数物数量的总和。

③ 认识长方形，区别长短。

第二节　0～3岁婴幼儿教养活动的组织与实施

0～3岁婴幼儿教养活动的组织与实施，主要是在早期教养机构和家庭中进行的。

一、早期教养机构中教养活动的组织与实施

早期教养机构中教养活动的组织与实施以婴幼儿潜能开发与个性和谐发展为出发点，以教师与教养者平等对话、和谐沟通为基础，以激发婴幼儿兴趣、积极引导婴幼儿为实施重点，以养成习惯、全面发展为活动过程的落脚点。由于早期教养机构中教养活动的组织与实施对象基本是3岁以前的婴幼儿和他们的教养者，其活动时间、活动形式、指导方式等方面与幼儿园的教育活动有明显不同。

（一）早期教养机构中教养活动的组织形式

早期教养机构中教养活动的组织形式可以从不同的角度划分。

1. 根据参与活动的人数划分

根据参与活动的人数，早期教养机构中的教养活动可分为集体活动、小组活动和个别活动。3种形式可以相互结合、灵活运用。当参与对象的月龄段不同时，多分组开展活动，由教师进行小组指导。

2. 根据参与活动的时间划分

根据参与活动的时间，早期教养机构中的教养活动可以分为小时制教养活动、半日制教养活动和周末制教养活动。小时制教养活动是婴幼儿在教养者的陪同下，在早期教养机构中参与的1～2小时的教养活动。半日制教养活动指婴幼儿在教养者的陪同下，在早期教养机构中参与的半日的教养活动。周末制教养活动是教养者与婴幼儿在周末参与的早期教养机构组织的教养活动。

3. 根据活动开展的模式划分

根据活动开展的模式，早期教养机构中的教养活动可以分为"走出去"和"请进来"两类。"走出去"的活动指早期教养机构的教师走进社区开展多种性质的教养活动，如入户指导、玩具图书馆、流动大篷车、社区活动站等。"请进来"的活动指早期教养机构的环境、玩具等各种资源定期或不定

期向社区开放，有父母讲堂、育儿咨询、妈妈沙龙、亲子游戏等多种形式。

（二）早期教养机构中主要面向婴幼儿的教养活动的环节安排

早期教养机构中的教养活动可以固定安排几个环节。当婴幼儿在教养者的陪同下从家里来到早期教养机构时，可以为其适当安排些自由活动。婴幼儿可以自主选择各种玩具，这对婴幼儿来说是一个简短的适应和过渡环节，也便于教师与教养者沟通交流，便于教师观察婴幼儿的情绪及行动表现。正式的活动中可以安排如下环节：问候时间、精细动作时间、艺术活动时间、亲子游戏时间。

1. 问候时间

问候时间是大家相互熟悉的环节，可以锻炼婴幼儿的胆量，增强他们的口语表达能力和对自我的认识，促进他们的社会性发展。为了增加活动的趣味性，问候的形式可以采用谈话的形式，也可以采用游戏的方式。如玩传球的游戏，球传到谁手里，谁就站起来向大家问好，介绍自己的名字。问候时间的活动也可与当日活动主题结合，如主题为"蝴蝶飞飞"的活动中，教师使用一只会飞舞的玩具小蝴蝶，蝴蝶"飞"到谁的身边，谁就站起来向大家自我介绍。

2. 精细动作时间

此环节可通过不同的活动方式提高婴幼儿的手眼协调能力和动作的准确性，促进婴幼儿手部精细动作的发展，如拧、夹、舀、倒等操作活动和折、画、撕、粘等美工活动。

3. 艺术活动时间

此环节教师可以安排一些音乐活动，引导婴幼儿随音乐做动作，培养婴幼儿的音乐节奏感，发展婴幼儿的模仿力及表现力。

4. 亲子游戏时间

开展亲子游戏，教师需事前进行周密的游戏筹备工作：制订活动计划，设计活动方案，准备好游戏材料，提前发放通知给家长，预告游戏地点、目标、内容、程序、注意事项等。游戏开展过程中应激发婴幼儿兴趣，向家长说明游戏内容、操作方法、注意事项等。游戏结束应总结归纳，与家长一起反思评价。

🔆 活动案例7-1

活动名称：2～3岁亲子活动

一、唱名游戏

活动目标：熟悉自己和朋友的名字，感受友好的集体氛围。

活动过程如下。

1. 家长带宝宝面向教师席地而坐，围成一个半圆，宝宝坐在家长的前面，教师坐在宝宝的对面。

2. 教师自我介绍："各位家长、宝宝，大家好！我是××老师。"向宝宝挥手说："宝宝好！宝宝也会向老师问好吗？请家长握住宝宝的小手挥一挥，和老师打个招呼吧！"

3. 介绍"唱名游戏"。教师说："老师也想认识一下宝宝，我们玩个找朋友的游戏！"教师边拍手边唱歌曲，唱到"找到一个好朋友"逐一与宝宝握手："宝宝、宝宝、叫什么？"家长握住宝宝小手边拍手边有节奏地回应"我叫×××"，教师带动其他家长和宝宝一起拍手说："×××，×××，欢迎你！"

二、认知活动：糖宝宝

活动目标：

1. 认识三种糖果，能说出糖果的名称；

2. 会念儿歌《糖宝宝》；

3. 知道要保护牙齿，不能吃太多糖。

活动准备：教师准备三种糖果，如大白兔奶糖、棒棒糖、棉花糖等。

活动过程如下。

（一）摸糖果

1. 教师出示布袋："宝宝，你们看，这是什么呀？布袋里面藏着什么呢？谁来摸一摸？"

2. 教师请宝宝们说一说摸到的是什么糖果。

（二）认识糖果

1. 教师分别出示糖果，引导宝宝认识糖的主要特征、说出糖果的名称。

2. 宝宝自由发言（家长鼓励宝宝从软硬、颜色、形状、包装等方面进行比较，鼓励宝宝大胆表述自己的发现）。

（三）学习儿歌《糖宝宝》

1. 教师朗诵儿歌："花纸包里，有个宝宝，剥开尝尝，宝宝变小。"

2. 家长和宝宝一起学习朗诵儿歌。

（四）尝一尝与闻一闻糖果

1. 尝一尝糖果甜不甜，闻一闻糖果香不香。

2. 请宝宝们吃颗奶糖，现场感受糖在嘴里变小的过程。教师问："嘴巴里的糖果有什么变化吗？"

3. 教师问："糖果好吃吗？平时我们吃了很多很多的糖果，牙齿会怎么样啊？"（家长引导宝宝说一说）。

三、精细活动：涂色

活动目标：

1. 给自己喜欢的糖果涂色，掌握来回涂色的技能；

2. 保持画面的整洁。

活动准备：蜡笔、画好糖果轮廓的纸若干、范画。

活动过程如下。

（一）激发宝宝兴趣

1. 教师问："宝宝，刚才的糖果好吃吗？你最喜欢吃什么糖果呀？"

2. 教师问："你想不想给糖宝宝穿上漂亮的新衣服呀？"并出示范画（糖果没有涂色）说，"你们看！"

（二）教师讲解示范

1. 教师问："你想给这个糖宝宝穿上什么颜色的衣服啊？"

2. "我们可以请蜡笔来帮忙。"教师用来回涂色的方法给糖果涂上红色。让宝宝知道用同样的方法可以涂上绿色、黄色。

3. 教师说："其他糖宝宝也想穿漂亮的衣服，请宝宝和爸爸妈妈一起帮助它，好吗？"

（三）家长协助宝宝取操作材料并涂色

1. 向家长提出指导要求：注意引导宝宝用正确的方法握蜡笔、学习来回涂色。

2. 家长协助宝宝取蜡笔，用完后放回固定的地方。

3. 教师逐一观察家长和宝宝的操作情况，适时做好指导，不干预宝宝的操作，不包办代替，适时给予宝宝帮助和肯定。

4. 提醒家长和宝宝一起收拾操作用具，并协助宝宝将操作材料送回原处。

（三）早期教养机构中面向家长和婴幼儿的教养活动的环节安排

扫一扫

视频：课前热身与自我介绍

早期教养机构中面向家长和婴幼儿的教养活动是通过教师与家长、家长与婴幼儿、婴幼儿与教师、婴幼儿与环境、家长与环境之间的多重互动，教师多角度地向家长揭示婴幼儿各方面发展的特点与规律，家长观察、学习与掌握婴幼儿各方面的发展情况，共同促进婴幼儿更好发展的活动。

这种活动通常由活动准备、小组游戏、自由活动和整理告别几个环节组成。

1. 活动准备

（1）问候——教师迎接家庭的到来

活动开始前5～10分钟，家长就会带着婴幼儿陆续来到早期教养机构。教师先分别与婴幼儿和家长相互打招呼，等大部分人到了后，进行集体打招呼，如："请妈妈跟宝宝坐下来，我们互相认识认识。"教师手里可拿着兔子手偶，与婴幼儿打招呼："小兔子先来认识小绵绵，绵绵好！拉拉手！"然后告诉其他家长与婴幼儿："我们一起和绵绵打招呼，绵绵好！"家长拉着绵绵的手转向大家，并跟大家说："你们好！"接着，教师依次来到其他婴幼儿面前，以同样的方式向大家介绍，请大家跟其打招呼。

（2）亲子操——调动婴幼儿和家长的情绪

相互寒暄之后，家长和婴幼儿会集中在一起，可进行5分钟左右的亲子操。如，教师以小猪毛绒玩具作为自己的孩子，念儿歌："拉拉小手举起来，拉拉小手转一圈。拍拍小手跳一跳，再和妈妈抱一抱。"同时示范亲子操做法。第一遍，婴幼儿看着教师，家长主动拉婴幼儿做；第二遍，教师鼓励家长们站起来，认真模仿。

（3）解释——让家长理解活动的意义，并解决活动中出现的问题

在问候和亲子操活动环节中，教师不仅要引导活动的顺利开展，同时还要向家长解释活动的

意义和解决活动中出现的问题。如在问候环节中，某个婴幼儿不愿意与人打招呼时，家长不要一味强迫婴幼儿称呼别人，自己起到示范的作用即可，当婴幼儿在家长的示范后能与人打招呼，就要立即给予亲昵动作以示鼓励；在亲子操中，某个婴幼儿不能按照教师的指令做动作，但是他能跟着大家的情绪一起兴奋，能够体验集体活动的乐趣，这样目的就达到了，因为问候和亲子操活动环节主要的价值在于帮助婴幼儿适应新环境，形成安全感，无须强求结果，否则只会引起婴幼儿的负面情绪。

2. 小组游戏

（1）示范——介绍游戏的内容与玩法

小组游戏开始，教师一般先介绍游戏玩法、意义，然后示范家长指导婴幼儿玩游戏的做法与要点，并提示游戏中可能会存在的误区。

例如，婴幼儿和家长已经坐在了早期教养机构活动室中央，有的婴幼儿在家长旁边玩玩具，有的还在游戏角里照镜子。这时候，教师请家长注意，开始向他们介绍今天的游戏。"我们今天准备的游戏是炒豆子。这个游戏主要锻炼婴幼儿手眼协调能力和手部的灵活性，让婴幼儿体验装豆子倒豆子的乐趣。这种瓶子的口较大，主要是考虑到婴幼儿手部肌肉发育不是很完善，不适合用口太小的容器。家长要向婴幼儿示范如何将碗里的豆子装到容器里，用小勺一勺一勺往里舀。"随后，教师到一个婴幼儿跟前，向他示范舀豆子，并让婴幼儿也来舀。"家长要注意，她拿小勺的姿势不对，所以豆子容易洒落，而且容器应当放在左边，这样方便孩子的动作。"

（2）亲子互动——家长按教师的示范与婴幼儿一起做游戏

在教师示范以后，家长一对一地与婴幼儿开展炒豆子的游戏，这是一种平行的游戏，在同一个时间里每个婴幼儿玩同样的游戏，教师则在这个过程中观察家长与婴幼儿的互动，并适时地进行指导。

例如，东东玩了一会就没有耐心用小勺舀豆，而是用手直接装，结果撒了一地，他连忙用手去捡地板上的豆子，妈妈却说："东东来舀豆子，妈妈帮东东捡。"但是东东不听，坚持要捡豆子，妈妈生气地把东东拉过来。这时，教师对妈妈说："让东东捡豆子，这也是很好的小肌肉练习活动，两只手一起捡，还是双手协调的练习。"

（3）总结——讲评亲子互动中的表现和问题

教师在活动过程中如果发现了家长在指导婴幼儿玩游戏中出现误区，除了在过程中进行个别指导，还应在活动结束时提出问题与大家一起思考。如教师会重复家长的某些行为，让大家判断这样做好不好；或者向大家解释一些婴幼儿的行为所反映的发展水平；或者针对家长的教育方式进行探讨。

3. 自由活动

（1）婴幼儿和家长自由选择游戏

在自由活动时间里，家长可以带领婴幼儿在其他年龄段的活动室中游戏。家长可引导婴幼儿选择游戏，或是跟随婴幼儿一起游戏，指导婴幼儿玩。

（2）教师一对一随机指导

在自由活动环节，教师的任务则是巡回观察和指导，帮助解决家长的问题，或者主动去发现需要及时解决的教养问题。

如，润润看到教师已经搭好的一个小门，很感兴趣，走上前去仔细看，突然，一下子把它推倒，然后看着奶奶和教师。奶奶一下子不高兴了，说："老师搭好了，你怎么推倒了！去，跟老师学怎么搭小门。"教师没有接话，而是拿起一块长积木，对润润说："来，我们一起搭积木。"润润一动不动看着积木，然后又看看教师，走了过来，拿起教师手里的积木放在了地上，教师也放了一块，又搭成了一个小门。教师和奶奶一起鼓掌，润润也鼓掌。但她看了一会，又突然把小门推倒了。如此重复了五六次，奶奶非常生气，说润润是个捣蛋鬼，不听话。教师听了奶奶的话，解释说："小孩子不按照成人的要求去做，从一定程度上表明她有自己的想法。润润现在已经有了自己的主见，她想知道自己到底可以做什么。当第一次推倒小门的时候，她很惊讶自己的力量所产生的效果，于是一次又一次地体验这种乐趣。她这样做，不是在搞破坏或者故意要惹我们生气，而是在展示自己的力量！"奶奶听了教师的解释，才明白她一直误解了润润。她第一次觉得，以后有必要认真地去了解润润的行为到底是什么意思。

再如，在楼梯口，妈妈把军军放下去。军军挣扎着不肯下来。在妈妈和教师的鼓励下，军军脚终于站在了第一阶楼梯上，妈妈双手扶着军军说："军军自己下，自己下。"军军不肯动，并开始哼哼。教师说："妈妈站在军军的前面，这样孩子不会有被扔下去的感觉。"妈妈先下了一阶，拉着军军的双手，不断鼓励，军军终于迈出了第一步。走出这第一步以后，军军突然很开心，原来的紧张很快消失，自己一步一步地走下楼梯。

（3）教师和家长的分享与交流

自由活动结束时，教师与家长可将活动中所经历的有价值的问题提出来互相交流探讨。比如军军在克服了走楼梯的恐惧以后，似乎一下子克服了以往所有的恐惧，积极参加以前很少参加的滑滑梯、钻桶活动，活跃了许多。活动结束时，妈妈和教师忍不住谈起了自己的感受："以前，我总是以为军军是个很胆小、安静的孩子，总是会不由自主地想要去保护他，让他一举一动都不能离开我的视线。结果，孩子的胆子越来越小，承受挫折的能力也越来越弱。但是，通过今天的活动，我知道了，既要保护孩子，也要给孩子适度的自主发展空间。像军军这孩子，本来就比较安静，性子慢，更应该鼓励他要勇敢，让他慢慢学会自己保护自己，而不是一味地去过度保护他。我也看到，军军不是我所想的那样弱，只要让他感觉到安全，他很愿意，也能够去尝试突破。"

4. 整理告别

（1）玩具归位

活动结束，教师要组织家庭将玩具归位，培养婴幼儿（与家长）的常规礼仪。这样的要求，是家庭在任何公共场合都必须具备的礼节，也让家长有从小培养婴幼儿独立自主的意识。

（2）告知

教师可以告知家庭下周活动的内容，提醒个别家长教养注意事项。例如需要带什么东西来，在家庭中要有意观察孩子一周的表现等，做好下次活动的准备。

（3）告别

最后，是教师与家庭、家庭之间告别的时刻。教师可以主动去抱抱婴幼儿，亲亲他的小脸，告诉他"下次见了"，这时候，家长一般也会很自然地拉起婴幼儿的小手，跟教师说"再见"，或者请婴幼儿和教师拥抱告别。当婴幼儿和教师轻轻拥抱在一起的时候，彼此都会深深地感觉到今天活动的价值。

（四）早期教养机构教养活动中的角色定位

在早期教养机构教养活动中，婴幼儿、家长、教师都是活动的参与者，只有将三者的角色定位好，才能真正实现早期教养机构教养活动的目标。

1. 婴幼儿是主角

早期教养机构教养活动的设计、材料的提供及活动的组织都需要按照婴幼儿的年龄特点和发展现状来规划，应保证婴幼儿在活动中是主动的、积极的。

2. 教师是导演

教师要创造性设计和选择适宜的亲子活动，使早期教养机构教养活动有效地进行。

3. 家长是配角

家长是支持者、合作者、观察者，家长用自己的热情感染婴幼儿，做婴幼儿的玩伴，在活动中不包办代替，尊重婴幼儿的选择，并给予积极的支持，要尽可能多地给婴幼儿提供锻炼的机会，培养他们的独立性。另外，家长要善于观察，了解婴幼儿在活动中的表现，发现婴幼儿的特点，以利于今后采取更有效的教育措施。

（五）早期教养机构教养活动的组织与实施要求

（1）营造清洁、安全、温馨的家庭式环境，提供方便、柔和、易消毒的生活设施，创设温馨、宁静的睡眠环境，保障婴幼儿身心健康和谐地发展。

（2）给婴幼儿留有足够大的活动空间，创设爬行自如的适合独自活动、与同伴平行活动及小群体活动的空间。空间要有相对开放的隔栏，隔栏要低矮。物品放置取用方便、有序，有相对的稳定性。

（3）提供数量充足的、安全的、能满足多种感知需要的玩具和材料。玩具、材料应逐步提供，并以开放的形式呈现，给婴幼儿以舒适随意之感，便于其自由选用。

（4）关注每个婴幼儿对玩具和材料的不同需求，充分利用生活中的真实物品，挖掘其多种教育价值，让婴幼儿在摆弄、操作物品中，获得各种感官活动的经验。

（5）观察了解不同月龄婴幼儿的需要，把握其情绪变化，尊重和满足其爱抚、亲近、搂抱等情感需求，给予其悉心关爱。

（6）观察婴幼儿的活动过程，及时捕捉和记录其行为的瞬间，用个案记录和分析的方法，有针对性地制定个别化的教养方案及成长档案。

（7）尊重、顺应婴幼儿自然的生理节律，加强生活护理，一对一地帮助和指导婴幼儿盥洗。随着婴幼儿月龄的增长，支持、鼓励其自己动手。

（8）以蹲、跪、坐为主的姿势，与婴幼儿面对面、一对一地进行交流。成人的语速要慢，语句要简短、重复，语气略带夸张。关注婴幼儿的自言自语，在自愿、自发的前提下，引导其多看、多听、多说、多动，主动与其交谈。

（9）随着婴幼儿月龄的增长，适当创设语言交流、音乐感受及肢体律动等集体游戏的氛围，引导其模仿学习。用轻柔适宜的音乐、朗朗上口的儿歌、简短明了的指导语组织日常活动，让婴幼儿体验群体生活的愉悦。

（10）日常生活中各环节的安排要相对固定，内容与内容间要尽可能整合，同一内容应多次重复，但一项内容的活动时间不宜过长。活动方式要灵活多样，以个别、小组活动形式为主，尽可能多地把活动安排在户外（环境条件适宜的地方）进行。

（11）开展家园共育，指导家长开展亲子游戏、亲子阅读等活动，为婴幼儿的发展提供丰富多元的教育资源。

（12）为不同月龄婴幼儿的父母提供早期教养服务。在尊重家长不同教养方式的前提下，给予生活养育、护理保健等方面的科学、合理的育儿指导。

扫一扫

视频：跳跃练习

活动案例7-2

活动名称：走线

适合对象：13~14个月的婴幼儿。

活动目标：

1. 培养宝宝养成良好的走路姿势，放松宝宝的心情，使宝宝能够以愉快的心情参加活动；

2. 家长了解走线活动对宝宝教养的意义及注意事项，掌握走线的方法。

活动准备：轻音乐、布娃娃。

活动过程：

1. 教师与家长和宝宝打招呼后，请家长和宝宝在对面沿蒙氏线（通常为椭圆形、圆形或矩形的线条）站好，向右转，然后带领家长和宝宝跟随音乐（由副班老师放音乐）沿着蒙氏线走起来；

2. 教师可变换走路时的动作，例如，双手叉腰、将手臂侧平举学习小飞机的样子、用手轻轻地拍自己的肚子等；

3. 最后，引导家长和宝宝在教师的对面沿着蒙氏线坐好。

注意事项如下。

1. 在活动过程中，教师要交代走线活动的目的。

2. 在活动过程中，教师要对家长和宝宝给予表扬。表扬要具体，避免笼统。像"大家走得真棒啊！"这样的话尽量不说，可以说"某某的脚抬得真高啊！"这样，宝宝就会明白自己棒在哪里，其他宝宝也会效仿。

3. 在这个年龄阶段婴幼儿的走线活动中，教师的语言表达要准确、简洁，指令清晰，语调要活泼轻快，起到带动的作用。

4. 活动时间为5分钟左右。时间过短，作用不大；过长，婴幼儿会失去兴趣。

二、家庭中教养活动的实施

家庭是社会的基本单位，也是一个人接受教育的第一场所。0~3岁婴幼儿主要的成长环境是家庭，家庭对婴幼儿的早期教养活动极为重要。如果一个人从小就接受良好、全面的教育，那么他成为一个社会人之后就是一个

扫一扫

视频：精细动作与手眼协调练习

扫一扫

视频：亲子艺术活动

扫一扫

视频：亲子活动动小手与小脚

鲜活、健康的"社会细胞"。家庭中开展的早期教养活动主要可分为以下3种。

（一）渗透到婴幼儿日常生活中的教养活动

这类活动与婴幼儿的生活相融合，更多体现的是"养"的特征。家庭中渗透到婴幼儿日常生活中的教养活动实施要点如下。

（1）创设温度适宜、空气新鲜、光线柔和的睡眠环境，保证充足的睡眠时间，逐渐帮助婴幼儿形成有规律的睡眠。

（2）为婴幼儿提供卫生、安全、舒适、充满亲情的日常护理环境和充足的活动空间，让婴幼儿形成良好的秩序感。

（3）充分利用阳光、空气、水等自然因素，提供较大的、安全的活动空间。选择空气新鲜的绿化场所，开展适合婴幼儿身心特点的户外游戏和体格锻炼，尤其保证冬季出生的婴幼儿接受日光浴的时间，提高其对自然环境的适应能力。

（4）根据婴幼儿不同月龄的特点，提供安全卫生、刺激感知觉的满足其活动需要的材料或玩具；提供能够发展婴幼儿联想的日常生活用品、图片、自制或成品玩具。活动中细心照看婴幼儿。

（5）重视母乳喂养，参照月龄，按婴幼儿需要提供适量奶、水，逐步添加辅食及生长发育所需的营养补充剂。逐渐提供适宜婴幼儿锻炼咀嚼、吞咽能力的半流质食品和方便其用手抓的固体食品，锻炼其咀嚼及吞咽能力。注意个体差异。

（6）在家庭中应在相对固定的区域提供干净卫生的便器，悉心观察婴幼儿的便意，给予及时回应。教会婴幼儿以动作或语言主动表示想大小便，逐步养成定时排便的习惯。

（7）保护婴幼儿的眼睛，注意室内光线，经常移动玩具摆放的位置，防止其斜视等。注意观察婴幼儿凝视物体时的眼神，发现异常及时就诊。

（8）注重婴幼儿的口腔卫生，按不同月龄用纱布或专用牙刷，为其按摩牙床或清洁口腔。

（9）提供保暖性好、透气性强、安全合适、宽松的棉织衣物和大小合适、方便穿脱的鞋袜。

（10）给婴幼儿提供练习生活技能的机会，鼓励婴幼儿自己动手，如手扶奶瓶、吃饭、学习穿脱衣裤和鞋袜，对其依靠自己努力的行为表示赞赏。

（11）父母应保证每日有一小时以上的时间与婴幼儿进行情感交流，如目光注视、肌肤接触、亲子对话等。学会关注、捕捉婴幼儿在情绪、动作、语言等方面出现的变化，做到及时回应、适时引导，满足婴幼儿对依恋感和安全感的需求。

💡 活动案例7-3

活动名称：叫叫宝宝（听觉训练）

活动目标：

1. 训练宝宝对声音的反应能力，并能通过听觉来找到人的位置；

2. 培养宝宝的视觉追踪能力；

3. 激发宝宝活泼愉快的情绪并增进亲子间的感情。

活动准备：宝宝喜欢的玩具或小铃铛。

活动过程：

1. 宝宝平躺时，爸爸、妈妈走到婴儿床边叫宝宝的名字；

2. 必要时，可连续叫宝宝的名字，直到宝宝的眼睛或头转向声源；

3. 走到婴儿床的另一侧再叫宝宝的名字；

4. 轻轻抚摸宝宝的身体，同时看着宝宝的眼睛微笑，再叫宝宝的名字。

（12）提供丰富的语言环境，伴随具体的环境和动作，在日常生活中随时随地用简明清晰、生动形象的语言与婴幼儿进行交流。

活动案例7-4

活动名称：学说话

活动目标：

1. 培养宝宝注意力及模仿能力，为今后的语言能力发展打下基础；

2. 激发宝宝的愉快情绪，逗引宝宝发音，增进亲子之情。

活动准备：录有一些交通工具和其他物品发出的声音的音频。

活动过程：

1. 让宝宝听录音，感受各种声音；

2. 家长有意识地发出"da、da、da""ma、ma、ma"等声音引导宝宝发声；

3. 当宝宝咿呀说话时家长重复宝宝发出的声音和他交流，鼓励宝宝发出更多的声音。

（13）选择适合婴幼儿阅读和收听的图书和有声读物，多给婴幼儿讲故事、念儿歌，进行亲子阅读，并鼓励婴幼儿用语言大胆表达。

（14）让婴幼儿倾听和感受不同性质、多种类型的音乐，注意播放音量、次数适度。经常与婴幼儿一起唱童谣。引导婴幼儿感受音乐时表现各种动作。关注其对声音的反应，发现异常及时就诊。

（15）提供多种材料，鼓励婴幼儿大胆涂画、撕贴，对其表现出的想象力和创造力表示赞赏。

（16）收集日常生活中的物品，提供合适的玩具，经常和婴幼儿一起游戏，满足其角色扮演的愿望，鼓励婴幼儿的自主行为，激发其探索世界的兴趣，帮助其积累各种感知经验。

（17）给婴幼儿提供与成人或同龄伙伴接触的机会，让婴幼儿感受交往的愉悦，积累交往的经验。

（18）注意观察和顺应婴幼儿的情绪，理解7～12个月婴幼儿怕生、25～36个月婴幼儿出现情绪不稳定的现象，为其提供表达情绪情感的机会。

（19）选择身心健康、充满爱心、仪表整洁、具有一定育儿知识技能的照料者。

（20）家庭与育儿机构之间、家庭成员之间及时沟通，相互协调，保持教养要求、方法的一致性。

（21）家长应具备保健的基本知识和技能，在家庭中设置并经常清理儿童保健药箱，及时处理意外突发的小事件。掌握婴幼儿急救医疗地点的地址和联系方式，发生意外时及时求助，保障婴幼儿健康安全成长。

（22）定期为婴幼儿进行体格发育检查、预防接种。利用现代通信技术和社区卫生、教育、文化等资源，主动了解育儿知识，并参加育儿讲座、咨询等各种学习活动。

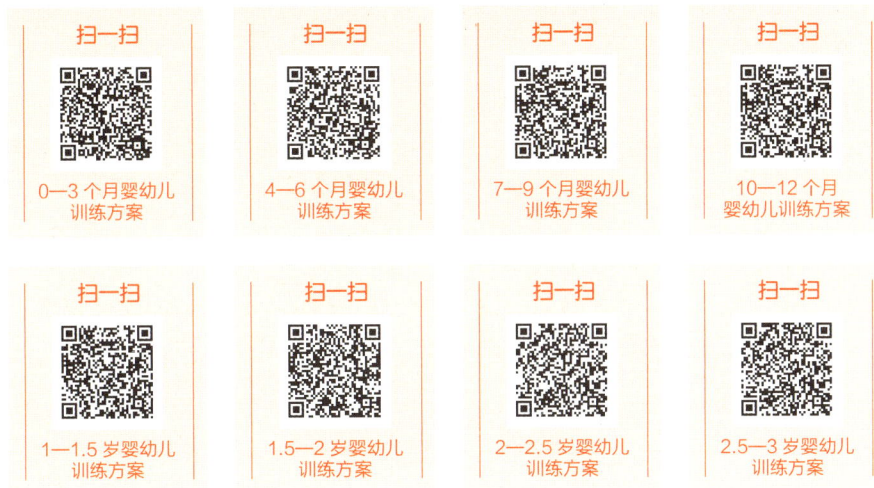

扫一扫	扫一扫	扫一扫	扫一扫
0—3 个月婴幼儿训练方案	4—6 个月婴幼儿训练方案	7—9 个月婴幼儿训练方案	10—12 个月婴幼儿训练方案

扫一扫	扫一扫	扫一扫	扫一扫
1—1.5 岁婴幼儿训练方案	1.5—2 岁婴幼儿训练方案	2—2.5 岁婴幼儿训练方案	2.5—3 岁婴幼儿训练方案

（二）家庭中开展的亲子游戏活动

亲子游戏是家庭中父母与婴幼儿之间，以亲子感情为基础进行的一种活动，是亲子之间交往的重要形式。亲子游戏不仅能增进父母与婴幼儿之间的感情，更能帮助婴幼儿智力发育，培养其思考能力，促进婴幼儿认知能力及社交能力的发展，还可以给整个家庭带来欢乐。所以，父母每天陪婴幼儿玩点小游戏，是亲子之间"交往"的最好方式。

1. 创建良好的亲子游戏环境

游戏需要具备一定的环境，这样婴幼儿在自己的小天地里才敢放心大胆、无忧无虑地玩；也只有提供合适的游戏环境，婴幼儿才能充分发挥想象，充实游戏内容。父母也可以在游戏环境中将多种学习活动与游戏融为一体，寓教于乐。家长怎样利用现有条件在家中为婴幼儿布置游戏环境呢？

第一，婴幼儿在进行亲子游戏时需要良好的物质环境，更需要一个温馨、和谐、民主、平等的心理环境。在与婴幼儿进行亲子游戏时，家长应该放平心态，只有这样，家长才会对婴幼儿有一个正确的期望值，从而科学地玩亲子游戏。

第二，如果家中空间大，可专门给婴幼儿提供一间游戏房，便于婴幼儿在自己的小天地里玩各种各样的游戏。

2. 选择合适的亲子游戏种类

亲子游戏的内容是丰富多彩的，不同年龄段婴幼儿适合的亲子游戏是不同的，下面简单介绍一些适合不同年龄段婴幼儿玩的游戏种类。

（1）0～1.5岁的亲子游戏

卷春卷。把婴幼儿用毛毯卷起来，卷完了再重新展开，如此反复。卷起来后还可鼓励并协助婴幼儿爬出来，婴幼儿一旦成功爬出来，立刻快乐地把他抱起，高高地举过头顶，给他喝彩和赞赏。

俏眼睛。触觉反应过度或反应迟钝的婴幼儿中，有的婴幼儿对面部触碰有强烈的抵抗反应。对这样的婴幼儿，家长可以与其面对面坐着，或让婴幼儿头枕家长大腿躺着，看着婴幼儿的眼睛，边观察婴幼儿的反应，边进行游戏。

此外，选择一些训练动作的游戏，进一步巩固婴幼儿的走、跑、跳等动作，并教他们正确的方法，帮助纠正错误动作，如"追小球""小兔跳"；同时也可选择合适的游戏，促进婴幼儿钻、爬、保持平衡等动作的发展，如"钻山洞""小狗爬""过小桥"等。注意日常生活中语言能力的培养，利用一切机会和婴幼儿说话并纠正婴幼儿错误的语言表达，引导婴幼儿连贯、完整、清楚地说出句子，表达自己的意思。

（2）1.5～3岁的亲子游戏

角色扮演游戏：过家家、开汽车、开火车、学医生看病等。当扮演医生的婴幼儿穿上白大褂，戴上听诊器，一本正经地给扮演病人的婴幼儿听心音、打针、吃药时，他们体验了去医院看病的过程。玩过这种游戏的婴幼儿真去医院看病时，就很少害怕或号啕大哭了。

智力游戏：玩纸牌、拼板、分辨声音等。以纸牌为例，牌可根据需要自制，如果想培养婴幼儿辨别颜色的能力，则可在牌面涂上各种颜色，涂色面朝上将牌排成行，然后和婴幼儿比赛，看谁能最快把同色的牌一对一对地拿出来。这种比赛的形式婴幼儿很感兴趣，有助于训练婴幼儿的记忆力。

建构游戏：让婴幼儿用手把一个个零散的、可塑的、没有规则限制的建构材料（如积木、雪花插片、积塑、胶粒玩具、废旧的纸盒、塑料瓶、冰棍棒等），根据自己的想法进行建构，以最大限度地发挥婴幼儿的主动性和创造性。这些游戏不仅能促进婴幼儿认知、操作、美感等多方面的发展，而且也能使婴幼儿的思维活跃、记忆深刻、想象丰富。

体育、音乐游戏：赛跑、过独木桥、钻圈、捉迷藏或伴随音乐做操、随音乐节律演奏打击乐等。这些游戏可发展婴幼儿的动作，协调全身动作，培养其音乐感、节奏感。

3. 做好亲子游戏的策划引导

首先，在玩不同种类的游戏时，家长要扮演不同角色。例如，角色扮演游戏是婴幼儿主动、自愿的游戏，婴幼儿是游戏的主人，因此家长只能从支持者和参谋者的角度来引导游戏，在引导时，以间接的方式为主；在玩角色扮演游戏时，家长可担任角色，以角色的身份通过语言或动作示范促进游戏的开展；在玩建构游戏时，家长应作为观众，要让婴幼儿自己设计、自己动手操作，并对婴幼儿设计的作品表示赞赏，在婴幼儿遇到困难时给予鼓励；在玩智力游戏时，婴幼儿是解决问题的主导者，家长可以从旁启发引导。

其次，鼓励婴幼儿尝试玩多种游戏。因为不同的游戏对婴幼儿身心各方面发展有着不同的作用，如角色扮演游戏主要让婴幼儿有初步的角色意识，运用玩具、材料扮演自己熟悉和感兴趣的角色，会模仿角色的典型行为和语言，学习初步的社会交往；建构游戏主要培养婴幼儿的结构意识，掌握各物体的结构特征，熟悉结构材料和性能，培养婴幼儿的空间方位感、逻辑思维能力及动手操作能力；智力游戏主要是开发婴幼儿的智力和创造力，丰富婴幼儿的科学知识。所以，家长应多鼓励婴幼儿尝试玩多种游戏。

扫一扫

亲子活动案例

（三）家庭中开展的亲子阅读活动

亲子阅读是一项家长与婴幼儿一起阅读的活动，可以让婴幼儿养成阅读的习惯，将阅读变成婴幼儿生活中必不可少的一部分，让阅读成为婴幼儿的一种快乐、一种享受。那么，家长应如何引导婴幼儿进行阅读？

1. 创设温馨的亲子阅读环境

一个温馨舒适的阅读环境能激发婴幼儿阅读的兴趣，让其产生主动阅读的愿望。家长在家中应给婴幼儿留一个属于他自己的惬意而又童趣化的阅读空间，可以是一个相对独立、光线充足、安静、舒适、温馨的一角。

首先，可以和婴幼儿一起设计布置，让他选择自己喜欢的有卡通图案的地毯，并放置一个高度适宜婴幼儿随意选取自己喜爱的书的书柜，还要准备几个颜色柔和又柔软的靠垫，以便婴幼儿和家长阅读时可以舒适地靠在上面。家长和婴幼儿阅读时，年龄小的婴幼儿，家长可以把他抱在胸前，大一点的婴幼儿可以让他坐在旁边靠着家长，家长用手抚摩婴幼儿的手或头，用轻声的语言和深情的眼神，让婴幼儿感受到深深的爱，让婴幼儿产生一种安全感和亲切感，对阅读活动本身也产生兴趣。

其次，墙壁上可用婴幼儿与家长共同制作的装饰物进行美化，但是环境切忌布置得太花哨，不要有凌乱的感觉，而应是美观、整洁、大方又富有童趣的，让婴幼儿喜欢上它，只要一进入这个空间就会有阅读的欲望。

最后，为了督促婴幼儿阅读，家长可以在书柜边和婴幼儿一起设计一张阅读表，每天有固定的半小时左右的亲子阅读时间，可以是睡觉前或是晚饭后，并让婴幼儿用自己的方式，如符号、简单的文字、图画等，来记录每天阅读的内容和一些收获。

2. 选择合适的亲子阅读材料

在选择阅读材料之前家长要清楚婴幼儿处在哪个时期，他们需要什么类型、什么内容的书。另外，选书时要考虑的是婴幼儿，以婴幼儿为本位，根据婴幼儿的发展需求来选书。

（1）家长和婴幼儿一起去购书时应做好一些工作。首先，要思考婴幼儿前一阶段阅读的情况，分析婴幼儿的阅读兴趣点，以确定购买什么样的书，再和婴幼儿一起商讨，给婴幼儿一个选择书的参考意见，让他们觉得是自己要买这些书。其次，为了不削弱婴幼儿购书的热情，家长要了解这类书在书店的什么地方，避免带婴幼儿选书时长时间地到处乱转。同时也可和婴幼儿一起了解书店里书籍的归类和摆放规律，让婴幼儿学会购书的技能。最后，买回书后，就可以和婴幼儿说："小宝贝，让我们一起来看看你买的书吧。"婴幼儿便会带着成就感和满足感读这些书。

（2）在图书的选择上，一般来说，为0～3岁婴幼儿选择的图画书画面较大、色彩鲜明、容易吸引其注意；题材以童话、故事、儿歌类为主，内容与婴幼儿生活或动物有关，简单有趣，能吸引婴幼儿继续看下去，并能让婴幼儿发挥想象力和创造力，文字正确、优美、朗朗上口，简短而重复。另外，阅读材料的纸要厚且结实，字号要大，字数要少，以图画为主。

7～9个月：婴幼儿需要耐用的书，让他们可以自由地实验。例如，布制书，封面为软塑料或油布的书，书页边缘用布制作或加护封的书。这个年纪的婴幼儿偏爱插图大而清楚、色彩丰富的书，并且很喜欢翻书。可以选择用厚纸板做成的书，这样婴幼儿翻书会很容易；或者选择铜版纸印刷的书，方便擦掉婴幼儿摸书产生的手印。

10～12个月：婴幼儿看书的主题应该放在他们熟悉的事物上，比如奶瓶、食物、衣服、玩具、宠物和人。故事的内容简单，甚至可以没有文字。

13～15个月：婴幼儿喜欢书里面有他们可以轻易辨认出的物体，会根据书的内容挑选书，比如有动物的书。

16～18个月：婴幼儿喜欢主题和信息清楚扼要的图画书，也喜欢内容重复、词句押韵、音节有趣的书。

19～24个月：婴幼儿喜欢情节简单的故事，尤其喜欢那些和他们过着类似生活的儿童与动物的故事。比如故事中说的是一个正在学坐马桶的小孩，就很容易获得婴幼儿的认同。婴幼儿可以从书中学到价值观，了解自己的感受，并对成长有正确的认识。

25～30个月：婴幼儿喜欢具有简单情节、图画里有更多细节和动作、有预测性质的书及童谣类的书。

31～36个月：婴幼儿喜欢动物、人及与自己生活经验有关的图画书，情节可以稍复杂，内容是充满想象力、引人入胜的，语言是简单、重复且有趣的。

3. 运用多样的亲子阅读方法

亲子阅读不是单纯地给婴幼儿"讲故事"，而是运用多样的阅读方法，让婴幼儿在听一听、看一看、讲一讲、玩一玩的过程中感受、体验、掌握阅读内容，发展婴幼儿的创造力、想象力，促进婴幼儿认知的发展，为之后的学习打下良好的基础，使婴幼儿一生受用无穷。同时，家长也重拾了童心，感受了阅读的乐趣，营造了家庭的学习气氛。

（1）同向阅读法

同向阅读法是指家长和婴幼儿一起阅读图书。家长可以反复阅读几遍：第一遍，家长让婴幼儿边看图画边听故事，让婴幼儿初步感受图画的美丽和故事的内容；第二遍，家长可以采用让婴幼儿接句的方式，家长讲前半句，婴幼儿接后半句，让婴幼儿感受语言的魅力；第三遍，家长可以向婴幼儿提一些问题或引导婴幼儿提出简单的问题，以发展婴幼儿的语言组织能力和拓展婴幼儿想象的空间。在讲故事的过程中，家长一定要绘声绘色，可以模仿故事中的动物、人物的语气、动作，并要求婴幼儿一起参与。家长还要适当地对婴幼儿的一些行为进行表扬，不要责怪婴幼儿，这样婴幼儿自然就越来越喜欢听故事，越来越对阅读感兴趣。

（2）置后阅读法

置后阅读法是把观察、思考、表述置前，阅读置后的一种方法。家长和婴幼儿一起选择阅读的读本后，家长先让婴幼儿初步感知图上的内容，自己理解后编故事讲给家长听，刚开始婴幼儿讲的内容会不着边际，但不管怎样，毕竟都是他们阅读的成果。家长首先要给予肯定和鼓励，及时发现讲述中的闪光点，让他们体验喜悦，树立信心。例如，在阅读图书《小熊请客》时，首先可以和婴幼儿一起看图书的封面，让婴幼儿知道这本书的名字叫"小熊请客"，里面有很精彩的故事，婴幼儿先自己一页页边看边编，他会结合现实生活讲出许多书里没有的对话和情节。在婴幼儿编完后，家长可根据书的内容用提问的方式引导婴幼儿观察画面中的细节，鼓励婴幼儿用自己的语言描述出来，让故事更为生动，进一步提高婴幼儿自主阅读的能力。

（3）游戏阅读法

玩是婴幼儿的天性，为了让阅读不枯燥，家长可以在阅读角中准备一些可用于故事表演的材料，如纱巾、布娃娃、毛绒玩具等，让它们成为故事中的角色，叫它们故事中的名字。亲子阅读后，家长可以和婴幼儿进行表演，让婴幼儿在表演中重温阅读内容。如讲完《猴子学样》的故事后，家长可以准备帽子作为道具，让婴幼儿扮猴子，家长扮老汉进行亲子表演游戏，鼓励婴幼儿用故事中的语言进行对话。当阅读变成游戏之后，婴幼儿的参与是自然而然的，接受故事的内容也就变得自然而然了。

思考与实训

一、设计题

设计一份半日婴幼儿教养活动方案。

要求：假设你是某早期教养机构的教师，请根据本章内容，自定年龄段，设计一份半日婴幼儿教养活动方案。

二、实训题

（一）调研亲子游戏开展现状

全班同学分组，以本市0～3岁婴幼儿家长为调研对象，设计一份调研问卷，了解家长对亲子游戏开展的认识及实施情况，并进行记录，整理分析结果，形成调研报告。

（二）调研亲子阅读开展现状

针对0～3岁婴幼儿家庭亲子阅读情况拟定访谈提纲，随机抽取调研的家长，了解其家庭亲子阅读的现状。

（三）分析现状，拟出对策与建议

针对0～3岁婴幼儿家庭亲子游戏和亲子阅读的开展现状，寻找其存在的问题，并分析问题存在的原因，拟出适宜的对策与建议。

第八章
0～3岁婴幼儿家长的亲职教育

思维导图

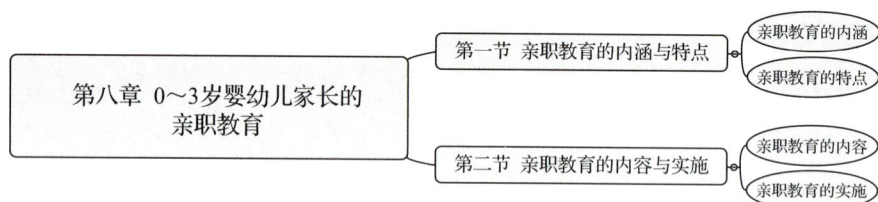

引入案例

　　有个朋友讲到，她女儿刚会走路时就表现出对舞蹈的热爱。孩子3岁时，把她送进了舞蹈班。朋友认为孩子天资聪颖，形体又极具舞蹈条件，她跳舞应该是很棒的。可每次课后孩子都不如别的孩子掌握得好，于是，课后朋友督促她练习，她认为女儿应该和其他人跳得一样好，甚至超过别人。可每次练习时女儿都不情愿，朋友是连哄带劝。渐渐地，女儿对舞蹈失去了兴趣，每次上课都无精打采，课后也不练习，还表现得很烦。有一天，女儿怯怯地说："我不想再跳了，我累！"

　　现在有的家长，不考虑孩子的接受能力，不尊重孩子的成长规律，在孩子说话还不太清楚的时候，便强迫他们大量地背古诗、背外语单词；在孩子的小手还不听使唤的时候，就强迫他们学写字、学弹琴、学绘画；在孩子刚进幼儿园的时候，便强迫他们学习小学语文、数学等课程。

　　问题：上例中的这种过度超前和过度超量的教育，会造成什么结果，会给孩子带来什么样的影响？当孩子哭个不停时，家长是否知道孩子是饿了、尿了、孤独了，还是生病了？面对社会上各种眼花缭乱的"育儿经"和培训机构，家长做何选择？在家庭教育中，家长需要学习吗？怎么解读孩子行为背后的原因？什么样的早期教育是科学的？

学习目标

1. 知识目标：了解亲职教育的内涵与特点、内容、实施与原则。
2. 能力目标：会设计亲职教育实施方案，并能对设计的方案进行亲职教育。
3. 素养目标：大胆尝试多途径了解家长对亲职教育的需求。

第一节　亲职教育的内涵与特点

　　家长虽然是婴幼儿的第一任老师，但许多家长没有经过系统的教育训练，缺乏专门的教育知识与素养，面对婴幼儿复杂多变的成长问题经常束手无策。越来越多的家长认识到科学教养的重要性，迫切地需要得到专业指引，因此亲职教育的重要性逐渐凸显。亲职教育有利于提高家长的知识技能，帮助家长形成良好的态度和教养观念，从而为婴幼儿的成长提供良好的家庭生态环境，使亲子教育取得更好的成效。

一、亲职教育的内涵

　　"亲职教育"是从家庭教育演变而来的，是成人教育的一环，也是一种终身学习活动。"亲职教育"是从英文"parent education"转化而来，这一称谓为西方国家于20世纪30年代所倡导，在德国称为双亲教育，俄罗斯称为家长教育，美国称为亲职教育。

　　"亲"即双亲，或广义而言的家长；而"职"是指职业，即将前者"亲"界定为一种职业。传统意义上对于家长的理解，多集中于将其看作一种社会赋予的角色。近年来，越来越多的研究发现，家长角色并不是被自然赋予即可扮演的，而是需要了解并执行其养育职责、掌握一定教养技能后才能胜任的。因此，"亲职"将父母当成了一种职业，提供了另外一种看待家长的视角——它更多地强调家长胜任这一职业的能力。

　　《教育大辞典》对"亲职教育"的定义是："对父母实施的教育，其目的是改变或加强父母的教育观念，使父母获得抚养、教育子女的知识和技能。"[①]亲职教育是对家长进行的、教导其成为合格称职的好家长的专门化教育。

二、亲职教育的特点

（一）亲职教育的主要对象为婴幼儿家长

　　家庭作为婴幼儿教养责任体，具有重要、特殊的作用，父母、未来的父母或者其他监护人是否认真履行其职责及其教养水平高低，直接关系到婴幼儿能否健康成长，影响家庭早期教育的质量，也

　　① 顾明远. 教育大辞典：增订合编本[M]. 上海：上海教育出版社，1998.

关系到为国家和社会培养什么样的人。通过亲职教育强化父母、未来的父母或者其他监护人对婴幼儿保护的意识，敦促其认识并履行作为监护人的责任，对不利于婴幼儿的行为给予事前干预，确保婴幼儿的最大利益和最佳发展。亲职教育对婴幼儿监护人而言，不仅仅是一般性的教养婴幼儿的知识和技能，而是通过系统的学习、反思和实践过程，明确自身的角色职责和定位，进而实现自身观念和行为的转变，在婴幼儿的教养过程中更理性，更具有家庭责任感、社会责任感，以利于婴幼儿的健康成长。

（二）亲职教育是终身的成人教育

亲职教育是终身的功课，因为在家庭的每一阶段，婴幼儿的发展水平不同，亲子关系面临的挑战不同，亲职教育水平的要求亦不同。要尽到家长的职责必须很好地了解婴幼儿的成长过程，家长需要获得抚育婴幼儿的相关教育和训练，拥有抚育婴幼儿的智慧和能力，具有根据不同空间、时间和需求做出教育调整的本领。对家长进行亲职教育应充分考虑家长的学习特点，强调实用性和针对性，以问题为中心。

（三）亲职教育主体多元

婴幼儿家长亲职教育的主体包括具有学前教育专业知识和技能的相关团体和个人，如早期教养中心、幼托园、妇幼保健院、社区、社会媒体、家庭教育指导中心、家庭教育指导师等。

（四）亲职教育是实施家庭教育的基础、前提和必要条件

亲职教育与家庭教育的区别在于：家庭教育主要是家中的成年人与子女之间的互动，以未成年为主要对象；亲职教育以父母、未来的父母或者其他监护人为主要对象，目的是帮助其树立正确的教育观念，掌握科学的育儿知识，改善其教育行为，提高其科学育儿水平，以保障和促进未成年人健康成长和更好地发展。可以说亲职教育是实施家庭教育的基础、前提和必要条件。

第二节 亲职教育的内容与实施

在亲职教育中，因家长的文化水平、素质、背景不同，对亲职教育的需求各异，亲职教育的核心要义在于满足家长的教育需求，帮助家长树立合理的家庭教育价值观，不断提升家长教育素养，实现科学育儿，促进婴幼儿健康成长。

一、亲职教育的内容

亲职教育是引导父母认识父母角色、更新教养观念并科学教养子女的一种社会教育活动。亲职教育的内容主要包括以下3个方面。

（一）指导父母具有做"好父母"的基本认识

做父母简单，但是想要成为好父母就没有那么简单。如果父母没有足够的时间和正确的教养方法去教养子女，那么他们就没有尽到父母的职责，当然不能称作好父母。总的来说，好父母需要有以下

基本认识。

1．父母角色的认同

胜任父母角色的能力并不是人生的，而是后天不断学习获得的。父母双方在家庭中扮演着不同的角色，好父母能够对自己的角色有清晰的认识，并扮演好自己的角色。父母是孩子的第一任老师，作为父母，要从心理上认同自己是家庭生活的重心，是子女的精神支柱，父母的一言一行对子女心理与行为的影响很大。

2．父母职责的担当

"亲职"是血缘之下父母亲自履行的使命。孩子是自己的，得亲自去塑造、培养，父母要有抚养孩子的义务感，担负起教育孩子的职责。在我国的传统观念中，父母"不学而会"根深蒂固，不少父母只是完成了生育的职责，而忽视了对子女的教育，将教育推给长辈及学校。父母对子女负有生育、养育和教育的职责，这三方面同等重要且相互影响。夫妻双方应同心协力，增强教育子女的责任心，倾注心血，挤时间、找机会关爱和关注子女，教育子女，共同提高家庭教育质量。

3．亲职工作的认识

好父母是学出来的，美国精神科医生和教育学家德雷克斯（Dreikurs，1964）认为，如同孩子需要训练一样，父母也需要再教育，需要学习对孩子各种行为的反应方式及应对之道，然而现在的父母却很少有机会接受一系列完整的亲职教育课程或训练。"父母效能训练"的创始人戈登（Gordon，1975）也认为父母常因为子女的不良行为而受到指责，但是并没有足够的机会接受教养子女方法的训练。与其在子女不适应行为发生后，去责难父母的教养方式不当，不如预先实施亲职教育，提供一些合理而有效的方法，协助父母教养他们的子女，以预防和减少子女适应性问题的发生。既然"父母"被当作一种职业，亲职教育就显得非常重要，教育的观念和方法不是天生具备的，而是需要学习体验的。

（二）帮助父母形成正确的教养态度

父母是孩子的第一任老师，是孩子学习的榜样，父母的教养态度直接影响孩子的行为和心理。父母的教养态度，大致可分为4类。

第一类是专横的、遵循旧式家规的态度。这类家庭比较强调辈分，强调绝对服从父母的意志，因此，孩子稍不听从就以惩罚相待。在这类父母过分严厉的教养态度下，孩子自身缺少自主权，要看父母脸色做人，可能变得胆小、自卑，缺乏自信和独立性，或者走向另一面，变得残暴、蛮横、爱撒谎、逆反心理强，并往往会捉弄别人，在寻找报复中得到心理上的补偿和平衡。

第二类是过分娇宠、有求必应的态度。父母只想为孩子提供无微不至的帮助和保护。父母的过分包办，使孩子养成极大的依赖性，孩子会形成自私、任性、放肆、易发脾气、好夸大其词的品性。

第三类是放任自流、不过问的教养态度。孩子在这种忽略型家庭中，由于得不到关心，得不到父爱与母爱而产生孤独感，逐渐会形成富于攻击性、冷酷的不良品质，常常处于情绪不安、脾气反复无常、容易被触怒、对周围的事物漠不关心的状态。

第四类是民主、平常的态度。这类家庭的成员有耐心、平等，互相爱护、关心，父母能多给孩子鼓励和引导，而对孩子的缺点、错误能恰如其分地批评指正，提高孩子的认识，改正缺点。这样就逐渐培养了孩子对别人坦诚友好、自尊自立、热情大方、能接受批评、经受压力、关心他人、有独立处事的能力。

由此可见，不同类型家庭的不同教养态度对孩子人格及健康心理的形成的影响是不同的。年轻的父母在家庭教育中起主导作用，是顶梁柱，是孩子言行举止的示范者、待人接物的指导者、孩子成长的责任人。因此，年轻父母有责任去构建良好的家庭环境，形成正确的教养态度，使家庭气氛融洽、民主、和谐、平等，这样才有利于培养孩子有责任心、民主、勤奋、进取及自尊自强的品格。

（三）帮助父母掌握称职家长的专门知识和能力

教育子女既是一门科学，也是一门艺术，仅仅认识到要做好父母远远不够，还必须掌握一定的育儿科学知识与技能。

1. 学习抚育、培养孩子的科学知识

孩子从小到大，从咿呀学语，到有知识懂道理成为能自立的公民，是循着一定的规律在发展的。做父母的要了解孩子的发展规律，按照科学规律来抚养和教育孩子。为此，父母就必须掌握一定的科学知识，如生理学、儿童心理学、儿童卫生学、婴幼儿保育与教育等方面的知识。有的家长可能认为：“我们上一辈也没学什么理论，不也把一个个孩子拉扯大了吗？有的还很有出息呢。”这也是事实。但老一辈往往有好几个孩子，他们是在抚养和教育孩子的实践中，逐渐摸索到规律的。如老人们说“3岁看老”，实际上指出了3～4岁时，是孩子行为习惯形成的关键期，3岁形成的性格、行为、习惯往往到长大后也不会改变，这是符合儿童心理发展规律的。有时教育第一个孩子没经验，教育第二个孩子就有了。而现在绝大多数是独生子女，必须养好、教好，不能试错。因此，参加家长学校，阅读有关家庭教育的书籍，掌握教育孩子的科学与艺术，就更加必要了。一个好家长应该是勤奋学习的模范。

2. 提高教育孩子的能力

家长教育孩子的能力主要指家长运用教育孩子的科学知识，解决家庭教育实践中遇到的各种问题，促使孩子身心健康发展的技能、策略和艺术，既包括了解认识孩子、观察记录孩子的能力，也包括分析评价孩子、指导发展孩子的能力。

（1）了解认识孩子的能力

了解孩子是家长教育孩子的前提。家长需了解孩子的年龄特征，了解孩子的各种权利，了解孩子的活动形式，了解孩子的个性特点。

（2）观察记录孩子的能力

为了全面、深刻地理解孩子，家长必须有目的、有计划地观察孩子，通过看和听，获得关于孩子身心发展的各种真实材料，并加以记录，为分析评价孩子提供重要的依据。家长应每天挤出一点时间，对孩子各方面的情况进行观察，发现孩子的典型行为，通过照相、摄像等方式及时加以记录。

（3）分析评价孩子的能力

家长要对了解到的孩子情况进行全面分析和正确评价，为行之有效地指导孩子和促进孩子发展提供条件。

（4）指导发展孩子的能力

家长在评价孩子的基础上，还要针对孩子的实际情况，采取相应的教育措施，给予孩子具体的指导，以促进孩子更好地发展。

二、亲职教育的实施

亲职教育的实施需要构建亲职教育支持服务体系，采用多种实施方式，并遵循一定的原则。

（一）构建亲职教育支持服务体系

目前我国开展亲职教育面临诸多问题，解决问题的关键是要构建以政府为主导、学校为阵地、社区为基础及大众传媒为媒介的亲职教育支持服务体系，为亲职教育的开展提供保障，不断推进亲职教育的开展。

1．以政府为主导，制定相应的法律法规及相关细则

《中华人民共和国婚姻法》第二十一条规定："父母对子女有抚养教育的义务。"这种义务主要是父母对子女承担相应的抚养费用，显然，这种规定已经无法满足当前亲职教育的需求。法律法规应该增加父母对子女抚养教育义务的内涵，比如规定父母不仅要对子女承担抚养教育费用的义务，还要承担教会子女成长需要的知识、技巧和能力的义务。同时，法律应该明确规定父母的具体职责、父母教养的具体方式、父母应承担的法律责任等。此外，政府也可以制定专门的亲职教育法及亲职教育的相关政策，建立亲职教育权威指导机构，加大对亲职教育的财政投入，并将资源向特殊家庭中的"弱势家长"倾斜。

2．以学校为阵地，充分发挥自身的教育优势

学校作为主要的教育场所，在亲职教育中要发挥应有的作用。首先，要充分利用家长学校。家长学校不仅教授教育学、心理学知识，而且会根据学生的年龄分阶段地开展亲职教育。其次，学校要定期举办活动，进一步推动家园合作的开展，加强亲子之间的关系。最后，以高校为依托，整合资源，为父母的"职前"和"在职"教育提供条件。高校可以增设亲职教育课程，对师范专业的学生应进行专业指导，从而提高学生亲职教育的专业化程度。同时，高校应开放式办学，让来自不同阶层的父母都可以进行"在职"教育。高校可以成立亲职教育研究机构，联合社区、学校、家长等团体，编写亲职教育指导手册，开发亲职教育本土教材等。

3．以社区为基础，为亲职教育提供必要的社会支持

社区作为社会的基本组成单位，能够为亲职教育提供重要的帮助和指导。如在社区内建立亲职教育服务站、心理咨询中心、亲职教育培训中心等，为父母进行亲职教育提供必要的知识、技能及情感支持。同时企事业单位和其他社会团体也要大力支持亲职教育，比如企事业单位可以为孕妈妈提供培训指导，同时为新生儿父母接受亲职教育提供时间保证。亲职教育的发展需要家长、学校、社区的密切配合，开展亲职教育不能单靠学校教育机构，要充分挖掘社区资源，利用社会团体的力量，实现资源整合，推进家庭、学校、社会亲职教育一体化的建设，为亲职教育提供长效保障。

4．以大众媒体为媒介，大力宣传亲职教育并提供有效指导

由于家长学校没有完全普及，大众媒体对亲职教育的宣传不够，因此父母对于接受亲职教育的意识还很淡薄。可以开设有关亲职教育的电视栏目，由权威性的出版社出版一些关于亲职教育的书供家长阅读，建立有关亲职教育的网站，利用报纸、杂志、广播等媒体来宣传亲职教育知识，从而唤起家长对于接受亲职教育的意识，让全社会都来关注亲职教育，关注孩子的成长，为孩子营造一个和谐、稳定的成长环境。

（二）亲职教育实施的方式

一般来说，亲职教育的实施方式分为3个类型，即个案方式、团体方式和家访方式。

1．个案方式

所谓个案方式，即由一位亲职教育专家针对一位或一对父母实施亲职教育。这种方式能深入了解不同家庭的教育问题，为婴幼儿家长提供个别性、特殊性、针对性的服务。常见的个案方式有个别指导、个别咨询和个案管理。

（1）个别指导

个别指导指一名指导教师针对一个婴幼儿及其家庭成员展开的指导。父母在教养婴幼儿的过程中，经常面临知识与技能不足的困境，需要亲职教育专家或有经验的父母的指导。例如，有关婴幼儿生长发育的规律、如何添加辅食、如何与婴幼儿做游戏、如何辨别婴幼儿是否生病等问题，可以通过个别指导的方式来处理。个别指导更系统，针对性更强，对问题的认识更深入，问题解决也就有可能更彻底。同时，家长也可以感受到指导教师乃至中心对其家庭的特殊关照。

案例分析　　　　　　　　　　如何利用中秋节来引导孩子

指导教师：马上就到中秋节了，家中有了各种包装月饼的盒子，精美的盒子丢掉很可惜，我们不如用它们来做开发孩子能力的教育。看到桌子上这个精美的月饼礼品盒了吗，你们认为该如何引导我们的孩子？

家长：从颜色上给孩子讲，念上面的字，让孩子摸一摸。

家庭保育员：让孩子看看月饼的形状，尝一尝月饼。

指导教师：你们说得挺好。我们还可以利用月饼相关的物品来开发孩子的观察力、记忆力、思维能力等基本能力及动手能力。针对1～2岁的孩子，我们可以开展以下活动。

1．把礼品盒中大小、形状不一的月饼小包装盒子取出来，让孩子摸一摸、看一看，从大小上引导孩子去观察，并告诉她（他）这是长方形盒子、这是圆形盒子、这是正方形盒子。

2．把两个相同包装的月饼拿出来，并将其中一个的月饼取出来，把有月饼的包装盒放在孩子的左手上，把空月饼包装盒放在孩子的右手上，让孩子感受轻、重，告诉他们轻重的概念。

3．把礼品盒中的月饼都取出来，让孩子按它们在礼品盒中的位置重新摆好。我们引导孩子把圆形盒子放在圆形的空位置中。这是一个思维能力训练，同时也锻炼了孩子的动手能力。

4．把取出来的月饼包装盒按横、竖方向排成长龙，让孩子点数来理解数字1～10的含义，培养孩子对数字的敏感性；也可以摆成杨辉三角，即第1排1个，第2排2个，第3排3个，第4排4个。

5. 把高低不同的月饼盒竖起来，告诉孩子哪些高、哪些低来进行对比训练。

6. 取出5个左右的月饼盒，鼓励孩子模仿家长把月饼盒拆开，锻炼孩子手的灵活性。

关于月饼盒还有很多游戏，下周我们再讨论，本周从这几方面引导就可以了。

家长：老师，你真的太厉害了，什么物品到你手里都成了教具。没有想到月饼盒中还有这么多教育孩子的学问，今年的月饼盒不会再轻易丢掉。

（2）个别咨询

对于有情绪困扰或心理问题的父母，以个别咨询的方式来实施亲职教育，是有必要的。父母通过一对一的个别咨询，接受亲职教育专家或心理辅导专家的个别辅导，不仅可以增进自我了解，解决个人的情绪与心理问题，还可以学习教养子女的技巧和态度，从而改善亲子关系。

案例分析　　　　　　　　　　　孩子脱发怎么办

周六早晨的早教中心，显得比往常热闹得多。原来，早教中心今天请来了4位区保健医院的儿科专家。活动室不同的家具安排构成了4个自然的谈话区，4位专家分布其间，为不断到来的家长提供咨询。前来咨询的家长有父母，也有祖父母。祖父母和父母在提问的内容上有一定的差别：祖父母由于有教养自己子女的经验，请教的问题更偏向教养策略、如何为孩子创设相应的发展环境，以及如何认识孩子行为背后的心理；父母缺乏养护经验，更多是请教医护方面的问题。如下面这位母亲的咨询。

"医生，我女儿刚2岁，但是我发现她会脱发，洗头的时候，还有平时都会脱发。这好像不大对劲，一般脱发不容易发生在这么小的孩子身上啊！"医生首先肯定了这位母亲的细心，同时也对这种少见的情况进行了解释："跟老一辈家长相比，现在的家长在孩子清洁方面都更加注意，不准孩子用手乱摸东西、不能在地板上爬、不准玩沙等。爱护清洁本身并没错，但是做得过了就是对孩子的伤害。就拿给孩子洗头发来说，正常情况下是每周1次，用清水冲洗就可以了。因为孩子的头皮及头发并不像成人那样产生很多的油污，孩子的头皮有天然的保护层来阻止可能的有害物质。但是，生活中我们会发现许多新手家长频繁地给孩子洗头发，而且每次都用洗发水，虽然儿童专用洗发水比成人用的刺激性弱，但如此使用还是伤害了孩子稚嫩的头皮，脱发就是一种表现。"

经过医生的耐心讲解，这位妈妈终于明白了罪魁祸首原来是她自己，她为自己的无知感到很惭愧，更为伤害到孩子感到内疚。不过最重要的是，她对以后如何有度地清洁孩子有了正确的认识。

（3）个案管理

对于问题比较复杂的个案，亲职教育的实施可以通过个案管理的方式进行。所谓个案管理即由亲职教育专家担任个案的经纪人或管理员，协助个案获取社区服务资源，联系有关机构，安排各种社会福利的争取与申请，向有关机构交涉，以争取个案的权益，以及安排就医、就学、就业、生活安置等事项。

2. 团体方式

团体方式的亲职教育，包括班级教学、大团体活动、小团体活动等，通常由一位亲职教育专家面对一群父母实施亲职教育。实施亲职教育的团体方式，依照举行频率，可分为单次举行、系列式及持续式的团体方式；依照举行的方式，又可分为专题讲座、家长沙龙、亲子互助、研习会、小团体研习、班级教学、团体咨询及互助团体等。

（1）单次举行的团体方式

单次举行的团体方式常包括专题讲座、家长沙龙、亲子互动、研习会等。

专题讲座，通常由主办单位（早教机构或社区、企事业单位等）邀请一位亲职教育专家（学前教育专家、儿童保健专家、儿童心理专家、经验丰富的教育工作者或家长等），根据婴幼儿家长的兴趣与需要，针对一个主题，通过讲座的形式集中传递家庭教育的理论知识与实践策略，对听众没有人数与年龄的限制。专题讲座可采取讲授为主、答疑为辅，先讲后答、边讲边答或答后讨论等形式。它一般在短时间内为尽可能多的家长普及系统的婴幼儿家庭教育知识，效率较高，是亲职教育的一种重要形式。若要充分发挥专题讲座的指导效应，举办讲座前需调查婴幼儿家长的学习需求，选择有针对性的素材，在讲座中深入浅出、幽默生动地结合案例将理论知识转换为具体可操作的策略，举办讲座后通过多种渠道收集讲座反馈意见，进行追踪指导。

家长沙龙，通常是指由主办单位邀请2～3位亲职教育专家与家长就婴幼儿家庭教育中大家比较关心的、常见的或带有争议性的婴幼儿发展问题，以家长为主角进行的深入交流、分享教育经验的活动。家长沙龙可针对不同群体开展，有妈妈沙龙、爸爸聊吧、奶奶茶座和保姆活动等不同类别。家长沙龙为婴幼儿家长提供了交流互动平台，能充分调动每个家长的参与性，促进家长思考总结教育经验，加深对教育的理解并迁移成功的教育经验。家长沙龙不同于专题讲座的最大特点在于家长成为活动的主体，在亲职教育专家引出话题之后，家长可以提出问题，或者选择自己感兴趣的问题，共同探讨解决问题，亲职教育专家起着组织、记录、引导、总结和升华的作用。

亲子互动，通常由主办单位筹办，比较常见的形式有亲子游园会、亲子营等。亲子互动式的亲职教育方式比较适合学龄前的孩子及其家长。从家长之间的互相观摩，亲子实际参与和分享，再到亲职教育专家的指导，家长能从中学习有效地教养孩子的正确方式。

研习会，通常由亲职教育专家根据一个研习主题，组织家长进行半天到两天的密集研习。为了提高参与者的学习兴趣和研讨效果，主持人通常会安排一些实际操作或体验的活动，如角色扮演、技巧训练、示范观摩、影片欣赏或分组讨论等。

（2）系列式的团体方式

所谓系列式的团体方式，指一个亲职教育课程以团体方式实施，而且实施的总时数通常在10～20小时，每周实施1～3小时，连续进行几周，甚至十几二十周。并且，实施亲职教育的教师以同一个亲职教育专家的指导为原则。以系列式的团体方式举行的亲职教育主要有小团体研习、班级教学、团体咨询等。

小团体研习，以小团体方式实施的父母成长课程、亲子沟通技巧训练等。

班级教学，是指以传统的课程教学方式实施亲职教育，通常由一位教师负责教学，教材以课本为主，教法以讲演式为主，学生的参与方式比较接近传统的学生学习方式。班级教学的实施方式，方便配合学校的排课与计划表，比较适于针对高中生与大学生实施的亲职教育，作为未来父母的准备教育。

团体咨询，对想深入了解自我，进而改善亲子关系的父母，可以提供更多的帮助。团体咨询，通常由咨询师或亲职教育专家带领，参加的父母为6～8人，参加的时间段可以因个人的需要而定。

（3）持续式的团体方式

所谓持续式的团体方式，是指在课程的时间上，并没有固定的开始和结束时间，团体成员可以在适当的时机加入和退出。比较常见的持续式团体有父母团体和互助团体。

父母团体通常设在住宿式的疗养院、感化院、收容所或特殊学校里。凡是子女被收容的家长，会被要求去参加机构所举办的团体咨询。子女被收容的时候，父母便开始参加，子女离开收容机构的时候，父母便结束团体咨询。

互助团体是由一群父母自愿组成的团体，通常是父母自行组织、自行领导、自行运作的团体，也可附设于某一机构或学校，由心理辅导专家或亲职教育专家担任顾问。

3. 家访方式

实施亲职教育经常遭遇到的困难是，那些最需要亲职教育的父母，通常不肯或不能来上课。这些父母对于家庭访问形式的亲职教育接受度较高。所谓家访方式的亲职教育，即心理辅导专家、亲职教育专家或个案管理员，直接到有需要的父母家里为其提供有关亲职教育的服务。常见的家访方式有家访指导、家访咨询和家访个案管理。

（1）家访指导

家访指导通常由亲职教育专家前往有需要的家庭，针对父母教养子女所遭遇的问题，提供面对面的服务。亲职教育主要的内容在于教导父母如何照顾新生儿、如何管教子女、如何进行亲子沟通等，提供父母所需要的知识和教养子女的技能。

（2）家访咨询

对于那些有情绪问题或管教子女困扰的，因故无法前来心理辅导中心接受咨询的家长，可以提供到家服务的家访咨询，由心理辅导专家或亲职教育专家，定期前往有需要的家庭，进行个别或家庭咨询，针对父母自己的问题，或亲子之间的问题，给予必要的协助。

（3）家访个案管理

家访个案管理，通常由个案管理员来做，个案管理员可以由专家或义工来担任，针对个别家庭的需要，定期或不定期地前往个案的家里提供所需要的服务。个案管理的服务项目包括咨询、资料提供，代为联系有关机构，代为安排就医、就学、就业、就餐等。

（三）亲职教育实施的原则

亲职教育的实施应遵循如下原则。

1. 家长主体原则

婴幼儿家长既是亲职教育的对象，又是亲职教育的主体。亲职教育实施机构要充分尊重和信任婴幼儿家长，通过多种形式了解家长的亲职教育需求，结合家长的已有基础和经验，兼顾家长的学习特点，激发家长自主学习的热情，指导家长确立责任意识，不断学习和掌握有关亲职教育的知识，提高自身修养，为子女树立榜样。

2. 联系实际原则

联系实际原则，指在亲职教育中要以家长在教养过程中实际遇到的问题为突破口，用通俗易懂的话语，通过案例诊断分析、示范演练等方式将理论知识转化为家长易学易会的实践策略，便于家长学以致用。

3. 有效性原则

有效性原则，指亲职教育专家围绕既定的目标，充分发挥亲职教育的作用，通过各种方式，合理组织和利用社区、家长、学校等资源，使亲职教育取得预期的成效。一是要树立科学的目标，尽量满足不同家长对亲职教育的需求；二是负责亲职教育的社会机构、学校、社区要完善管理机制和制度，避免盲目性和随意性，提高管理机构的科学性；三是合理配置资源，做到物尽其用、人尽其才，协调好各方的关系。

思考与实训

一、思考题

1. 亲职教育的内涵与特点是什么？
2. 亲职教育的主要内容有哪些？
3. 简述如何构建亲职教育支持服务体系。
4. 联系实际简述亲职教育的实施方式。

二、实训题

（一）实训要求

请随机选择一个0～3岁婴幼儿的父母，为其设计一个亲职教育实施方案，并对他们进行亲职教育。

（二）亲职教育实施方案设计

亲职教育实施方案包括如下部分。

1. 亲职教育目标。
2. 亲职教育对象。
3. 亲职教育时间、地点。
4. 亲职教育内容与实施方式。
5. 亲职教育预期成效。

（三）亲职教育实施过程记录

1. 亲职教育对象基本情况分析。
2. 亲职教育具体实施情况。

（四）亲职教育实施效果评价与反思

第九章
社区早期教育基地的开办与管理

思维导图

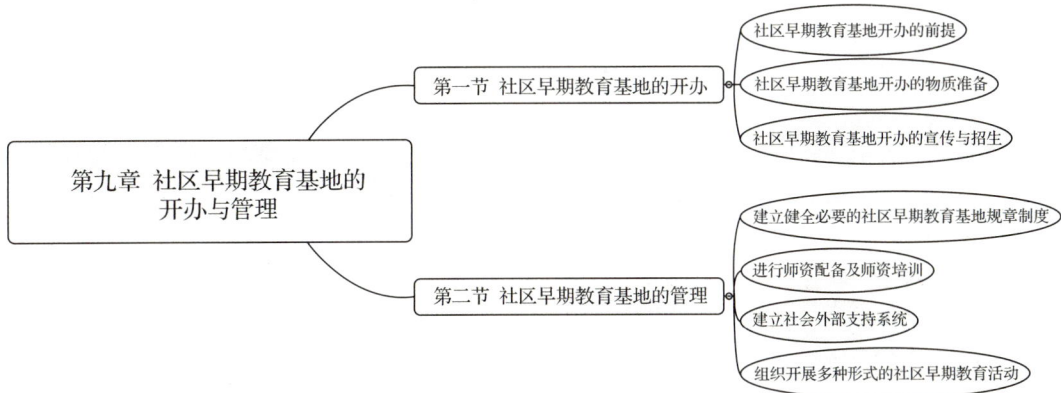

引入案例

　　某社区早期教育基地利用社区的空地举办了一次婴幼儿早期教育座谈会，社区的家长们纷纷赶来参加，参加的家长和婴幼儿共300多名。座谈会利用了幼儿园的资源和社区的场地，帮助婴幼儿家长了解家庭早期教育的科学方法，提升了家庭早期教育的水平，同时提升了该教育基地的知名度和影响力。座谈会受到了社区居民的热烈欢迎。

　　问题：社区早期教育基地开办的前提是什么？社区早期教育基地开办的物质准备有哪些？如何进行宣传与招生？可以开展哪些形式的教育活动？

学习目标

　　1. 知识目标：了解社区早期教育基地开办的前提；了解社区早期教育基地开办的物质准备、社区早期教育基地开办的宣传与招生；掌握建立健全必要的社区早期教育基地规章制度的意义与内容、社区早期教育的师资配备与师资培训；了解社区早期教育基地的社会外部支持系统。

2. 能力目标：能组织开展多种形式的社区早期教育活动。

3. 素养目标：愿意多途径了解社区早期教育基地开办的条件与要求。

第一节 社区早期教育基地的开办

社区一般是由生活在一定地域范围内的人们所形成的社会生活共同体。社区早期教育是一种多层次、多内容、多种类的区域性社会教育。社区早期教育基地指以婴幼儿为对象，以家庭为基础，以社区为依托，以政府为统领，为广大婴幼儿提供教养活动场所，并为家长及看护人提供科学育儿指导、咨询的机构，其目的是提高家长及看护人的科学育儿水平，促进婴幼儿身心和谐发展。

一、社区早期教育基地开办的前提

开办社区早期教育基地能为散居婴幼儿提供接受教育的机会，能提高社区内婴幼儿及其家庭的受益率。

（一）成立管理机构

社区早期教育基地管理机构至少需要设立早期教育基地主任、业务主管、保健医生、早教教师、档案管理、财务等岗位。管理机构主要任务包括：协商机构的办学方针和思路，确定管理层的人员构成和岗位职责，确立规章制度，商议教师的聘任标准和福利待遇，讨论机构的财务预算及执行情况，商讨各种运行问题。

（二）了解社区0～3岁婴幼儿的具体信息

了解社区0～3岁婴幼儿的具体信息，明确基地服务的范围及服务对象是社区早期教育基地顺利开办的主要前提。社区早期教育基地可在与社区建立交流的基础之上，获取社区0～3岁婴幼儿数量及年龄的相关信息，并建立0～3岁婴幼儿基本档案。

（三）了解家庭早期教育现状及需求

了解社区0～3岁婴幼儿家长的早期教育现状及需求可以为科学制订早期教育基地计划做准备。社区早期教育基地可采取访谈、问卷、入户调查、座谈等方式向街道办、家庭调查了解社区0～3岁婴幼儿家庭中的人口结构、父母受教育程度、居住环境、父母对子女的期望值、社区家庭早期教育现状及需求。举办早教基地要根据当地家长的特点与需求、社区的实际状况与条件等，确立目标定位、早期教育基地服务的范围及类型，并制订社区早期教育基地服务计划。

扫一扫

0—3岁婴幼儿早期教育家长调查问卷

（四）构建社区早期教育基地社会服务体系

社区早期教育基地应该充分利用并开发社区的相关资源，如教育、儿保、媒体等，不断拓宽服务内容，加强婴幼儿生长发育监测、计划免疫、营养保健服务，与街道办、妇联、教育部门、卫生部门等联合起来，多渠道、多形式地为家长提供多样化的科学育儿知识等，使0～3岁婴幼儿家庭能够从基地中获益；还可以利用社区资源组织亲子活动、家庭讲座和咨询活动，使家长得到更系统、更深入、更有针对性的指导与培训，提高家长的科学育儿能力。构建社区早期教育基地社会服务体系主要应做好以下3个方面的工作。

1. 宣传沟通

采用上门宣传、电话联系、专题讲座、社区广播、小报宣传等各种方法，对社区所有0～3岁婴幼儿家庭宣传科学育儿理念、方法，动员其参与社区亲子活动，听取他们的需求和意见。促进教师积极主动地与家长沟通交流早期教育经验。

2. 活动示范

坚持选派有经验、有责任心的教师，精心设计和实施各类早期教育活动，使家长初步掌握0～3岁婴幼儿的教养知识和技能，了解婴幼儿的生理和心理特点；鼓励已参与早期教育活动的家长宣传活动信息和效果，扩大社区早期教育基地的影响，从而提高0～3岁婴幼儿的受教育率。

3. 整合资源

为了满足社会和家长的需求，可以利用自身优势整合社会、学校、家庭资源，举办各种早期教育的交流活动，如早期教育咨询、早期教育经验交流会、家教讲座等。

（五）认真考核，确保办学质量

根据基础教育"地方负责、分级管理"的原则，社区早期教育基地作为学前教育的组成部分，区县教育行政部门应承担对其的审批工作。为确保0～3岁婴幼儿社区早期教育基地的办学质量，目前各地的教育行政部门逐渐形成了一整套考核办法，通常针对管理、师资、组织实施、实际效果等方面进行考核。

二、社区早期教育基地开办的物质准备

社区早期教育基地开办的物质准备主要包括：活动场地、设备设施、玩教具配备、环境创设等。社区早期教育基地在物质准备上要以婴幼儿的身心发展规律为基础，以促进婴幼儿发展为目标，为婴幼儿及其家长创设一个丰富、安全、有趣、温馨的环境。

（一）活动场地

活动场地包括专用活动室、室外游戏场所等。

1. 专用活动室

（1）专用活动室必须设置在安全区域内。

（2）活动室面积应适宜。乳儿班（6～12个月）活动区的使用面积不低于15m²。托小班（13～24个月）和托大班（25～36个月）活动室的使用面积不低于35m²，睡眠区与活动区合用时使用面积不低于50m²。

（3）室内装修、采光应符合国家现行有关规定的要求。

（4）活动室应宽敞，人均活动面积原则上不得低于2m²/人（以婴幼儿人数计算）。

（5）各活动室应尽量满足隔音的要求，避免相互干扰。

（6）室内地面应铺设不易滑倒且易于清洁的材料，可用木质地板或塑胶地板，墙面要有安全防护。

2. 室外游戏场所

（1）室外游戏场所要选择远离闹市的区域，设置在社区婴幼儿较为集中的安全区域内，人均绿化面积不低于1m²/人（以婴幼儿人数计算）。

（2）游戏场地地面应平整、防滑、无障碍、无尖锐突出物，采用软质地坪，如塑胶软地或草地。

（3）婴幼儿人均使用面积不低于3m²/人（以婴幼儿人数计算）。

（4）整体规划合理。

（二）设施设备

（1）活动教室就近应配有盥洗室，以随时满足婴幼儿盥洗和如厕的需要。

（2）有适合家长和婴幼儿存储物品的空间。

（3）活动教室配备有电视、录音机、其他多媒体设备等教学辅助器材。

（4）活动教室配备有适合婴幼儿使用的桌椅、板凳、坐垫、玩具柜、书架等。

（三）玩教具配备

社区早期教育基地要根据0～3岁婴幼儿身心发展的规律和活动教室的环境条件配备适宜的玩教具。

1. 玩教具配备的标准

（1）室内有适合0～3岁婴幼儿玩耍的中小型玩具。

（2）提供丰富的桌面玩具和发展婴幼儿小肌肉的材料。

（3）提供丰富且高质量的婴幼儿读物。

（4）室外有适合0～3岁婴幼儿大肌肉运动的大型玩具。

扫一扫

0—3 岁婴幼儿
亲子活动室玩教具
配备（建议方案）

2. 玩教具配备的基本原则

（1）安全卫生原则：0～3岁婴幼儿使用的各类玩教具应该安全，避免提供重金属或射击类的玩教具。玩教具不能太小，避免婴幼儿吞咽，玩教具不应有尖锐的角或边，以防划伤婴幼儿的皮肤。应及时检查玩教具的安全性，确保婴幼儿在使用过程中的安全。应定期对玩教具进行清洗、消毒。皮毛、绒毛类玩教具，可放在日光下暴晒。木制玩教具，可用煮沸的肥皂水擦洗，然后再日光暴晒。塑料、塑胶玩教具，可用浓度为0.2%的过氧乙酸或0.5%的消毒灵浸泡1小时，然后用水冲洗、晾干。室内所有器材、设备、玩教具应定期进行集中消毒，如紫外线照射、喷洒消毒药水等。

（2）耐用性原则：为0～3岁婴幼儿提供的玩教具应坚固耐用，不易损坏，玩教具一定要选用正规厂家的产品，以保证玩教具质量。

（3）适宜性原则：玩教具的大小、种类、颜色应该符合0～3岁婴幼儿的特点及需要。科学、合理地配备玩教具，以更好地促进婴幼儿的发展。

（4）艺术性原则：0～3岁婴幼儿玩教具应造型新颖、美观、形象生动，能引起婴幼儿的兴趣，培养婴幼儿的审美情趣。

3. 玩教具配备形式

（1）多种类：满足婴幼儿不同发展期的需要。

（2）多质地：让婴幼儿感知不同材料和质地的物品。

（3）多色彩：发展婴幼儿的视觉，培养婴幼儿的兴趣及对色彩的敏感性。

（4）多功能：一物多用，一物多玩，开发玩教具的教育功能。

4. 玩教具的摆放

（1）分类摆放：同类的玩教具放在一起。

（2）整齐有序：上下、左右对齐，做好标记。

（3）颜色区分：相同颜色的玩教具放入同一个柜子，便于婴幼儿取放收拾。

（4）由易到难：根据婴幼儿身心发展的规律，由浅入深、由易到难地摆放玩教具。

5. 玩教具的使用

（1）人手一份：有几个婴幼儿准备几份玩教具。

（2）数量适宜：根据婴幼儿的年龄来确定玩教具的数量。

（3）逐渐出现：出现的玩教具是逐渐增多的。

（4）先看后玩：教师先展示，婴幼儿再玩。

（5）自己取放：培养婴幼儿做事有始有终的良好习惯。

知识拓展

婴幼儿各年龄段适合的玩具

（1）1～3个月：可活动的玩具、不会碎的镜子、系在围栏上的玩具、摇铃、黑白图案的玩具、布娃娃、音乐盒及大彩环等。

（2）4～6个月：沙滩球、粗圆环、积木、发声玩具、纸带、布制或塑料书等。

（3）7～9个月：运动玩偶、戏水玩具等。

（4）10～12个月：可以推拉的玩具、普通家居用品（如放鸡蛋的纸盒、大汤匙等）。

（5）13～15个月：手推车、玩具木马、玩具电话、杯子等。

（6）16～18个月：玩具沙箱、手鼓或铃鼓等简单乐器、大彩球、玩偶等。

（7）19～21个月：木马、可拆装的玩具、小橡皮球、挖掘型玩具、大蜡笔、儿童脚踏车等。

（8）22～24个月：玩具火车、玩具电话、玩具卸货车、玩具消防车、篮子、胶管、有盖的容器等。

（9）2岁起～3岁：三轮车、小型弹床、滚轮溜冰鞋、婴儿车、奶瓶、可换衣服的娃娃、填色簿、画板、彩色水笔、蜡笔、秋千、儿童书、手指书等。

（四）环境创设

1. 活动教室区域的设置

活动教室可以设置午睡区、进食区、大动作游戏区、静态游戏区等。

知识拓展

活动教室区域布置与物质准备

区域	区域布置与物质准备	
	婴儿	幼儿
午睡区	婴儿床或摇篮（分开放置）；供观赏的吊饰；颜色柔和的装饰	儿童床；从家里带来的玩具或毯子；颜色柔和的装饰
进食区	餐桌椅、婴儿座椅、奶瓶、婴儿餐具等	小桌子、小椅子、幼儿餐具、幼儿水杯、幼儿毛巾等
大动作游戏区	软垫、动物图片、墙面镜子、大运动器械等	大积木、骑乘玩具、垫子、大纸箱等
静态游戏区	婴儿沙发、婴儿读物等	柔软的座椅、录音机、绘本等

2. 在环境创设中需遵循的原则

（1）注意材料摆放的适宜性：材料的摆放应该模仿家庭的布置，如在地面一角铺上地毯，婴幼儿和家长可以坐在地毯上游戏和休息；可以放置沙发、靠垫等，让婴幼儿和家长感到舒适。

（2）发挥环境的教育性作用：环境创设要体现教育性，如适当的"温馨提醒""材料使用说明""区域说明"等，以帮助家长了解如何与婴幼儿游戏。在洗手池边可贴上洗手的步骤图和儿歌，这些提示可以让家长意识到生活中教育的细节，帮助婴幼儿形成良好的习惯。

（3）发挥亲子教育专栏的作用：可根据家长的需求和活动计划开辟不同的专栏。如"亲子活动专栏"，让家长了解活动计划以及准备的材料；"好宝宝爱阅读专栏"，让家长了解指导婴幼儿有效阅读的策略、优秀阅读材料等；"婴幼儿健康专栏"，让家长了解婴幼儿身体发展规律、常见疾病及预防策略等。通过专栏为家长提供一个获得信息、相互交流的平台。

三、社区早期教育基地开办的宣传与招生

社区早期教育基地开办前，应在面向社区进行早期宣传与调研的同时，展开亲子班的宣传与招生工作。重点向社区家长宣传亲子班情况、开班时间、亲子班意义、亲子班活动内容及形式等，提高社区家长参与的积极性。

（一）宣传的形式

利用橱窗、广播站、电子广告屏、宣传板、宣传员、健身活动区等资源，开辟灵活多样的宣传渠道，组织各种类型的宣传。例如：向社区发放宣传资料；针对婴幼儿和家长的需求，社区早期教育基地安排保健医生、基地园长和早教教师，或者聘请专家，进入社区开展育儿咨询与指导等活动，有条

件的可以组织"社区早教大讲堂"之类的专题讲座；开办咨询热线，建立网络平台，进行全覆盖的早教宣传。

（二）宣传的内容

社区早期教育基地应该宣传科学的早教理念、0～3岁婴幼儿的生理与心理发展特点、婴幼儿的卫生保健和营养膳食、婴幼儿的保教、社区早期教育基地的活动设计及有特殊需要婴幼儿的保教等内容。

知识拓展

招生宣传单——××早期教育基地招生啦

亲爱的家长：

您好！在这丹桂飘香的季节，我们又迎来了××早期教育基地新一届的招生了！您不妨带着您的宝宝来到××早期教育基地，让您的宝宝度过一个丰富而快乐的婴幼儿期，使宝宝在快乐游戏的同时提高动手动脑的能力、学习与人交往的技能、感受幼儿园生活的乐趣！

免费亲子活动时间安排如下。

××××年××月××日××时，开展免费亲子活动，育儿专家为您提供婴幼儿教育咨询与辅导，帮您解决育儿过程中的问题，我们期待您的到来！

××早期教育基地简介：略。

亲子班招生对象：0～3岁婴幼儿。

亲子班活动时间如下。

半日班：周一至周五（9：00～12：00）。

小时班：周六、周日（9：00～11：00）。

亲子班活动内容：略。

地址：略。

咨询电话：略。

××早期教育基地

第二节 社区早期教育基地的管理

科学管理是社区早期教育基地赖以生存、长远发展的关键。社区早期教育基地的管理，主要涉及内部管理和外部管理，本节主要探讨的是规章制度、师资配备及师资培训、社会外部支持系统、组织开展多种形式的社区早期教育活动，因为这些内容是社区早期教育基地必须涉及的内容。

一、建立健全必要的社区早期教育基地规章制度

建立社区早期教育基地的规章制度，就是要针对社区早期教育基地的实际情况，落实各项工作的基本要求、工作程序和工作人员职责、权利及行为准则等，提出科学化、规范化的要求，并将其以书面的形式固定下来，并通过正式的程序公布、执行。建立健全必要的规章制度是社区早期教育基地实现科学、高效管理的前提。

根据社区早期教育基地的工作职能，可以把社区早期教育基地的规章制度分为4类：社区服务制度、亲子园管理制度、卫生保健制度及队伍建设制度。

（一）社区服务制度

社区服务制度主要包括社区联系制度、社区适龄儿童登记制度、面向社会开放制度、社区咨询制度、社区入户调查指导制度、电话咨询制度、社区活动制度等。下面以社区联系制度、社区适龄儿童登记制度、面向社会开放制度为例来谈谈这些制度可以包括哪些内容。

1. 社区联系制度

社区联系制度可包括以下内容。

（1）积极参加社区文化建设，加强与社区的联系，发挥社区早期教育基地的指导作用。

（2）公布社区联络员的联系方式，方便联系。

（3）联络员定期向社区家庭发放免费早期教育宣传材料、张贴宣传海报、发放活动通知等。

2. 社区适龄儿童登记制度

社区适龄儿童登记制度可包括以下内容。

（1）加强与社区管理部门的联系，及时获取社区0～3岁婴幼儿相关信息。

（2）对社区0～3岁婴幼儿建立档案。

（3）做好日常亲子班婴幼儿出勤情况登记。

（4）做好参加社区早期教育活动婴幼儿情况的登记。

3. 面向社会开放制度

面向社会开放制度可包括以下内容。

（1）定期向社会公布早期教育活动计划、形式及时间安排。

（2）每学期至少举办一次社区早期教育宣传活动。

（3）定期向社区0～3岁婴幼儿开放大型游乐设施。

（4）不定期开展社区入户指导、免费发放宣传材料、组织早期教育讲座等活动。

（5）亲子班定期举办亲子活动、家长会、家长沙龙等。

（6）活动面向社区每一个婴幼儿，特别关注特殊婴幼儿与低收入家庭婴幼儿，力求为每一个婴幼儿提供早期教育服务与指导。

扫一扫
社区婴幼儿家长
电话咨询记录表

扫一扫
社区婴幼儿家长早期
教育咨询情况统计表

（二）亲子园管理制度

亲子园管理制度主要包括亲子园各岗位职责、亲子园安全制度、亲子园报名流程、教育管理制

度、家长志愿者制度、亲子园教师常规工作制度等。下面以亲子园教师岗位职责、亲子园安全制度、亲子园报名流程为例谈谈这些制度可以包括哪些内容。

1. 亲子园教师岗位职责

亲子园教师岗位职责可包括以下内容。

（1）热爱早期教育事业，有良好的师德。

（2）具备早期教育相关的教育教学能力、观察能力、反思能力、沟通能力等。

（3）努力为婴幼儿创设良好的物质环境和精神环境。

（4）开展多种形式的家庭早期教育指导活动。

（5）严格执行安全制度，随时检查室内外玩具、设施设备的安全状况，发现问题及时上报和维修，确保婴幼儿活动的安全性。

（6）制订科学、合理的活动计划，促进婴幼儿身心健康发展。

2. 亲子园安全制度

（1）定期对园内大型玩具和设备进行检查，发现问题及时处理，以保证婴幼儿活动安全。

（2）随时对活动室桌椅、板凳、玩具等进行检查，如有损坏及时报修。

（3）严格注意电源插座和电器，防止婴幼儿触电和出现火灾。

（4）剪刀、药品等放置在婴幼儿取不到的地方，防止伤害婴幼儿。

（5）婴幼儿在基地的一切活动都应在成人的陪同下进行，以免发生意外。

（6）严格执行消毒制度，定期对物品进行消毒，确保婴幼儿安全。

3. 亲子园报名流程

（1）家长可提前电话咨询报名或来基地报名。

（2）家长应如实填写婴幼儿基本情况登记表，选择婴幼儿活动形式。

（3）报名前，家长与婴幼儿应到医院进行入园体检。

（4）家长应持婴幼儿与成人健康体检报告到基地缴费办理入园手续。

（5）报名后，根据所选活动类型等待活动通知。

（三）卫生保健制度

卫生保健制度主要包括卫生防病制度、卫生消毒制度、婴幼儿健康体检制度、晨检制度、传染病预防隔离制度、食品安全制度等。下面以卫生防病制度、卫生消毒制度为例谈谈这些制度可以包括哪些内容。

1. 卫生防病制度

卫生防病制度可以包括以下内容。

（1）贯彻以预防为主的方针，做好日常疾病防治宣传，采取多种形式宣传介绍卫生防病知识和传染病、流行性疾病的基本知识。

（2）加强晨检工作，及时向家长了解婴幼儿的身体状况。

（3）坚持做好消毒工作，把住"病从口入"关，预防肠道传染病，培养婴幼儿良好的生活卫生习惯。

（4）鼓励婴幼儿坚持户外体育锻炼，增强婴幼儿的体质，定期向家长进行防病宣传。

（5）积极做好家长工作，做好疾病咨询与预防指导。

2. 卫生消毒制度

卫生消毒制度可以包括以下内容。

（1）日常消毒

水果盘、盆，水果刀每次用后洗干净，放在消毒柜消毒。桌面、地面、厕所，每日用消毒液擦拭、冲刷消毒。玩具每日消毒，图书每周晒1次（2小时）。

（2）传染病消毒

发现传染病立即报告，对患儿进行隔离治疗，并根据所患疾病进行彻底消毒（按不同病种保健要求进行消毒）。

（四）队伍建设制度

队伍建设制度主要包括教师培训制度、教研学习制度、教师考核制度等。下面以教师培训制度、教研学习制度为例谈谈这些制度可以包括哪些内容。

1. 教师培训制度

教师培训制度可以包括以下内容。

（1）有目的、有计划、多形式地组织开展教师培训，提高教师的理论水平和业务水平。

（2）每学期组织教师参加各种形式的早教培训，接收新消息、学习新知识、研讨新方法。

（3）定期聘请专家来园讲座，提高教师的专业能力。

（4）定期组织教师外出观摩、学习与研讨，提高教师组织亲子活动的能力。

（5）每月组织教师园内观摩活动，提高教师的实践能力与反思能力。

2. 教研学习制度

教研学习制度可以包括以下内容。

（1）教研组成员由具备早教上岗培训证书的各类教师和社区早期教育基地管理人员构成。

（2）每学期，社区早期教育基地管理人员根据本园情况制订教研工作计划，并在实际工作中有目的、有计划、分阶段地实施计划。

（3）教研组定期召开例会。

（4）教研组成员要按时参加教研活动，有特殊情况者要请假。

二、进行师资配备及师资培训

社区早期教育基地教师是在社区家庭、社区早期教育基地中，对0～3岁婴幼儿进行早期教育服务和对其家长进行科学育儿指导的专业人员。师资素质是衡量社区早期教育基地质量的指标，师资配备和师资培训关系到社区早期教育基地的长远发展。因此，对社区早期教育基地来说，科学合理地配备师资和对教师开展培训具有十分重要的意义。

（一）师资条件

社区早期教育基地教师的工作对象是身心发育未成熟的婴幼儿和有思想、有主见的家长。教师在家庭或社区早期教育基地这一有限的空间中承担早期教育的重任，一方面要组织社区亲子活动，促进婴幼儿全面发展，另一方面，要指导家庭的早期教育和保育。因此，对一个合格的社区早期教育基地的教师来说，无论是在职业道德、文化素质，还是在工作能力方面都有较高的要求。

1. 职业道德条件

（1）真心热爱婴幼儿：教育是爱的事业，只有无条件地热爱婴幼儿、关心婴幼儿，才能真正地走近婴幼儿、教育婴幼儿。

（2）真诚地协助家长：早期教育的对象不仅是婴幼儿，还有家长，教师要耐心、细心地去了解每一个家长的需要与苦恼，真诚地帮助家长教养婴幼儿。

（3）团结协作共事：社区早期教育基地的教师不仅要与其他教师相互合作、相互支持，还要与家长共同学习、合作，共同教育好婴幼儿。

2. 知识结构条件

（1）专业知识：教师需掌握0～3岁婴幼儿的生理、心理、营养、卫生保健、疾病预防等基础知识和保育技能。

（2）文化知识：教师要不断丰富自己的知识，拓展自己的兴趣爱好，不断提升自己的文化修养，并能有效地开发婴幼儿的智慧、指导家长，这样才能赢得家长的尊重和信任，赢得婴幼儿的喜爱。

3. 能力素质条件

（1）观察能力：教师认识与理解婴幼儿的一个重要方式就是观察，敏锐的观察能力是社区早期教育基地教师的一项重要素质。教师不仅要观察婴幼儿的活动，还要观察家长与婴幼儿的互动。教师应从家长和婴幼儿的动作、表情和语言等各方面的信息中，体会家长和婴幼儿的心情，有效地与他们互动。观察能力是社区早期教育基地教师的一项基本能力。

（2）沟通能力：沟通能力是社区早期教育基地教师的一项重要基本功。教师的沟通能力主要包括教师与婴幼儿、教师与家长的沟通能力。在社区早期教育基地，教师不仅要主动与他人沟通，还要促进他人与他人沟通，使沟通发生在所有参加活动的人员之间，形成网络式的人际互动。

（3）组织管理能力：这种能力表现在微观与宏观两个方面。微观的组织管理能力，可以理解为对教育活动的组织管理能力，即按照既定的目标、计划组织家长与婴幼儿共同参与教育活动的能力；宏观组织管理能力，主要包括对社区早期教育基地内的总体活动的组织管理能力，也包括对家庭和社区的早教活动的组织管理能力。教师的组织管理能力是教师各项知识和能力得到发挥的保证。

（二）师资配备

社区早期教育基地应该根据基地建设规模、发展实际情况，配备适宜数量的师资，并根据岗位设置确定工作职责，在人员有限的情况下，可由一人兼任多个岗位。常设岗位包括：分管早教的园级领导、专（兼）职早教教师、专（兼）职保育教师、专（兼）职保健医生、专（兼）职社区联络员、专（兼）职后勤人员。这些人员的岗位职责如下。

1. 分管早教的园级领导职责

加强思想领导，建立科学的管理体系，全面负责社区早期教育基地的管理工作，负责基地人员的聘任与日常工作的规划，建设好教职工队伍，做好与家长、社区的联系工作。

2. 专（兼）职早教教师职责

负责亲子班的具体工作，如亲子班课程安排、活动设计等；进行家庭入户指导；负责婴幼儿档案管理；参加教师培训等。

知识拓展

社区早期教育基地教师岗位职责与工作要求

（1）举止端庄，仪表整洁大方，讲文明，懂礼貌。

（2）不迟到，不早退，每天上岗前做好一切准备工作。不串岗、不离岗，上岗期间关闭手机。

（3）热爱孩子，尊重孩子，态度和蔼可亲，微笑服务。

（4）热情接待家长来访与咨询，做好日常宣传工作。

（5）认真做好活动计划，准备好活动材料，精心组织活动，保证活动质量。

（6）及时做好相关登记：观察记录、活动计划、教育笔记、家长咨询、会议记录、幼儿档案等。

（7）保管好玩教具与活动设施，避免遗失、损坏。

（8）定期向相关领导汇报工作情况。

（9）积极参加教研学习，接受各类培训，提高专业水平。

3. 专（兼）职保育教师职责

负责活动环境的清洁卫生工作，为婴幼儿的一日生活提供必要的帮助，协助早教教师等。

4. 专（兼）职保健医生职责

负责婴幼儿及其家长入园体检的审核、日常晨检，提供家长咨询服务与进行传染病预防宣传等。

5. 专（兼）职社区联络员职责

建立并管理社区0～3岁婴幼儿档案，加强社区早期教育基地与社区的联系，提供社区咨询服务等。

6. 专（兼）职后勤人员职责

负责社区早期教育基地活动场地的安全与维护，安排婴幼儿生活饮食，支持基地工作人员的工作等。

（三）师资培训

1. 师资培训措施

（1）岗前培训

目标：了解0～3岁婴幼儿早期教育理论基础知识。

措施：取得教委认可的早期教育教师资格证或育婴师证，具备从事婴幼儿早期教育工作的资格。

（2）园本培训

目标：不断提升教师的专业能力，帮助教师专业化发展。

措施：通过骨干教师"示范课"、新教师"模仿课"、教研组"录像课"、新老教师"对比课"等多种形式进行园本培训，促进新、老教师的共同发展。

2. 师资培训目标

（1）角色目标：关爱婴幼儿，有效地组织活动，有效地与家长沟通等。

（2）知识目标：掌握0～3岁婴幼儿身心发展特点与规律、0～3岁婴幼儿教养方法、0～3岁婴幼儿家庭教育指导策略、亲子班玩教具配备及应用策略等。

（3）能力目标：具备亲子班教育活动设计能力、观察与反思能力、组织与协调能力、沟通能力等。

3. 师资培训主要内容

（1）婴幼儿早期教育的实施策略：根据0～3岁婴幼儿身心发展规律，结合教师工作中的实际问题，探索促进婴幼儿身心健康发展的环境创设、活动设计、保教内容等。

（2）早期教育资源的开发与利用：根据基地、家长、婴幼儿的实际情况与需求，探讨早期教育资源的开发整合与利用。

（3）科学的婴幼儿家庭指导：了解0～3岁婴幼儿家庭教育的常见问题及解决策略，提高服务家长的意识与水平。

扫一扫

早期教育教师培训课程

社区早期教育基地教师队伍的水平直接关系到社区早期教育工作开展的质量与发展的潜力，因此，社区早期教育基地的管理者必须明确师资队伍培养的长远目标和具体措施，为社区早期教育基地的深入发展提供坚实的基础。

三、建立社会外部支持系统

为了使社区早期教育基地更好地发展，必须建立有效的社会外部支持系统，提高社区早期教育基地的保障性。

（一）加强政府对早期教育基地的领导

1. 加强政策配套

各级人民政府要加强对社区早期教育基地的领导和管理，要把社区早期教育基地的发展纳入早期教育事业的发展中，把社区早期教育作为实业工程来建设，通过制定有效的法律法规，明确社区早期教育基地的性质、内容，以及政府、社区、家庭、幼儿园的职责，规范社区早期教育基地的管理。

2. 加大统筹力度

在政府的领导下，建立由教育部门牵头，卫生部门、妇联、街道办、幼儿园等多方共同参与的社区早期教育基地工作制度，定期召开工作会议，加强多方沟通与协作，共同研究本社区0～3岁婴幼儿早期教育的现状及问题，及时总结工作经验，确保社区早期教育基地稳步、有序地发展。

3. 提供经费支持

社区早期教育基地是为社区提供服务的基本的非营利性教育机构，政府应该为发展社区早期教育基地提供必要的经费支持。设立0～3岁社区早期教育基地专项经费，以财政拨款为主、多渠道筹措资金为辅，根据实际情况，确保满足社区早期教育基地正常运转的资金需要。其中，为保证社区早期教育基地工作人员的稳定性，要确保一定数量的早期教育工作人员的编制，维护社区早期教育基地工作人员的合法地位，让其在职称评定、社会保险、工资收入、继续培训等方面享受与其岗位相适应的各项待遇，并建立必要的激励机制，提高社区早期教育基地工作人员的积极性。

4. 建立有效的评价制度

把社区早期教育基地纳入地方基础教育体系，意味着要把社区早期教育基地工作纳入教育督导部门的工作计划。这就需要教育督导部门根据社区早期教育基地的具体工作制定有效的评价制度，开展有序的督学活动，加强政府对社区早期教育基地的人员配置、经费、队伍建设、服务质量等的专项督导，促进社区早期教育基地高效、健康地运转。

（二）加强各部门的协作

1. 建立联席会议制度

在政府的领导下，建立由教育部门牵头，卫生部门、妇联、街道办、幼儿园等多个部门共同参与的社区早期教育基地工作联席会议制度，定期召开会议，研究解决在推进社区早期教育基地工作中出现的问题和困难，及时推广有益经验，以确保社区早期教育基地不断发展。

2. 各部门各司其职

（1）教育部门

教育部门是社区早期教育基地的主管部门，要认真落实党和政府关于社区早期教育的方针、政策，切实把社区早期教育基地的工作纳入学前教育事业发展规划，牵头并组织各部门做好相关工作；承担对社区早期教育基地的登记注册和业务指导工作，培养和培训社区早期教育基地园长、教师，建立社区早期教育基地工作人员考核和资格认定制度；建立社区早期教育基地工作评价制度，定期对社区早期教育基地工作人员进行培训；做好社区早期教育基地档案管理工作，组织社区亲子活动。

（2）卫生部门

卫生部门负责做好优生优育宣传与指导工作，提供社区婚育信息，掌握社区内0～3岁婴幼儿及其家庭的基本信息，提供0～3岁婴幼儿数据及相关资料；负责拟定社区早期教育基地的卫生保健制度，监督和指导社区早期教育基地的卫生保健工作，定期为0～3岁婴幼儿提供保健服务，为家长提供科学育儿及疾病常识的指导与咨询；为0～3岁婴幼儿进行定期体检和生长发育监测，进行婴幼儿常见病、多发病的防治，对体弱、伤残及其他特殊婴幼儿提供康复保健服务；为社区0～3岁婴幼儿建立成长档案。

（3）妇联

妇联应该在社区做好0～3岁婴幼儿及其家长接受早期教育指导的组织发动工作，向家长宣传科学育儿的理念，保证社区内所有的0～3岁婴幼儿及其家长都能得到有效的早期教育指导，提高家长的早期教育水平；协调社会各界，优化婴幼儿的成长环境，切实维护婴幼儿的合法权益；大力推进家庭早期教育工作，参与社区早期教育基地的家长培训；配合教育部门，为社区早期教育基地的开办创造良好的条件，提供有效的服务。

四、组织开展多种形式的社区早期教育活动

（一）亲子活动

亲子活动主要有全日制、半日制、小时制、周末制等，各社区早期教育基地应该根据实际情况选择适宜的形式并确定合适的时间。

1. 全日制亲子活动

全日制亲子活动的时间为一天，从活动类型上看主要包括生活活动、游戏活动，活动内容包括促进婴幼儿各方面的发展，以及培养婴幼儿生活、学习习惯等多个方面。

知识拓展

2～3岁亲子活动一日活动计划

活动时间	活动内容
8：30～9：00（不含）	入园
9：00～9：20（不含）	音乐律动
9：20～9：40（不含）	如厕、语言交流
9：40～10：00（不含）	亲子互动
10：00～10：40（不含）	区角活动
10：40～11：20（不含）	户外活动
11：20～11：30（不含）	如厕、洗手
11：30～12：00（不含）	午餐
12：00～12：20（不含）	散步
12：20～14：20（不含）	午睡
14：20～15：00（不含）	户外活动
15：00～15：20（不含）	阅读活动
15：20～16：00（不含）	区角活动
16：00	离园

2. 半日制亲子活动

半日制亲子活动的时间为半天，活动类型主要包括生活活动和游戏活动，活动内容包括动作发展、语言发展、技能发展、认知发展、生活习惯培养、艺术发展等多个方面，不同月龄的婴幼儿的活动设计有所区别。

3. 小时制亲子活动

小时制亲子活动一般在周末开展，开展时间为1～2小时，活动内容一般包括认知发展、动作发展、语言发展、艺术发展等多个方面，从而促进婴幼儿比较全面地发展。

4. 周末制亲子活动

周末制亲子活动一般在周六和周日的早上进行，活动时间一般为9：00～

扫一扫
半日制亲子活动计划

扫一扫
半日制亲子活动时间安排表

扫一扫
小时制亲子活动计划

12：00，活动内容包括动作发展、语言发展、技能发展、认知发展、生活习惯培养、艺术发展等多个方面。

（二）为家长提供其需求的适宜的服务与指导

由于0～3岁婴幼儿大都散居在社区中，分布于各个家庭，因此，整合早期教育基地和社区的各种资源，为家长提供其需求的适宜的服务与指导，提高家长的科学育儿能力，是促进0～3岁婴幼儿健康发展的重要途径。

1. 采取灵活多样的形式，进行一对一指导

一对一指导是指专职的早教教师或保健医生在相对固定的一段时间内，针对单个婴幼儿及其家庭提供有针对性的指导与服务。服务形式主要包括入户指导、个案研究、访谈等一对一的指导形式。

2. 开办专题讲座、专家咨询

社区早期教育基地利用自身的资源优势，邀请婴幼儿早期发展方面的专家，就婴幼儿教养中的各种问题，对社区内婴幼儿家长开展专题讲座和咨询服务。服务形式包括社区大讲堂、家长学校、现场辨析和指导等集体指导形式。

3. 面向社区，不定期开展公益性的大型亲子活动

社区早期教育基地可以不定期地面向社区，组织婴幼儿和家长共同参与的大型亲子活动，旨在提升亲子互动质量，具有一定的娱乐性，能取得较好的早期教育宣传效果，参与性较强。服务形式包括社区亲子运动会、亲子郊游、亲子游戏、亲子联欢会等。

扫一扫

亲子运动会活动
方案及流程

4. 面向社区，定期开展小型亲子活动

社区早期教育基地可以在社区内某一固定的活动场地内，定期组织社区散居婴幼儿及其家长参与小型亲子活动。服务形式包括社区活动站、游戏小组等。

5. 调动家长积极性，开办家长沙龙

沙龙强调以家长为主角，家长可以自由参与，可由家长或者早教教师分别组织，也可由两者共同组织和实施活动。活动内容可结合家长比较关心的婴幼儿教养问题设计，也可针对家长的不同类型、特点和需要设计，其目的是为家长提供交流育儿经验、讨论问题或困惑的沟通平台。服务形式包括妈咪俱乐部、爸爸聊吧、亲子快乐屋等。

6. 开设热线电话，及时解决家长的育儿困惑

社区早期教育基地开设专门用于婴幼儿养育咨询和答疑的电话，向社区公布热线电话号码，由专人或小组负责接听、回答和记录。服务形式包括亲子热线、育儿热线等。

7. 开设网络平台

利用现代信息多媒体技术，通过互联网进行婴幼儿早教的普及宣传、知识传播、答疑解惑、专家咨询等。服务形式包括亲子博客、专家在线、亲子网站、亲子信箱、网上书吧等。

8. 定期开放基地内设施，保证早教活动的公益性和覆盖率

发挥社区早期教育基地的优势，定期面向社区婴幼儿家庭开放设施，供0～3岁婴幼儿免费使用。服务形式包括开放大型游乐设施、开放图书馆等。

思考与实训

一、思考题

1. 简述社区早期教育基地开办的前提。

2. 社区早期教育基地开办的物质准备有哪些?

3. 社区早期教育基地开办的宣传途径主要有哪些?

4. 简述建立健全社区早期教育基地规章制度的意义。

5. 社区早期教育基地的社会外部支持系统主要有哪些?

6. 结合实际分析社区早期教育基地教育活动的主要形式。

二、实训题

如果你要去××社区早期教育基地面试，以下是面试的题目，你将如何作答?

1. 请简单陈述你的早期教育理念。

2. 你认为作为早期教育教师需要具备哪些条件?

3. 请简单描述3种适合1.5岁婴幼儿早期教育的活动。

4. 如果你的班级一个孩子哭了，你会怎么做?

参考文献

[1] 北京市教育委员会. 0～3岁儿童早期教育指南[M]. 北京：北京师范大学出版社，2010.

[2] 陈帼眉，冯晓霞，庞丽娟. 学前儿童发展心理学[M]. 3版. 北京：北京师范大学出版社，2013.

[3] 戴光霞，张丽，王兴伟. 现代儿童保健[M]. 上海：第二军医大学出版社，2007.

[4] 何慧华. 0～3岁婴幼儿保育与教育[M]. 上海：上海交通大学出版社，2013.

[5] 孔宝刚，盘海鹰. 0～3岁婴幼儿的保育与教育[M]. 上海：复旦大学出版社，2012.

[6] 李承好. 婴幼儿护理基本技能[M]. 北京：中国工人出版社，2009.

[7] 李淑娟. 十月怀胎全书[M]. 北京：中国纺织出版社，2013.

[8] 林艺淇. 健康怀孕一本通[M]. 长春：吉林科学技术出版社，2013.

[9] 柳倩，徐琼. 0～3岁儿童健康与保育[M]. 上海：华东师范大学出版社，2011.

[10] 刘丽伟. 0～3岁婴幼儿保育与教育[M]. 武汉：华中科技大学出版社，2023.

[11] 陆恒. 现代家庭育儿须知[M]. 武汉：湖北科学技术出版社，1990.

[12] 孟斐. 怀孕·分娩·育儿[M]. 天津：天津科学技术出版社，2013.

[13] 青影. 图解怀孕妊娠分娩一本通[M]. 北京：中医古籍出版社，2013.

[14] 佟文霞. 怀孕一本通[M]. 北京：中国人口出版社，2013.

[15] 万迪人，谢庆. 0～3岁婴幼儿早期教育事业发展与管理[M]. 上海：复旦大学出版社，2011.

[16] 万湘桂，孙峰，林海玲. 0～3岁婴幼儿保育与教育[M]. 北京：北京理工大学出版社，2018.

[17] 王金玲，祝雅珍. 0～3岁婴幼儿的保育与教育[M]. 北京：化学工业出版社，2015.

[18] 王志云. 家庭婴幼儿抚育[M]. 北京：高等教育出版社，1999.

[19] 文颐. 婴儿心理与教育[M]. 北京：北京师范大学出版社，2011.

[20] 文颐，王萍. 0～3岁婴幼儿保育与教育[M]. 北京：科学出版社，2015.

[21] 许积德. 0～3岁育儿全程指导[M]. 3版. 上海：上海科学技术出版社，2014.

[22] 徐小妮. 0～3岁婴幼儿教养教程[M]. 上海：复旦大学出版社，2011.

[23] 尹坚勤，张元. 0～3岁婴幼儿教养手册[M]. 南京：南京师范大学出版社，2008.

[24] 于松. 婴幼儿疾病防治与护理大全：0～3岁[M]. 北京：华夏出版社，2010.

[25] 张凤华. 海淀区社区儿童早期教育基地管理手册[M]. 北京：北京师范大学出版社，2010.

[26] 张家琼，李丹. 0～3岁婴幼儿家庭教育与指导[M]. 北京：科学出版社，2015.

[27] 张民生. 0～3岁婴幼儿早期关心和发展的研究[M]. 上海：上海科技教育出版社，2007.

[28] 张永红，赖莎莉. 0～3岁婴幼儿的保育与教育[M]. 2版. 武汉：武汉大学出版社，2022.

[29] 章永生. 怎样当个好爸爸好妈妈[M]. 北京：北京师范大学出版社，1992.

[30] 郑琼. 0～3岁婴幼儿亲子活动指导与设计[M]. 福州：福建人民出版社，2013.

[31] 中国关心下一代工作委员会专家委员. 中国婴幼儿身心成长指南[M]. 北京：化学工业出版社，2011.

[32] 周昶，习宁. 0～3岁婴幼儿保育与教育[M]. 北京：高等教育出版社，2014.